Raymond HOSTIE



# Psychologie analytique et religion

**L'Harmattan**
5-7, rue de l'École-Polytechnique
75005 Paris
FRANCE

**L'Harmattan Hongrie**
Hargita u. 3
1026 Budapest
HONGRIE

**L'Harmattan Italia**
Via Bava, 37
10214 Torino
ITALIE

L'ÉDITION ORIGINALE DE CE LIVRE A PARU A LA S. A. STANDAARD-BOEKHANDEL, A ANVERS, ET AUX ÉDITIONS SPECTRUM, A UTRECHT, SOUS LE TITRE : « ANALYTISCHE PSYCHOLOGIE EN GODSDIENST ».

1ère édition française chez Desclée De Brouwer, 1955
sous le titre *Du mythe à la religion.*


ISBN : 2-7475-2461-2

# INTRODUCTION

Freudien orthodoxe, mais conciliaire, je dois avouer que j'ai toujours été fasciné par l'ampleur des connaissances ethnologiques et religio-historiques de JUNG. De même suis-je convaincu (après avoir produit une étude intensive, quantifiée, des « résultats » des cures) que la *Présence* - comme disait S. NACHT - de l'analyste était plus importante que ce qu'il « disait »... car la « signifiance » dépasse largement le verbe dans son intention et son... extension !

Pour le reste, je n'en suis pas moins en accord avec R. HOSTIE, dans sa critique éclairée de la psychologie analytique de JUNG, lorsqu'il relève, au fil de la lecture, et sans animosité, ses déficiences méthodologiques, incohérences, ambiguïtés ; son « abstraction chétive » (*sic* !), ses raisonnements spécieux ; sa compulsion à la synthèse (c'est là le trait qui me frappe le plus), au compromis, au moins au souci de complémentarité ; sa recherche éperdue de cohérence psychique, d'unification, ses réifications ; et, pour finir en faisant bonne mesure, son sacrifice de la vérité objective pour la conviction subjective ! Cette avalanche ne vient pas de n'importe où : elle a été déclenchée depuis les bancs de l'enseignement de Zurich par un familier de JUNG, qui a eu commerce avec lui des années durant ! Il ne s'agit donc pas là d'une critique externe, toujours suspecte. Mais d'une *critique interne*. Il n'est pas indifférent que celle-ci provienne d'un homme d'Eglise (pendant fort longtemps le catholicisme a vu en JUNG un « rempart » contre « l'athéisme » freudien...), jésuite de son état à l'époque, et mort « *Monsignore* ». Il est vrai qu'il portait un nom... prédestiné. Cela dit sans malice, et avec le plus grand respect pour cet intellectuel qui sut honorer, en son temps, les « *Etudes carmélitaines* », ce haut lieu où se retrouvèrent des DOLTO, des LAFORGUE, des BAUDOUIN, des SZONDI, des de GREEF, des LHERMITTE, des COSSA et tant d'autres psychiatres (Henri EY), analystes, neurophysiologistes (SOULYRAC), philosophes (RUYER), artistes (MATHIEU), anthropologues (FILOZAT) et, cela va de soi, théologiens (Amiral Thierry d'ARGENLIEU, dans le civil R.P. Louis de la TRINITÉ...).

Mais revenons à nos moutons (l'Agneau Pascal est un « archétype » jungien !). Dans la *scission* entre FREUD et son « dauphin », on serait tenté d'avancer le paradoxe que - dans la rupture initiale - FREUD a rejeté l'interprétation jungienne de la psyché afin de ne pas être acculé au *pansexualisme* ! Mais il est, au moins, aussi probable qu'il voyait que tout réduire à la *« libido »* (version : *Métamorphoses et Symboles...*) équivalait à lui ôter toute signification spécifique pour devenir concept de la « tendance pure ».

La psychopathologie jungienne, pour qui s'y initie, apparaît proche de celle de JANET et de JACKSON (ce qui n'a rien que d'honorable en soi). Névroses et psychoses y apparaissent souvent comme « seulement » des échecs *dissolvant* la réalité ou - mais ceci est freudien - des recherches *d'adaptation* avec des moyens inadéquats ; des moyens (et ceci n'est plus freudien) de « tension inférieure ». Le thérapeute, par la médiation du « *symbolique* » (LACAN n'y sera pas insensible !) tente de remonter le niveau vers les valeurs supérieures, particulièrement religieuses, redonnant « sens » à la vie.

Sur ce noyau simplifié schématiquement (je l'avoue), JUNG va édifier un édifice autrement *complexe*, construit à partir d'imagines et d'*imagos*, empreintes de projections et de figurations collectives (*archétypes*). Ces derniers sont comme des *matrices* récapitulant le passé de la race. Non sans polysémie, JUNG va donner aux productions spontanées de l'esprit (rêves, fantaisie, dessin, mandalas, etc.) une armature à la fois métaphorique, *allégorique*, illustrative, représentative, *prospective*, des fonctions et états de l'âme. Il spécifiera les prévalences caractérielles, constitutionnelles : *intraversion/extraversion*, *intellect/sensation*, et inventera de nouvelles « instances » : la *persona* (le personnage social), *l'ombre* (non sans rapport avec l'inconscient), l'*animus* et l'*anima* (qui ne sont pas sans évoquer la « bisexualité »)... Bientôt perceront les figures rassurantes du *Vieux Sage* (assez bien incarnée par JUNG lui-même dans sa maturité), ou plus inquiétantes (*Wotan*...)

La psychothérapie jungienne se veut alors *synthétique* et *constructive* au niveau du Sujet. Elle est théorisée à travers des notions auxquelles il est décisif - au-delà de l'homophonie - de ne pas attribuer leur sens freudien. Le problème est d'ailleurs ici *inextricable* historiquement ! Souvent, FREUD a *emprunté* à JUNG des termes évocateurs (« complexes », « imagos »), pour leur donner un nouveau contenu. JUNG lui a rendu la politesse avec la « projection », le « transfert » et « l'introversion ». Le chassé-croisé s'est pérennisé avec les catégories du « Soi », de « l'Individuation », repris par les post-freudiens, et autres choses de la même farine... les freudiens ont souvent, disons-le clairement, beaucoup de réticence à reconnaître leurs *dettes* lexicales envers JUNG. Les « éclectiques » n'ont rien fait pour améliorer les choses dans le champ de la confusion des langues entre Ecoles...

Quoi qu'il en soit, cet ouvrage étant l'œuvre d'un religieux catholique, il doit être ici relevé que, dès les premiers écrits jungiens, se retrouve une « appétence » philosophique et phénoménologique pour les problèmes théologiques. Celle-ci envahira, dans le polymorphisme des traditions occidentales et orientales, le champ de ses investigations. Mais, une fois encore, à suivre l'auteur du présent ouvrage, le lecteur se trouvera dans l'impossibilité de trancher entre ce qui n'est que pur (mais fondamental) « *psychologisme* » régulateur et réalité transcendante (fut-elle imprimée dans l'âme par l'*Imago dei*)...

.
.   .

Comme Directeur de Série, je tiens à remercier vivement Mme Anna-Marie COQUIER, des Editions Desclée de Brower, pour son aimable autorisation de reproduire, ici, la version française du livre de R. HOSTIE. Toute ma gratitude filiale s'adresse au R.P. Frans MISTIAEN, Socius Provincial de la Belgique du Nord pour avoir autorisé, au nom du Provincial des jésuites flamands (légataire universel du Père R. HOSTIE), cette réédition. Mgr HOSTIE est décédé le 27.04.1999. *In memoriam.*

J. CHAZAUD
Membre Analyste Titulaire du C.I.P.A.
Membre de l'Académie des Sciences de New York

*CHAPITRE PREMIER*

# PSYCHOLOGIE ANALYTIQUE ET RELIGION

Jung s'enorgueillit à bon droit d'être médecin. Pendant les dix premières années de sa carrière médicale, il a été attaché à l'asile cantonal de Zurich (Burghölzli), d'abord comme assistant, puis comme médecin en second et enfin comme médecin en chef. En outre, il a été pendant huit ans chargé du cours de psychiatrie à l'université de la même ville. Déjà en ce temps-là, il acquit une renommée mondiale par ses publications sur les expériences dites d'association d'idées. Ces expériences l'ont amené à la découverte de « complexes affectifs » inconscients et ont été l'occasion d'une collaboration intime avec Sigmund Freud durant la période 1907-1913. En 1911-1912, il publia sa première grande œuvre *Wandlungen und Symbole der Libido*. Ce livre remarquable, partout fougueux, à certains endroits encore irréfléchi, aborde tous les problèmes que Jung approfondira au cours des quarante années suivantes. Toutefois, l'œuvre était trop personnelle pour être acceptée d'emblée. Elle entraînait même une rupture définitive avec Freud. Depuis lors, Jung se consacra exclusivement à la psychothérapie, qui est à la base de toutes ses publications théoriques. C'est pourquoi il délaissa l'enseignement universitaire en 1913, alors que déjà, en 1909, il s'était déchargé de ses fonctions à la clinique psychiatrique de Zurich.

Sa solitude durant les années suivantes ne fit que redoubler son acharnement au travail. Le très grand nombre de faits que Jung recueillit — ne nous confia-t-il pas qu'il a interprété de deux à trois mille rêves par an — a considérablement élargi le champ de ses activités. Pour mieux comprendre l'homme actuel, il va sur place étudier la vie, les coutumes et les conceptions des peuples primitifs, aussi bien en Afrique Centrale (1921 et 1926) qu'en Amérique du Nord (1924-1925). Au cours de ces mêmes années, il entrevoit, grâce à son ami Richard Wilhelm, le sens caché des philosophies et religions de la Chine, du Tibet et de l'Inde.

Vers 1930, il découvre que tant la gnose des Anciens que l'alchimie du moyen âge lui fournissent des données fort instructives. Enfin, plus récemment encore, surtout depuis 1935, certains dogmes centraux du catholicisme font l'objet de ses études psychologiques dans plusieurs œuvres consécutives. Alors que les publications de Jung, parues entre 1915 et 1935, traitaient presque exclusivement de sa psychologie analytique, ses livres plus récents sont consacrés avant tout à l'examen psychologique de l'alchimie, du gnosticisme et du dogme catholique.

Cette brève notice biographique montre suffisamment que le problème des rapports entre la psychologie analytique et la religion n'est pas imposé du dehors, mais qu'il a été mis de plus en plus au premier plan par les recherches personnelles de Jung. Il nous faut donc, en tout premier lieu, donner une définition des notions de « Psychologie analytique » et de « Religion », afin de délimiter le double objet de notre étude. Nous indiquerons ensuite de quelles données nous disposons pour réaliser la confrontation que nous nous sommes proposée. Enfin, il y a lieu d'exposer la façon dont ces données seront le plus facilement mis en valeur.

א

Déjà très tôt, vers 1915, Jung donnait le nom de psychologie analytique à la science psychologique qu'il élabora en partant de ses patientes observations de l'âme humaine ou, plus exactement, de la psyché. Il a voulu distinguer nettement ses propres conceptions tant de la psychiatrie classique que de la psychologie expérimentale. D'après Jung, ces deux dernières disciplines essaient à tort d'expliquer les phénomènes d'une façon purement physiologique. La première ramène tous les troubles mentaux à une lésion organique, localisée de préférence dans le cerveau ; la seconde décompose le comportement psychique et soumet ses éléments soi-disant simples à un examen artificiel de laboratoire. Jung, au contraire, veut s'occuper de l'âme, telle qu'elle se présente tout entière. Il ne savait que trop combien cette entreprise était audacieuse, mais ses malades l'ont forcé à s'engager dans cette voie. En désignant sa propre psychologie par l'adjectif « analytique », il reconnaît implicitement que sa science est fortement tributaire de la psychanalyse. Pendant plusieurs années, il en a été un des défenseurs les plus ardents, en sa qualité de fondateur et de premier président de l'*Internationale Psychoanalytische Gesellschaft*. Lors de la rupture définitive avec Freud, en 1913, des reproches amers et des jugements peu équitables furent proférés de part et d'autre. Toutefois Jung n'a cessé de reconnaître que sa collaboration avec Freud a enrichi sa pensée. Le nom même de sa psychologie le prouve.

Vers 1935, Jung introduisit une deuxième dénomination, notamment celle de *Psychologie Complexe*. Cette expression est malheureusement équivoque. Elle désigne le caractère complexe et universel de cette psychologie, mais la plupart du temps elle fait naître chez le lecteur l'idée qu'il s'agit d'une psychologie des « complexes psychiques ». C'est peut-être à cause de cette ambiguïté que la nouvelle dénomination n'a été adoptée qu'en allemand. Même en ce qui concerne l'appellation officielle de l'Institut Jung à Zurich, qui porte en allemand le titre de *Institut für Komplexe Psychologie*, la forme ancienne a été maintenue dans les traductions française et anglaise : *Institut de Psychologie Analytique* et *Institute for Analytical Psychology*. Dans la présente étude, nous utiliserons donc exclusivement le terme de « psychologie analytique » pour indiquer l'ensemble des conceptions de Jung.

La notion de psychologie analytique se laisse facilement décrire en une seule définition. Il n'en est pas de même pour la notion de « religion ». Dans les ouvrages de Jung, ce terme n'est bien souvent qu'un synonyme d'attitude religieuse ou de subordination à une instance supérieure (psychique). Ailleurs, ce terme s'applique aux différents cultes, codifiés dans des dogmes et des rites bien déterminés. Par souci de clarté, Jung désigne de temps à autre ces derniers par le mot « confessions » *(Konfessionen)*. Enfin, le même terme « religion » indique le christianisme en général et le catholicisme en particulier.

Le fait que Jung parle si souvent et avec une franche admiration du catholicisme, ne doit pas nous faire oublier qu'il est protestant de naissance et d'éducation, et qu'aujourd'hui encore il se donne pour tel. Nous aurons l'occasion, au cours de notre exposé, de rechercher les raisons véritables et la signification exacte de cette attitude paradoxale.

## א

Les problèmes posés par les rapports entre la psychologie analytique et la religion découlent des idées mêmes avancées par Jung. Dans ces conditions, il serait injustifié d'examiner ces rapports et de les critiquer éventuellement à partir de données extrinsèques, par exemple en exposant le contenu d'une confession déterminée et en le juxtaposant ou en l'opposant aux conclusions de la psychologie analytique. Une telle méthode entraînerait des malentendus sans nombre, parce qu'on ne partirait pas d'une base commune. Il y a donc lieu de fixer au préalable la portée exacte des données de la psychologie analytique qui entrent dans notre perspective. Ce n'est qu'après un examen fouillé de ces données, qu'il nous sera possible de comprendre ce que la religion signifie pour Jung et d'entamer une étude comparative sérieuse des données psychologiques et théologiques se rapportant à la religion.

Il est donc nécessaire d'étudier toute l'œuvre de Jung pour parvenir à une synthèse que le maître zurichois n'a jamais réalisée, dans son désir insatiable de pénétrer toujours plus loin dans les régions inexplorées de la vie psychique. Cependant, nous n'avons incorporé à notre étude que les seuls éléments qui s'y rapportent directement, afin de ne pas la charger outre mesure. Notre silence au sujet de la typologie jungienne n'équivaut donc pas à une méconnaissance. Nous sommes persuadés de l'importance qu'elle a aux yeux de Jung. La seule raison qui nous a retenus de développer ce point et certains autres tout aussi importants est la conviction qu'ils ne présentaient que peu d'intérêt pour le problème qui nous occupe[1].

Notre étude critique est basée sur l'analyse de l'œuvre intégrale de Jung. Cette œuvre, qui comprend vingt livres et une centaine d'articles, est indispensable. Les considérations théoriques n'obtiennent cependant leur pleine valeur que si on peut les examiner à la lumière des applications pratiques. Un contact répété et personnel avec le professeur Jung et ses collaborateurs les plus proches est absolument nécessaire pour saisir la portée exacte des textes. Bien que nous soyons convaincus de cette nécessité et que nous ayons pu faire notre profit d'un tel contact, notre argumentation se base exclusivement sur les publications officielles de notre auteur. Nous avons cru devoir nous limiter à ses écrits, afin d'exclure toute interprétation trop personnelle et d'écarter les idées de collaborateurs et d'élèves, qui, tout en partant des données fondamentales fournies par le maître, ne peuvent s'empêcher de les développer selon leurs propres vues. Pour le même motif, nous nous sommes abstenus d'utiliser les nombreuses notes sténographiques non imprimées, qui ont été prises aux groupes d'études de Jung à l'*Eidgenössische Technische Hochschule* (E. T. H.) de Zurich. Ces conférences, rédigées par les auditeurs, ne manquent pas d'intérêt. Elles n'apportent

1. Le lecteur, qui serait en quête d'un complément d'information sur ces points, trouvera des indications fort suggestives dans les excellentes introductions publiées par deux collaboratrices de Jung : Toni Wolff : *Einführung in die Grundlagen der Komplexen Psychologie*. Article publié dans le Jung-Festschrift : *Die Kulturelle Bedeutung der Komplexen Psychologie*, pp. 1 à 168 ; et Dr Jolan Jacobi, *Die Psychologie von C. G. Jung*. Ce dernier livre a été traduit en français.

toutefois aucun élément théorique, qui ne soit développé dans les ouvrages de l'auteur, bien qu'elles fournissent des compléments pratiques fort précieux. Nous n'en tenons strictement pas compte, d'autant plus que Jung lui-même décline toute responsabilité quant à ces textes.

א

Les considérations qui précèdent nous ont incité à diviser notre étude en deux parties. La première est consacrée à un exposé des principales conceptions de Jung. Cet exposé est absolument nécessaire, étant donné que Jung lui-même n'a jamais publié un aperçu synthétique de sa psychologie auquel nous pourrions nous référer. Les recherches de Jung se sont peu à peu enrichies d'un grand nombre de données empiriques et d'expériences psychothérapeutiques. Celui qui veut émettre un jugement sur cet auteur doit retracer avant tout l'évolution de sa pensée. Sinon, on aboutit — comme cela a été fréquemment le cas — à des conclusions unilatérales ou contradictoires, parce qu'on est dans l'impossibilité de saisir l'ensemble de l'œuvre dans son développement chronologique. Pour éviter cet inconvénient majeur, nous avons respecté scrupuleusement la chronologie des différents ouvrages et même de leurs subdivisions, introductions, etc., là où celles-ci dataient d'une période différente, aussi bien dans notre texte que dans nos annotations[1].

Nous examinerons de la sorte le caractère empirique de la méthode propre à la psychologie analytique. Grâce à une compréhension exacte de cet « empirisme », jalousement défendu par Jung, on pourra apprécier à leur juste valeur les vues fondamentales de sa science.

A la lumière des conclusions de notre première partie, nous établirons, dans la deuxième partie de notre travail, ce que Jung entend par religion ou par attitude religieuse et ensuite quel rôle il accorde aux religions, en tant que confessions. A partir de ce moment, un dialogue critique est possible. Nous pourrons enfin vérifier les implications de la psychologie analytique, qui s'étendent jusqu'aux domaines de la théologie dogmatique et pastorale.

1. Pour faire ressortir cette perspective chronologique, nous avons ajouté, entre parenthèses, à la note de renvoi qui accompagne les citations, l'année au cours de laquelle Jung a, pour la première fois, rédigé le texte cité. Le lecteur voudra bien ne pas perdre de vue que cette date ne correspond pas toujours avec l'année de la parution du livre en question, en particulier lorsqu'il s'agit d'un recueil d'articles ou d'une édition remaniée. La traduction des citations est faite d'après le texte original de Jung. Bien qu'il existe quelques bonnes adaptations françaises, nous ne les avons employées que comme moyen de contrôle. En adoptant une terminologie établie de façon systématique, nous espérons pouvoir éviter les ambiguïtés et les divergences, qui sont inévitables lorsqu'on laisse la parole à plusieurs traducteurs.

*CHAPITRE II*

# LA MÉTHODE EMPIRIQUE EN PSYCHOLOGIE ANALYTIQUE

Il n'est guère facile de déterminer quelle est au juste la méthode suivie par une science nouvelle. Sans doute, l'initiateur de la science en question se rend compte implicitement de la façon dont il procède. Son véritable mérite, en effet, n'est pas de mettre en évidence un objet inconnu jusqu'à ce jour, mais de découvrir une manière insoupçonnée grâce à laquelle un objet, qui appartient depuis des siècles au patrimoine des connaissances humaines, peut être examiné, afin de dévoiler les lois de sa structure et de son comportement. Il n'en reste pas moins vrai que l'initiateur est presque exclusivement préoccupé par les résultats, à tel point qu'il ne s'intéresse guère aux importuns qui le questionnent au sujet des implications et du bien-fondé de sa méthode. Tout au plus leur répond-il distraitement : « Voyez comment je procède ». Si les enquêteurs insistent et demandent pourquoi cette méthode a été choisie, la réponse jaillit aussitôt : « Je procède de la sorte, parce que j'obtiens un résultat. Vous pouvez l'essayer en guise de contrôle... »

Jung a suivi, sa vie durant, une méthode bien déterminée, mais jamais il ne s'est soucié d'enrichir la postérité d'un traité « de methodo psychologica ». Ceci est dû non seulement au fait que la psychothérapie appliquée a pris le plus clair de son temps, mais tout autant à son aversion personnelle pour toute systématisation. N'a-t-il pas protesté énergiquement chaque fois qu'on a présenté ses vues psychologiques comme un « système »? Il va cependant de soi que dans ses œuvres on trouve un grand nombre de textes qui jettent une vive lumière sur l'un ou l'autre de ses procédés méthodologiques. Grâce à de telles indications, nous devons établir avec toute la rigueur possible le caractère empirique de sa méthode. Après cette délimitation théorique nous examinerons, dans les perspectives propres au thérapeute zurichois, ce que le « psychique » signifie exactement pour lui. Une telle application pratique nous aidera à réaliser la portée de sa méthode tout en mettant en relief l'objet même de sa science.

### *Une méthode empirique non expérimentale*

En tant que médecin et homme de son temps, Jung a été trop vivement impressionné par les sciences naturelles pour ne pas reprendre leur schéma classique, dont le but est de parvenir à l'établissement de lois nécessaires en généralisant des hypothèses, vérifiées par l'expérience scientifique. Les difficultés, inhérentes à une entreprise aussi audacieuse, lui imposeront avec le temps plus de modestie dans ses prétentions immédiates. Après cinquante années de recherches patientes et laborieuses, il conclut : « Notre expérience psychologique est encore trop récente et trop peu étendue pour permettre des théories générales. La science a besoin d'un grand nombre de faits, qui éclairent la nature de l'âme (psyché), avant qu'il ne soit possible d'établir des jugements universellement valables [1] ».

Cette modestie non feinte procède d'une compréhension de plus en plus exacte des difficultés, propres à l'observation psychologique. Le caractère complexe du phénomène psychique lui-même aussi bien que l'interférence inévitable du psychologue-observateur avec le phénomène psychique qu'il étudie, rend singulièrement ardue toute recherche dans le domaine de la psychologie des profondeurs. Déjà en 1928, Jung signale le double obstacle, qui lui semble presque insurmontable. « Les phénomènes psychiques complexes, qui nous occupent, échappent tous à l'expérimentation. Les cobayes de la psychologie expérimentale, les chronoscopes et les cymographes ne sont d'aucune utilité pour nous. Toutes les observations du psychologue sont des observations personnelles et tous ses jugements se basent sur sa propre expérience. Toute théorie dans ce domaine n'est en définitive qu'un aveu personnel et subjectif [2]. »

Plus tard, Jung décrira plus clairement encore pour quelles raisons le psychologue qui désire établir une science de la psyché dans sa totalité, ne peut être que desservi par l'expérimentation. « Toute expérience est conçue en vue de poser une question bien définie. Dans ce but elle élimine autant que possible tout élément perturbateur et inutile. Elle dicte ses conditions, les impose à la nature et lui permet de la sorte de donner une réponse à la question posée par l'expérimentateur... Ce faisant, on exclut délibérément

1. *Grundfragen der Psychotherapie*, p. 12 (1951).
2. *Die Struktur der Seele*, p. 27 (1928).

et soigneusement le libre jeu de la nature dans la plénitude de ses virtualités. Celui qui veut pénétrer ce jeu, aux possibilités illimitées, devrait poser une question qui ne comporte guère ou pas de conditions... Mais l'inconvénient de ce procédé saute aux yeux : à l'inverse de l'expérience scientifique, on ignore complètement ce qui s'est passé[1] ! »

La psychologie analytique ne saurait donc être expérimentale tant qu'elle ne veut pas sacrifier sa raison d'être, qui est d'étudier la psyché dans sa totalité. Jung n'en maintiendra pas moins le caractère empirique de sa science. La méthode empirique en effet vise la description exacte des faits observés. L'étude comparée de ces faits permettra ensuite l'établissement d'hypothèses, qui d'une part nous aideront à mieux comprendre les observations ultérieures et d'autre part seront vérifiées par ces faits. Le but immédiat et principal de la méthode empirique de Jung reste donc l'élaboration d'hypothèses. Par là, il jette les bases d'une science positive. Il préfère cependant s'abstenir de toute prophétie concernant le développement de cette science, tout en caressant l'espoir qu'un tel parachèvement pourra couronner un jour son travail de pionnier. A sa suite, nous examinerons de plus près la signification méthodologique de l'hypothèse scientifique.

L'hypothèse dont nous parle Jung, — il n'est pas inutile de le redire — n'a rien à voir avec une supposition invérifiée, bien que l'expression courante « c'est une pure hypothèse » puisse donner le change. Une hypothèse est une vue de l'esprit qui répond à des exigences particulières : c'est celle qui, dans l'état actuel des recherches, explique de la façon la plus simple, la plus complète et la plus plausible, l'ensemble des faits considérés. Comme telle, elle n'est donc pas une constatation pure et simple ; elle n'est pas non plus une acquisition définitive de l'esprit. Elle n'est qu'un outil intellectuel facilitant la recherche ultérieure, et c'est là toute sa justification. En avançant, la science pourra tout aussi bien la rejeter que la maintenir : seule l'évolution imprévisible de nos connaissances dans le domaine en question en décidera légitimement. Voyons donc ce qui découle de cette définition de l'hypothèse scientifique telle que Jung la conçoit[2].

1. *Natur und Psyche*, pp. 38-39 (1951). Cfr *Allgemeines zur Komplextheorie*, pp. 6-7 (1934).

2. Il n'est pas sans intérêt de rapprocher des conclusions actuelles de Jung, une étude de J. Maréchal, publiée dès 1912, sous le titre *Science empirique et psychologie religieuse*.

J. Maréchal distingue trois étapes dans le processus scientifique : la constatation empirique des faits d'observation ; l'établissement des lois d'induction ; la théorie, comme expression de la réalité (pp. 8-32). A chacune de ces trois étapes, il fait la critique judicieuse des prétentions illégitimes du scientisme déterministe. Dans la première étape en particulier, il met en évidence les marges d'indétermination

Il est clair, en premier lieu, que les faits que nous constatons et l'hypothèse que nous établissons se conditionnent réciproquement. C'est en ce sens que Jung répète avec Maréchal que l'absence de préjugés ou d'idées préconçues est une exigence absurde, parce qu'irréalisable. « Les idées préconçues sont inévitables et puisqu'elles le sont il ne faut pas faire comme si on n'en avait pas [1]. » Affirmer qu'on n'a aucune idée préconçue revient à dire que l'esprit est vide de toute connaissance antérieure ; ce qui équivaut à supprimer la possibilité même de la science et, en particulier, de la science empirique, qui se base sur une série d'observations. Cependant, nous pouvons comprendre et accepter une attitude qui peut être qualifiée comme absence de préjugés. Elle se réalise dès que nous ne considérons ces idées préconçues que comme des hypothèses, au sens jungien du mot, parce que nous les neutralisons de la sorte. Au lieu de nous tyranniser inconsciemment, elles nous servent consciemment dans le cadre de nos recherches.

Il ressort, ensuite, de nos considérations précédentes, qu'aucune hypothèse ne sera définitive, puisqu'elle est essentiellement incomplète. Si les nouvelles acquisitions de la science ne l'infirment pas, elle s'enrichira de nouveaux aperçus et devra se nuancer. Certains aspects trop accentués perdront leur prépondérance et permettront à d'autres d'être mis en vedette. Par ailleurs, il n'est pas impossible que de nouvelles recherches aboutissent à un remaniement complet. Mais c'est là l'exception. Rarement, une hypothèse s'avérera radicalement fausse, bien que les données recueillies exigent souvent de repenser nos considérations passées dans leur ensemble. Cette nouvelle synthèse sera hypothétique comme la précédente, mais serrera de plus près les faits observés. Il se peut aussi qu'une hypothèse, délaissée pour de bonnes raisons, soit reprise, sous bénéfice d'inventaire, parce que les progrès accomplis auront montré que deux hypothèses parallèles

qualitative et quantitative. Celle-là porte sur l'influence inévitable exercée par le sujet qui observe : « Constater un fait, c'est déjà l'introduire dans un moule préexistant, le classer de quelque façon et saisir en lui moins les traits individuels et originaux que ceux qu'il partage avec d'autres faits » (p. 10). Celle-ci se rapporte à l'impossibilité objective d'une mesuration quantitative absolument rigoureuse : « Pour entrer dans la courbe qui exprime la loi, les observations particulières doivent toujours être « corrigées », d'une certaine quantité si minime soit-elle » (p. 12). L'interprétation inchoative préside donc à toute recherche : « Aucune observation n'est sans « préjugé » et nul ne laissa jamais purement et simplement, « parler les faits... » lesquels d'ailleurs sont muets par essence » (p. 13).

Jung, grâce à son principe de l'hypothèse, échappe aux critiques énoncées par J. Maréchal. Les faits psychiques — parce que perçus par un sujet conscient et parce que trop complexes pour être saisis dans leur totalité — sont hypothétiques dans la synthèse que nous en faisons tant bien que mal.

1. *Seelenprobleme der Gegenwart*, p. 86 (1929).

sont nécessaires afin d'expliquer les différents aspects d'une réalité très complexe.

Grâce à une bonne compréhension de l'hypothèse scientifique, nous ne nous étonnerons plus de l'apparente désinvolture de Jung, qui se soucie fort peu des contradictions ou volte-face qu'on décèle sans difficulté dans son œuvre. Elles déconcertent en particulier les lecteurs formés aux méthodes philosophiques, qui n'y voient le plus souvent que désordre de la pensée, impuissance à établir une synthèse ou mépris de toute logique. Ils ne voient guère le bien-fondé de la remarque très sincère de Jung, qui leur dit : Donnez-moi une meilleure hypothèse, et aussitôt je me rangerai à vos côtés... Ils sourient de la boutade ou s'indignent devant ce manque de sérieux. Jung cependant ne comprend guère qu'on critique une hypothèse sans en fournir une meilleure en échange. Le rejet d'une hypothèse qui se base uniquement sur des raisons extra-scientifiques, n'a pas beaucoup de sens à ses yeux. Ce rejet ne fait que constater que l'hypothèse n'est pas absolument vraie — ce qui est de l'essence même de l'hypothèse — et ne sauvegarde nullement l'élément de vérité qu'elle contient et qui est sa raison d'être. C'est pourquoi Jung considère une telle condamnation comme non avenue, tandis que l'établissement d'une hypothèse nouvelle et plus complète rallie aussitôt ses suffrages. Avec la sérénité du chercheur, blanchi dans la carrière, il avoue : « Le travail en ce domaine (de la psychologie des profondeurs) est un travail de pionnier. Souvent je me suis trompé et j'ai dû me reprendre à plusieurs reprises. Mais je le sais et pour cette raison je me suis réconcilié avec l'idée que la vérité sort de l'erreur comme le jour procède de la nuit. Les paroles de Guillaume Ferrero sur « la misérable vanité du savant » m'ont été un avertissement. Jamais je n'ai craint l'erreur ; je ne l'ai même pas vraiment regrettée[1]... » Ce texte de 1942 ne se trouve pas dans les éditions antérieures de *Ueber die Psychologie des Unbewussten*. Il reflète néanmoins l'attitude que Jung avait fait sienne depuis plus de trente ans. Le texte de Guillaume Ferrero, auquel Jung fait allusion dans ces lignes, était mis en exergue de son étude sur *Wandlungen und Symbole der Libido*, en 1911. Ce même texte est reproduit dans l'édition refondue, publiée en 1952. Il domine de la sorte toute la débordante activité et tout le patient labeur de Jung et donne la solution au problème des contradictions, si chères aux critiques peu perspicaces de la psychologie analytique.

Ce texte est assez important et significatif pour qu'il soit cité

1. *Ueber die Psychologie des Unbewussten*, p. 211 (1942).

en entier : « Donc, comme c'est la théorie qui donne leur valeur et leur signification aux faits, elle est souvent très utile, même si elle est partiellement fausse ; car elle jette la lumière sur les phénomènes auxquels personne ne fait attention, force à examiner sous plusieurs faces des faits que personne n'étudiait auparavant, et donne l'impulsion à des recherches plus étendues et plus heureuses. — C'est donc un devoir moral de l'homme de science de s'exposer à commettre des erreurs et à subir des critiques, pour que la science avance toujours. — Un écrivain... a vivement attaqué l'auteur en disant que c'est là un idéal scientifique bien restreint et bien mesquin. Mais ceux qui sont doués d'un esprit assez sérieux et froid pour ne pas croire que tout ce qu'ils écrivent est l'expression de la vérité absolue et éternelle, approuvent cette théorie qui place les raisons de la science bien au-dessus de la misérable vanité et du mesquin amour-propre du savant[1]. »

Si Jung est donc fidèle à son principe, son œuvre présentera des fluctuations incessantes. C'est ce qui rend ardue l'étude de ses livres, tant qu'on ne les considère pas dans l'ensemble de l'évolution de sa pensée. Cette raison nous a déterminés à rechercher dans tous les points importants quelle était la chronologie de ses principales affirmations. Si l'on ne se tient pas à pareille méthode, on parviendra facilement à constituer une liste imposante de « contradictions flagrantes » — amusement auquel certains critiques se sont adonnés avec ardeur. Malheureusement, ils ont démontré par là ne rien avoir compris à la méthode jungienne, qui vise à une parfaite probité scientifique et refuse donc de se considérer comme infaillible. On trouvera dans plusieurs de nos chapitres, en particulier dans ceux qui sont consacrés aux archétypes et à la religion, des essais de cette interprétation chronologique.

L'attitude que Jung préconise n'est guère facile pour le savant. Elle ne l'est guère non plus pour celui qui étudie la pensée de Jung et tâche d'en faire une synthèse, sinon définitive, du moins intelligible. Mais comme elle procède d'une prise de position sincèrement scientifique, nous devons nous réjouir de la ténacité avec laquelle Jung s'y est maintenu et de la modestie avec laquelle il nous en présente les résultats : « Aucune science pratique ne peut se passer des règles du métier *(Handwerksregeln)*. En ce sens doit être compris tout ce que j'avance concernant la structure de l'âme. Il ne s'agit pas de vérités apodictiques, mais seulement d'essais, afin de mettre un peu d'ordre dans la diversité boulever-

1. Tiré de G. FERRERO, *Les lois psychologiques du Symbolisme*, p. 7 et reproduit dans *Wandlungen und Symbole der Libido*, p. 1 (1911) ; *Ueber die Psychologie des Unbewussten*, p. 211 (1942) et *Symbole der Wandlung*, p. 2 (1952).

sante des réalités psychiques... Toutes nos théories psychologiques actuelles sont des affirmations subjectives, défendues de façon unilatérale et jalouse, parce qu'elles sont l'écho de puissants courants de l'âme humaine. Quand nous aurons une totalité relative de telles affirmations, leur comparaison permettra, dans l'avenir, une connaissance approfondie de la nature de l'âme. Entretemps, le fondateur d'une théorie psychologique devra se réconcilier avec l'idée d'être non seulement un fondateur, mais aussi un martyr[1]... »

L'établissement d'hypothèses scientifiques, basées sur la description des réalités psychiques, est donc le but actuel des recherches de Jung.

*L'objet de la psychologie analytique*

La démarcation théorique de la méthode jungienne doit être complétée par l'étude de ses applications pratiques. A cette fin, nous allons examiner comment Jung conçoit l'objet de sa science.

Jung fait de la psychologie. Or, il lui semble que la réalité psychique est irréductible. Ici, encore une fois, il ne fait qu'établir une hypothèse. Il considère le psychique comme *sui generis*, parce qu'il ne croit pas connaître de preuve valable, réduisant le psychique au physique. Il ne nie pas pour autant l'interaction de ces deux réalités : bien souvent il en a observé des cas absolument convaincants. L'âme et le corps, le psychique et le physique, se conditionnent, sans aucun doute. Mais le pourquoi et le comment de cette interaction ne lui semblent pas accessibles à notre science, dans son stade actuel. Pour cette raison, il préfère ne pas insister sur ce point, en émettant des suppositions invérifiables... et il laisse aux psychologues de l'avenir le soin d'élucider ce problème épineux. Tant qu'il n'a pas de preuve du contraire, il considère le psychique comme spécifiquement différent du physique. « L'hypothèse matérialiste est trop audacieuse : elle dépasse les données de l'expérience et verse dans l'arrogance « métaphysique ». Dans l'état actuel de nos connaissances, nous ne pouvons constater avec certitude que notre ignorance totale de l'essence même du psychique. Il serait absurde, en ce cas, de considérer le psychique comme un produit dérivé ou comme un épiphénomène, alors que nous avons de bonnes raisons pour le considérer, du moins hypothétiquement, comme un facteur *sui generis*[2]... »

1. *Die Struktur der Seele*, pp. 28 et 27 (1928).
2. *Ueber den Archetypus*, p. 263 (1936).

L'essence du psychique nous échappe donc provisoirement, mais nous pouvons indiquer ce que cette notion contient.

Le psychique englobe, tout d'abord, la conscience humaine, c'est-à-dire cette possibilité qu'a l'homme de rapporter à son moi des situations, des choses ou des personnes. Mais, pour serrer de plus près le psychique, il faut ajouter que c'est plus exactement tout ce qui, dans ces situations, choses ou personnes, se rapporte au moi et pour autant qu'ils s'y rapportent, quel que soit par ailleurs le mode individuel d'existence de ces réalités psychiques quand on les considère sous un autre angle, par exemple celui de la philosophie ou de la médecine. Dès que ces objets, intérieurs ou extérieurs au sujet, exercent une influence psychique, ils sont psychologiquement réels[1]. Est donc réel de réalité psychique tout ce qui influence le sujet : « Das was wirkt, ist wirklich[2] ».

Jung admet donc sans difficulté que le philosophe déclare que les esprits, qui hantent le monde du primitif, n'existent pas si, dans son domaine, il a des preuves valables pour cette affirmation. Mais il n'en maintiendra pas moins que ces esprits « inexistants » sont réels du point de vue psychologique, parce qu'ils exercent sur son patient une influence néfaste ou bienfaisante. De même, Jung acceptera le diagnostic d'un médecin déclarant qu'un patient souffre d'un cancer imaginaire. Il sera d'accord avec le chirurgien qui refuse en conséquence toute intervention opératoire, mais il proclamera que ce cancer est une « réalité psychique » pour son malade, dont le psychothérapeute doit le délivrer par une intervention... psychologique. Qu'un esprit soit une projection et un cancer une imagination ne change rien à leur réalité psychique, dont seul l'individu en question peut juger.

Dans les deux exemples précédents, nous nous trouvons en face d'une réalité psychique subjective, c'est-à-dire constatée par un seul individu et ne se rapportant qu'à son cas particulier. Nous n'en pouvons rien déduire ou induire pour les autres individus de la même espèce. Mais si un tel jugement de réalité psychique se retrouve dans un grand nombre d'individus, nous avons affaire à un *consensus gentium* en un point déterminé. Dans un pareil cas, il s'agit d'une réalité psychique objective, qui constitue un fait indéniable. Un exemple frappant et souvent repris par Jung de ces réalités psychiques objectives est l'idée de Dieu. Chez tous les peuples et de tout temps, on trouve une représentation de Dieu,

1. Jung dit souvent que ces objets psychiques sont psychologiquement *vrais*. Nous évitons ce dernier mot et lui préférons le terme *réel*, pour ne pas jeter la confusion dans les esprits : vrai est en général synonyme d'objectif, c'est-à-dire « existant indépendamment du sujet connaissant ».

2. *Ueber das Unbewusste*, p. 550 (1918).

nous redit Jung, en accord avec les données les plus récentes de l'histoire comparée des religions. L'existence de cette idée de Dieu est donc une réalité psychique, quel que soit le jugement que le philosophe porte en l'occurrence. Dès 1911, Jung met son principe en relief : « Une croyance aussi ancienne, aussi générale, doit avoir un fond de vérité, sinon réel, du moins psychologique[1]... » Et, en 1939, il redit : « L'imaginaire, lui aussi, est une réalité psychique. Il est donc hors de propos de qualifier une « illumination » (religieuse) de réelle ou d'imaginaire. Même si toutes les communications au sujet des phénomènes religieux étaient des mensonges conscients et des faussetés avérées, il y aurait encore moyen d'écrire une très intéressante étude sur le fait de tels mensonges, avec la même précision scientifique, avec laquelle on nous décrit la psychopathologie des hallucinations[2]... » Dans son texte remanié des *Symbole der Wandlung*, Jung maintient sa position de 1911, là où il déclare : « Quand une conception est si ancienne et si universellement admise, il faut bien qu'elle soit vraie de façon ou d'autre, notamment *psychologiquement vraie*[3] ».

Ce sont ces faits psychiques individuels ou collectifs — les premiers subjectifs, les seconds objectifs, dans la terminologie de Jung — qui constituent le point de départ de toutes ses recherches. Ce point est capital pour la compréhension de toute psychologie des profondeurs. Afin de rechercher ce que peut bien être un archétype ou un complexe, on passe souvent en revue toutes les séries des réalités extérieures. On n'y trouve rien de correspondant, pas plus que le chirurgien ne rencontre l'âme dans le corps qu'il opère, pour la simple raison que les réalités psychiques sont d'un autre ordre que les objets extérieurs. Malheureusement, ils semblent s'identifier en certains cas avec ces objets, tel par exemple un complexe maternel avec la mère réelle. Le fait d'avoir maintenu, à travers les vicissitudes de ses recherches, le caractère spécifique des phénomènes psychiques, constitue un des grands mérites de Jung. En cela, il s'oppose victorieusement à la tendance scientiste et matérialiste de son temps, qui réduisait le psychique à n'être tout au plus que du physique transformé ou évolué.

Cette opposition au scientisme déterministe a fait que Jung s'est efforcé de démontrer, entre autre, que l'idée de Dieu est une réalité psychique. Il a été tout étonné de sentir à cet instant un vent d'opposition s'élever du côté croyant, en particulier chez les

1. *Wandlungen und Symbole der Libido*, p. 7 (1911).
2. Introduction, dans SUZUKI, *Die Grosse Befreiung*, p. 18 (1939).
3. *Symbole der Wandlung*, p. 10 (1952). Souligné par Jung.

protestants, qui concluaient de là que l'idée de Dieu n'était, selon Jung, que psychologique. Aux yeux de ces adversaires, l'affirmation de la réalité psychique équivalait à la négation ontologique. Nous croyons qu'au début de ses recherches Jung s'en tenait à un agnosticisme, qu'il jugeait prudent et lui laissait certaines latitudes. Par là, il a donné prise à l'objection de psychologisme qui, depuis lors, n'a pas cessé d'être formulée. Dans la suite, Jung a souvent et vivement combattu cette interprétation comme une grossière erreur. Dans son commentaire sur *Das Tibetanische Totenbuch*, édité par son ami Wilhelm, il s'en prend à ces deux adversaires : « Les énoncés métaphysiques sont des énoncés de l'âme (psyché) et, pour cette raison, ils sont psychologiques. Mais l'esprit occidental comprend cette vérité, qui va de soi, ou bien comme trop évidente, en ce sens que par un ressentiment bien connu il se réjouit de cette explication (qui supprime l'objet à ses yeux), ou bien comme une négation inacceptable de la vérité métaphysique. Pour les occidentaux, le mot « psychologique » semble toujours signifier *uniquement* psychologique[1]... »

Jung veut donc, d'une part, mettre en évidence le caractère spécifique et particulier des réalités psychiques. D'autre part, il souligne que cette mise en évidence ne nous apprend rien, ni en faveur ni en défaveur, de la réalité ontologique éventuelle des objets en question.

Jusqu'ici, nous avons défini le psychique par rapport à la conscience humaine. Le lecteur se sera peut-être étonné de ce procédé, alors que nous parlons de l'objet d'une psychologie des profondeurs. Mais nous ne pouvons oublier que cette science a dû se définir au début par ce à quoi elle s'opposait : la psychologie de la conscience. La raison en est fort simple : toute découverte nouvelle se manifeste comme une dérogation ou une exception à ce qui était connu auparavant. La découverte initiale de la psychologie analytique était la présence de troubles dans les expériences des associations. En approfondissant sa constatation première, Jung refit la découverte de Freud. L'existence des « complexes affectifs » montra que le psychique n'englobe pas seulement ce que l'homme conscient rapporte à son moi, mais aussi tout ce qui, de par sa nature même, et avant toute référence active, se réfère au moi. De la sorte, Jung entrevit le domaine de l'inconscient, auquel la psychologie des profondeurs consacrera toute son attention afin d'en faire la reconnaissance. Avant elle, ce domaine, très vaste, mais peu ou pas accessible à l'observation

1. Introduction à *Das Tibetanische Totenbuch*, p. 18 (1935).

directe, n'avait été que soupçonné, sans être jamais méthodiquement exploré. C'est ce domaine que Freud et Jung ont désigné par le même mot d'inconscient, tout en y attachant une signification assez différente. De cette réalité psychique vaut, à plus forte raison, ce que nous avons dit de la réalité psychique activement rapprochée de la conscience : elle est irréductible et indépendante de toute considération ontologique ou autre. En avançant dans son étude, Jung verra de mieux en mieux que la définition du psychique par rapport au moi est plus que défectueuse : elle est inexacte à ses yeux.

Freud avait conçu l'inconscient comme l'ensemble des éléments psychiques refoulés. A cause de ce refoulement, ils exerçaient leur activité indépendamment du moi. Jung par contre était d'avis qu'en plus de cet inconscient, qu'il acceptait, sans hésitation aucune, comme « l'inconscient personnel », il fallait admettre un niveau plus fondamental encore, qui était commun à tous les hommes et méritait, de ce fait, le nom d' « inconscient collectif ». Ce dernier niveau de l'inconscient n'est pas le produit de refoulements, mais est situé à la racine même de la conscience, dont il n'est que la forme a priori non-actuée. L'hypothèse de cet inconscient collectif ou commun, indépendant du moi, oblige Jung à postuler une instance supérieure qui synthétise ces deux éléments : le moi et l'inconscient. A défaut d'une telle instance, toute interférence entre les deux éléments serait exclue. Pour désigner cette instance, Jung choisit le terme « *Selbst* » (ou « soi »). Il justifie ce choix comme suit : « Cette désignation est d'une part suffisamment claire pour rendre l'idée de la totalité de l'homme ; d'autre part, elle est suffisamment vague pour exprimer le caractère indescriptible et insaisissable de cette totalité[1] ».

Le *Selbst* — en tant que « personnalité totale, réellement présente *(vorhandene)*, mais non pas saisissable dans sa totalité[2] » — indique le psychique dans sa totalité. Il constitue donc l'objet par excellence de la psychologie analytique.

On nous objectera probablement que cette façon de procéder ne nous apporte aucune lumière : le psychique étant défini comme tout ce qui se rapporte au *Selbst ;* alors que le *Selbst* lui-même est la totalité du psychique !

Cette objection n'est pas tout à fait pertinente en psychologie. Jung, en tant qu'observateur empirique, ne crée pas de définitions : il nomme les réalités psychiques telles qu'il les trouve par ses méthodes d'analyse, les étudie dans leur portée consciente

1. *Psychologie und Alchemie*, p. 34 (1944).
2. *Aion*, p. 18 (1951).

et les pénètre dans leur activité inconsciente. A un moment donné — en général, après des dizaines d'années de recherches comparatives patientes et laborieuses[1] — il lui semble possible de dégager des règles plus générales ou des concepts plus fondamentaux : dès lors, il se risque à leur donner un nom, sans prétendre d'ailleurs en dire le dernier mot. Toutes ces définitions, qui ne touchent pas l'essence même, mais uniquement la fonction des réalités psychiques, ne sont à vrai dire que des descriptions de plus en plus serrées et nuancées.

Pour Jung vaut, tout autant que pour Freud, la remarque de L. Binswanger concernant les schémas de la psychologie des profondeurs. « L'appareil psychique de Freud peut être rapproché à première vue des dessins schématiques d'organes, dans lesquels les spécialistes des affections pulmonaires ou cardiaques situent leurs données cliniques. Mais ces derniers n'ont besoin que d'une feuille de papier et d'un crayon pour retracer l'organe en question. Freud par contre a dû concevoir tout d'abord l'organe lui-même à partir d'expériences sans nombre, synthétisées grâce à une élaboration théorique de longue durée... L'appareil psychique est tout autant organe que dessin clinique[2]. »

Voilà comment il faut comprendre le *Selbst*, cette réalité psychique transcendante — c'est-à-dire postulée par l'expérience, mais non pas directement accessible à l'observation — qui subsume toutes les autres et justifie leur unité. Seul celui qui examine le matériel empirique de Jung, selon la méthode inaugurée par lui, pourra voir le bien-fondé de cette définition, et sera à même d'en faire une critique pertinente, qui ne soit pas extérieure au sujet, parce qu'étrangère à la méthode.

א

Il ressort des pages précédentes que la méthode de Jung ne saurait être expérimentale, puisqu'elle désire étudier le psychique dans sa totalité. Elle est cependant empirique parce qu'elle vise l'établissement d'hypothèses scientifiques en partant de la description des réalités observées.

1. Dans ses publications Jung ne parle explicitement du *Selbst* qu'après 1930. Mais il nous a certifié qu'il entrevoyait dès 1915 l'importance de cette instance psychique. Il lui a fallu vingt ans d'expériences et de réflexions pour mettre au point une description adéquate. Jung fait allusion à une même processus de maturation concernant les archétypes et l'inconscient collectif (*Die Beziehungen zwischen dem Ich und dem Unbewussten*, pp. 5-6), les quatre fonctions principales (*Psychologische Typen*, p. 629), les mandalas (*Psychologie und Alchemie*, pp. 146-148) etc.

2. Ludwig BINSWANGER, *Ausgewählte Vorträge und Aufsätze*, pp. 171-172. Cfr La préface de Jung dans V. WHITE, *God and the Unconscious*, pp. XX-XXI (1953).

La première de ces hypothèses a trait au caractère irréductible du psychique. La réalité physique n'est d'une part ni une forme dérivée ni un épiphénomène du physique ; elle reste d'autre part indépendante de tout jugement d'existence métaphysique ou ontologique. Tant qu'on maintient ce caractère spécifique du psychique, tous les « organes » de l'appareil psychique conçu par Jung, garderont une signification propre bien déterminée, non seulement quand ils sont indiqués par des termes indubitablement techniques : inconscient collectif, archétype, *Selbst*, mais aussi quand ils sont désignés par des expressions d'usage courant : âme, image, idée. Afin d'éviter tout malentendu et toute ambiguïté, nous remplacerons dans la suite de cet ouvrage, pour autant que faire se peut, ces dernières expressions par leurs équivalents techniques : psyché, imago, représentation. Une grande circonspection est nécessaire si nous ne voulons pas être induits en erreur par l'inévitable ambiguïté de certains termes. Comment éviter les malentendus si, à la lecture, on confond un terme technique, par exemple âme, comme synonyme de psyché, avec son équivalent nettement défini de la philosophie et de la théologie, ou, pis encore, avec son équivalent, vague et équivoque, du langage courant. Nos sciences, spécialisées à outrance mais nullement synthétisées, nous imposent une probité foncière, si nous désirons comprendre à fond et juger en toute équité.

Afin d'échapper, dans la mesure du possible, aux écueils de l'ambiguïté, nous devons passer maintenant à l'étude des principales vues fondamentales de la psychologie analytique, telles qu'elles se sont développées graduellement. L'examen de la méthode empirique de Jung nous a fourni une base solide pour nos considérations ultérieures.

*CHAPITRE III*

# LES VUES FONDAMENTALES DE LA PSYCHOLOGIE ANALYTIQUE

Avant d'aborder le sujet même de ce chapitre, nous nous arrêterons à une question qui s'impose d'emblée : comment situer Jung par rapport à Freud?

La réponse la plus fréquente ne tient guère compte que des dates de naissance. Freud aurait été l'initiateur et le maître, contre lequel deux disciples, Adler et Jung, se seraient rebellés [1]. Cette réponse à l'avantage incontestable d'être concise. Cependant elle simplifie par trop les données exactes qu'elle comporte et nous oblige par là à des précisions.

Freud est sans conteste le pionnier génial auquel toute psychologie des profondeurs doit son existence et une partie appréciable de son développement. Toutefois, le plus grand mérite du maître de Vienne n'a pas été de découvrir l'existence de l'inconscient comme tel — d'autres, plus philosophes que médecins, avaient soupçonné avant lui l'existence d'une zone inconsciente [2] — mais bien de signaler à l'attention générale des méthodes pratiques qui ont permis de dévoiler la structure et l'activité de cet inconscient. Freud a été le premier à mettre en évidence l'importance des rêves et des associations libres, et à forcer l'accès de ces manifestations jusque là impénétrables. Grâce à des observations minutieuses, il est parvenu à dénombrer les principaux mécanismes qui depuis lors constituent l'arsenal de toute psycho-

1. Jung suggère une réponse légèrement différente. D'après lui, l'exclusivisme de Freud provoqua la réaction diamétralement opposée d'Adler. Jung synthétisa leurs deux attitudes partielles. Plus bas, au chapitre IV, nous examinerons de plus près cette façon de présenter les choses.

2. Jung lui-même énumère parmi ces « prédécesseurs » Leibniz, Kant et Schelling, et plus en particulier C. G. Carus. Notons que les trois premiers, dont Jung a lu les œuvres fort tôt déjà, restèrent totalement inconnus à Freud. Jamais d'ailleurs ils ne se sont occupés de psychologie empirique. Même le docteur Carus se contenta de spéculations purement théoriques qui ont connu un regain d'actualité grâce aux découvertes de la psychologie des profondeurs. Son œuvre, publiée en 1846, était tombée dans l'oubli et n'a été remise en circulation que vers les années 1920. Cfr *Das Göttliche Kind*, p. 86 (1940).

thérapie. Le refoulement, la condensation, le déplacement, la dramatisation, la symbolisation sont autant de clés qui nous permettent d'accéder à la signification des rêves et des autres produits inconscients. Mais le démontage des mécanismes n'intéressait que médiocrement ce chercheur qui voulait avant tout découvrir les causes réelles de l'hystérie, ce trouble psychique qui est au point de départ de toutes ses recherches.

Dans ses analyses, Freud pense découvrir, comme dernier élément dans la chaîne causale des maladies psychiques, des troubles dans l'évolution de la sexualité. Tout d'abord, il attribua ces troubles à des causes extérieures, par exemple la séduction par des adultes, plus tard il les imputa presque exclusivement à des causes intérieures, par exemple l'arrêt à un stade infantile du développement sexuel. De pareils troubles, qui se greffent de préférence sur une disposition héréditaire, sont refoulés dans l'inconscient, jusqu'à ce qu'une cause quelconque rende leur tension intolérable. Alors ils éclatent brusquement au grand jour sous forme de névroses. Le refoulement, en effet, reste actif sous l'influence d'un facteur que Freud désignera par la suite comme la censure du sur-moi et empêche que la cause réelle ne se manifeste directement. La névrose revêt donc une forme camouflée du trouble initial. Le trauma sexuel comme tel et son activité ultérieure restent enfouis dans l'inconscient. Seule leur manifestation voilée émerge à la conscience. Dans la genèse des névroses, les prédispositions héréditaires et les circonstances extérieures ne sont pas exclues par Freud, loin de là. Mais à ses yeux le facteur décisif et indispensable est le trouble sexuel.

Comme Freud désire, avant tout, faire du travail scientifique, il applique aux données de son expérience la loi cause-effet, telle qu'elle est conçue dans les sciences naturelles. Il est donc inévitable de conclure que, si la cause est de nature sexuelle, l'effet sera du même ordre. S'il ne l'est pas manifestement, c'est que nous avons affaire à un déguisement, à une sexualité réelle, mais larvée. Freud tiendra fermement à ce principe à travers les vicissitudes de ses interprétations. En effet, il n'y a pas moyen d'échapper à cette conclusion tant qu'on est réaliste. Dans ce cas l'interprétation causale exige que la cause elle-même soit ontologiquement — ou comme *Ding an sich* — ce qu'elle représente dans une relation donnée. Ces deux points — la « réification[1] » de la sexualité et sa prédominance dans l'explication de la névrose — feront

1. Par « réification » nous entendons le fait de considérer la sexualité comme une entité indépendante *(Ding* ou *res)* et non comme une composante d'un ensemble supérieur.

l'objet des critiques de Jung, même pendant les années où il collabore intensément avec Freud.

Jung en effet n'est pas un élève de Freud au sens strict du mot. Il affirme à plusieurs reprises avoir découvert l'inconscient et les complexes indépendamment de Freud, grâce à ses recherches concernant l'expérience des associations. Au cours de ces expériences, qu'il nous a décrites en détail dans ses *Diagnostische Assoziationsstudien* (1906-1907), il avait été frappé par des erreurs dans la reproduction et des anomalies dans le temps de réaction, dues en grande partie à des inhibitions ou des persistances. La plupart du temps, les personnes qui se soumettaient à l'expérience n'étaient pas du tout conscientes de ces perturbations et, si elles les remarquaient, elles ne savaient guère à quelle cause les attribuer. Bientôt, Jung vit que ces erreurs et anomalies se groupaient autour de certains centres chargés d'une forte valeur affective. Ces centres ont reçu le nom de complexes affectifs *(gefühlsbetonte Komplexe*[1]*)*.

Encouragé par sa découverte personnelle des complexes qui influencent la vie consciente de l'homme, Jung se mit à l'étude des publications psychanalytiques de Freud et en particulier de sa *Traumdeutung*. Il reconnaît lui-même tout ce qu'il doit à cette étude : il reprend à Freud son analyse des rêves, il accepte aussi le rôle psychologique du transfert. Nous verrons même, en examinant le rôle de la religion dans sa psychologie, comment il emboîte le pas à Freud quand il explique la genèse de la religion dans un de ses premiers opuscules, intitulé « La signification du père dans le développement de l'individu » *(Die Bedeutung des Vaters für das Schicksal des Einzelnen)* (1909).

Malgré son admiration sincère, Jung ne sera jamais un disciple conformiste. Alors même qu'il empruntait à Freud la plupart de ses théories et presque l'ensemble de sa technique, il revendique sa qualité de chercheur indépendant. S'il s'inspire volontiers des travaux et des découvertes du maître de Vienne afin de les approfondir et de les corriger au besoin, il n'en formule pas moins, dès 1906, de strictes réserves concernant certains points capitaux. « Faire justice à Freud ne signifie pas se soumettre inconditionnellement à un dogme. Il est fort bien possible de sauvegarder un jugement indépendant. J'accepte par exemple les mécanismes complexes du rêve et de l'hystérie, mais je n'accorde pas pour autant au traumatisme sexuel infantile l'importance exclusive

1. Cfr *Zur Psychologie und Pathologie sog. occulter Phänomene*, p. 72 (1902) *Diagnostische Assoziationsstudien*, p. 205 (1905) ; *Ueber das Unbewusste*, p. 541 (1918) et *Psychologie und Erziehung*, pp. 8-10 (1924).

que Freud y attache apparemment. De même, je ne mets pas la sexualité au premier plan. Je ne lui attribue certainement pas la valeur psychologique universelle que Freud postule, semble-t-il, sous l'influence du rôle énorme que la sexualité joue sans aucun doute dans la psyché. La thérapie freudienne, d'autre part, n'est tout au plus qu'une des thérapies possibles et ne nous apporte peut-être pas toujours ce qu'on attend d'elle en théorie. Mais tout ceci n'est qu'accessoire et disparaît totalement, quand on considère les principes psychologiques, découverts par Freud. Leur découverte constitue son plus grand mérite[1] ».

Il serait donc plus exact de présenter Jung comme un collaborateur et non pas comme un disciple du « maître ». Cette dénomination respectueuse sort plusieurs fois de sa plume vers les années 1911-1912. Ne serait-elle pas inspirée par la crainte d'une rupture que Jung savait imminente? Car le désaccord de 1906 persistera sourdement. Quand, en 1913, la rupture sera consommée, elle sera due en grande partie à une conception divergente de la libido. « Quand Freud a déclaré officiellement que la psychanalyse et la théorie de la sexualité étaient indissolublement unies, j'ai dû me désolidariser de lui. Jamais il ne m'a été possible de voir le bien-fondé de ses vues unilatérales[2]. »

### *La conception énergétique de la libido*

Dès le début Jung a envisagé avec scepticisme la thèse de la libido sexuelle. Son attitude n'était pas inspirée par une simplification arbitraire ou une généralisation indue. Il n'ignorait pas que la théorie de Freud était tirée de la patiente observation des névroses hystériques. Mais la terminologie, dont le maître de Vienne se servait, lui semblait inadmissible, bien qu'au début il se soit efforcé de l'édulcorer. « Les termes dont Freud se sert ne doivent pas toujours être considérés comme des concepts scientifiques nettement délimités. Ce sont plutôt des expressions occasionnelles d'une langue riche en synonymes. En écrivant sur Freud, nous devons éviter les discussions qui ne portent que sur la terminologie, afin de ne pas perdre de vue l'essentiel[3]. »

Bientôt cependant, Jung dut se rendre à l'évidence. Freud était convaincu de ce qu'il avançait et dotait la libido d'une signification sexuelle sinon exclusive du moins fort prononcée. Jung

1. *Ueber die Psychologie der Dementia Praecox*, p. III-IV (1906).
2. *Psychologie und Erziehung*, p. 60 (1924).
3. *Psychoanalyse und Assoziationsexperiment* in *Diagnostische Assoziationsstudien*, I, p. 258 (1906).

rejeta catégoriquement cette extension indue du terme. « Le terme de sexualité est fermement établi et est délimité de telle façon que le mot « amour » se refuse à être identifié avec lui. Cependant Freud entend souvent amour, alors même qu'il dit sexualité, comme on pourrait le relever facilement dans un grand nombre de textes[1]. »

Dans sa première œuvre de grande envergure, *Wandlungen und Symbole der Libido*, Jung tentera une dernière fois de sauvegarder la libido sexuelle, tout en retravaillant la théorie de Freud jusqu'à la rendre méconnaissable. Il n'est donc pas étonnant que Freud, conscient des mutilations que Jung apporte à sa théorie, refusera catégoriquement ce compromis. L'essai de solution marquera l'opposition irréductible des deux chercheurs. Dès lors, Jung continuera ses recherches en toute indépendance. Mais sa théorie se heurta à bien des malentendus, provenant, au moins en partie, d'un manque de précision dans son propre exposé. Ce n'est que quinze ans plus tard, en 1928, qu'il reprendra d'un point de vue purement théorique ses idées de 1913 et formulera clairement sa pensée en mettant en évidence sa conception énergétique. Avant donc de revenir à l'opposition pratique de 1913, nous examinerons l'étude publiée sous le titre *Ueber die Energetik der Seele*.

Jung, tout comme Freud, se réfère aux méthodes des sciences naturelles, mais il tâche de ne pas se tenir uniquement au point de vue mécaniciste. En effet, les sciences naturelles connaissent aussi le point de vue énergétique. Jung décrit fort bien les deux conceptions complémentaires. « La conception mécaniciste est purement causale et considère tout événement comme la conséquence d'une cause. Envisagées de la sorte, les substances, qui ne changent pas, changent leurs relations réciproques selon des lois immuables. La conception énergétique, par contre, est essentiellement finale et considère l'événement en remontant de la conséquence à la cause. Dans cette dernière perspective, on admet qu'une énergie est à la base des changements dans les manifestations — énergie, qui se maintient constante à travers ces changements eux-mêmes... Les deux points de vue sont absolument nécessaires pour comprendre les processus physiques et jouissent en conséquence d'une reconnaissance universelle... La préférence pour l'une ou l'autre conception dépend moins du comportement objectif des choses que de l'attitude psychologique du chercheur... Les deux conceptions sont tentées de commettre

1. *Ueber das Unbewusste*, pp. 542-543 (1918). Cfr *Ueber die Energetik der Seele*, pp. 95-96 (1928).

la même faute de raisonnement : elles voudraient hypostasier leurs principes à cause des réalités objectives de l'expérience et accepter que la conception subjective soit identique avec le comportement des choses. Aussi faut-il toujours se rappeler que même dans le cas d'une admirable coïncidence des faits avec notre conception, les principes explicatifs ne sont qu'une façon de voir, c'est-à-dire des manifestations d'une attitude psychologique[1]. »

Jung n'a donc pas en vue l'élimination du point de vue mécaniciste ou causal. Mais il craint que cette considération n'ait pris trop de place, si bien qu'on ne se doute plus en psychologie qu'il y ait un autre aspect à la question, tout aussi important que le premier. Et Jung insiste : pour avoir oublié le point de vue énergétique, Freud en est venu à ne plus voir que l'élément sexuel dans son analyse. Bien que ses conclusions soient basées sur un grand nombre d'observations, qui, elles, sont peut-être expliquées sans reste aucun par sa théorie, il verse dans une attitude unilatérale et donc fausse. Cette attitude est d'autant plus dangereuse qu'elle réifie inévitablement la sexualité et qu'elle repose sur une pétition de principe. « Il n'est pas possible de considérer la réduction d'une construction psychique complexe à la sexualité comme une explication causale valable, à moins d'accepter tacitement qu'il s'agit uniquement d'une construction sexuelle. De la sorte on établirait a priori qu'une construction psychique n'est en fait qu'une construction sexuelle. N'est-ce pas là une pétition de principe flagrante[2] ? »

Voyons donc de plus près comment procède cette considération énergétique. Dans l'analyse des processus physiques ou psychiques, elle laisse de côté tout ce qui se rapporte à la substance, tant dans la cause que dans l'effet, pour ne tenir compte que de la quantité d'énergie propre aux processus en question. Elle ne parle donc, en tout état de cause, que des rapports énergétiques, quelles que soient les réalités en jeu. La qualité de ces réalités n'entre pas en ligne de compte ; seule l'énergie est mesurée dans son intensité quantitative. En tant que telle, cette énergie est un pur concept, ou, pour mieux dire, une abstraction qui n'a pas d'existence par elle-même. Dans la réalité, cette énergie purement quantitative n'existe que dans les rapports d'objets, qui en sont les porteurs et les dispensateurs. « La libido ou l'énergie psychique n'est que l'intensité des processus psychiques » et « ne peut donc pas être hypostasiée[3]. »

1. *Ueber die Energetik der Seele*, pp. 9-13 (1928).
2. *Ueber die Energetik der Seele*, p. 37 note (1928).
3. *Psychologische Typen*, p. 614 (1921).

Quelles sont les nouvelles perspectives qui s'ouvrent devant nous, de ce point de vue?

Tout d'abord cette conception énergétique crée la possibilité d'une véritable évolution, grâce à des déplacements énergétiques authentiques. C'est à ce problème que Jung a consacré un bon nombre de chapitres dans son livre *Wandlungen und Symbole der Libido*, afin d'échapper aux conséquences inévitables d'une libido sexuelle.

Dans le système de Freud — nous dit Jung en se référant aux *Drei Abhandlungen* — il y a bien un déplacement de la libido. Mais comme celle-ci est de caractère spécifiquement sexuelle, toute sublimation n'est en fait qu'une défiguration plus ou moins transparente, qui ne parvient pas à cacher sa véritable nature aux yeux exercés de l'analyste. L'opposition entre son caractère foncièrement sexuel et son masque éthique, esthétique ou religieux, condamne la sublimation à l'inauthenticité. Freud reconnaît cependant, à côté de la libido ou de l'instinct sexuel, l'existence de forces instinctives dont la nature n'a pas encore été précisée. « L'évidence des faits, qui s'impose même au profane, lui fit admettre que ces forces instinctives (localisées dans des fonctions ou des parties du corps humain qui ne sont nullement sexuelles) avaient la possibilité de capter des afflux supplémentaires de la libido. L'image hypothétique, à la base de cette conception, est le symbole du « faisceau des instincts ». Le sexuel y figure en tant qu'instinct partiel du système[1]. »

Freud n'en a pas moins été convaincu que les manifestations pathologiques des névroses, observées par lui, provenaient essentiellement des déplacements de la libido. Lui-même l'affirme clairement : « L'énergie de l'instinct sexuel ne contribue pas seulement aux forces qui entretiennent les manifestations morbides. Je souligne expressément que, dans les névroses, cette contribution est la seule source d'énergie constante. Elle est aussi, sans contredit, la plus importante[2]. » Cette conception qui envisage les apports « libidinaux » aux autres instincts, irréductibles en eux-mêmes, comme cause essentielle, voire unique, des troubles névrotiques est dite « descriptive » par Jung.

Dans *Wandlungen und Symbole der Libido*, Jung ne conteste pas encore la valeur de cette explication étiologique en ce qui concerne les névroses. Mais elle le laisse complètement démuni

1. *Wandlungen und Symbole der Libido*, p. 121 (1911).
2. S. FREUD, *Drei Abhandlungen zur Sexualtheorie*, in *Gesammelte Werke*, V, p. 62. Le texte est cité par Jung à la page 121 de *Wandlungen und Symbole der Libido*.

pour expliquer la genèse de la démence précoce, qu'il avait étudiée de plus près que Freud. « La démence précoce est constituée par la perte de la fonction du réel[1], qui ne s'explique pas par une suppression de la libido (au sens sexuel)[2] ». Désireux de parvenir à une explication de cette dernière maladie mentale, Jung s'engage résolument dans une voie nouvelle, encouragé par le fait « que notre maître aussi, en s'attaquant au sujet délicat de la vie mentale paranoïde, en soit venu à douter de l'emploi du concept habituel de la libido[3] ».

A la définition « descriptive » de Freud, Jung oppose une définition « génétique », qui lui permet d'identifier la libido et l'énergie psychique. D'une part, il accepte que la fonction du réel « n'est constituée que pour une part infime par la libido sexuelle et pour la plus grande part par d'autres instincts irréductibles ». D'autre part, il se demande si « du point de vue phylogénétique, la fonction du réel n'est pas en grande partie d'origine sexuelle[4] ».

Les pages, dans lesquelles Jung développe son hypothèse, ressemblent plus à une envolée lyrique qu'à une description empirique. Il suggère que dans son évolution génétique, la libido s'est manifestée à l'origine uniquement au niveau sexuel, c'est-à-dire dans l'instinct de reproduction, « sous forme de proto-libido *(Ur-Libido)* sexuelle indifférenciée, qui en tant qu'énergie pure et simple pousse les individus à se diviser et à se propager[5] ». Elle produisit des millions d'œufs et de spermes dans un seul petit être. Petit à petit, d'abord dans les animaux supérieurs puis dans l'homme, cette libido a eu l'occasion de se transformer. L'énergie, qui se confinait à une reproduction effrénée, mais sans mesures de sécurité pour la progéniture, s'élève, dans les animaux supérieurs, à une sorte de culture, où mâle et femelle se cherchent, se reconnaissent et s'entraident en vue d'entourer de leurs soins attentifs les jeunes peu nombreux. Dès que l'homme paraît, ce mouvement ascensionnel prend encore plus d'ampleur. Chez lui de nouveaux déplacements de la libido conduisent à une véritable culture, qui maîtrise la nature. Les formes culturelles hautement différenciées gardent cependant les traces de leur origine dans le symbolisme sexuel plus ou moins voilé qui accompagne, jusqu'à nos jours, la production du feu et le labour de la terre.

1. La fonction du réel est reprise par Jung à Janet, dont il avait suivi les cours à Paris.
2. *Wandlungen und Symbole der Libido*, p. 125 (1911).
3. *Wandlungen und Symbole der Libido*, p. 125.
4. *Wandlungen und Symbole der Libido*, p. 125.
5. *Wandlungen und Symbole der Libido*, p. 129.

Cette « hypothèse audacieuse[1] » pose une proto-libido qui se manifeste uniquement au niveau de la procréation. Dès qu'elle se dissocie en éléments, elle se désexualise, puisqu'elle perd sa fonction primitive — notamment la formation d'œufs et de spermes — et qu'il n'est plus possible de l'y ramener. Ce processus évolutif consiste donc dans une absorption progressive d'afflux libidinaux successifs dans l'activité d'autres mécanismes instinctifs. Il n'est donc plus possible, selon Jung, de ranger cette libido désexualisée — tant chez l'animal que chez l'homme — dans la catégorie de la sexualité, « pas plus qu'il n'est possible de classer le dôme de Cologne dans la minéralogie, sous prétexte qu'il est construit en pierre[2] ». Le fait que la sexualité cède de la libido à des fonctions secondaires se poursuit de nos jours. Lorsque cette opération réussit, Jung la nomme une sublimation. En cas d'échec, il parle de refoulement. Et Jung conclut son exposé, en résumant : « Le point de vue descriptif (freudien) admet une multiplicité d'instincts parmi lesquels l'instinct sexuel apparaît comme un phénomène partiel. Il accepte de plus certains afflux de libido aux instincts non sexuels. Tout autre est le point de vue génétique. Pour lui, la multiplicité des instincts sort d'une unité relative, la proto-libido. Des apports partiels s'en détachent continuellement pour se joindre comme afflux libidinaux à de nouvelles activités en formation, qui finissent par les absorber[3] ». « Dès lors, la force instinctive de la fonction du réel n'*est* nullement sexuelle ; elle le *fut* à un très haut degré[4]. »

De la sorte, Jung peut identifier la libido et le sens du réel, génétiquement, tout en les déclarant irréductibles dans leur état actuel. Il n'en reste pas moins un véritable malaise, après l'analyse de ces pages touffues, qui, de l'aveu même de leur auteur, donnèrent lieu à bien des malentendus. Or, ces malentendus trouvent leur origine dans l'ambiguïté de « la libido sexuelle indifférenciée ». Il est probable que Jung n'a pas voulu y remédier, afin de ne pas accentuer son désaccord avec Freud plus qu'il ne le faisait! Que signifie exactement cette proto-libido? Est-ce l'instinct sexuel pur et simple comme on est tenté de l'inférer de l'affirmation que cette libido se désexualise ou n'est-elle que la force dernière indifférenciée qui informe, à tour de rôle, les différents instincts? Quoi qu'il en soit, il est indéniable que Jung fait de cette proto-libido le tout. En ce cas, on serait tenté d'avancer un paradoxe

1. *Wandlungen und Symbole der Libido*, p. 129 (1911).
2. *Wandlungen und Symbole der Libido*, p. 126.
3. *Wandlungen und Symbole der Libido*, p. 130.
4. *Wandlungen und Symbole der Libido*, p. 129 (souligné par Jung).

et de dire que Freud a rejeté l'interprétation jungienne afin de ne pas être acculé au pansexualisme! Mais il se peut tout aussi bien qu'il ait réagi violemment, parce qu'il voyait clairement que réduire tout à la libido équivalait à lui enlever tout caractère spécifiquement sexuel. C'est ce qui se réalisera, quand Jung, libéré de toute entrave, précisera son attitude en soulignant l'importance du point de vue énergétique. Dès lors, la libido perdra toute signification sexuelle, pour ne plus garder qu'une valeur quantitative, et coïncidera définitivement avec l'énergie psychique comme telle.

Quand, près de quarante ans plus tard, Jung reprendra sa thèse de *Wandlungen und Symbole der Libido*, afin d'en donner une nouvelle édition complètement refondue, sous le titre de *Symbole der Wandlung*, il ne changera rien à son exposé des idées de Freud. Mais il complétera ses idées à lui par une référence à la conception énergétique. « La libido désigne clairement l'impulsion psychique incontrôlée et s'élargit jusqu'à englober toute tendance. Elle devient « le concept de la tendance pure et simple » (ein Begriff des *Intendierens* überhaupt[1]).

Le point de vue énergétique nous a donc permis de comprendre en quoi le concept jungien de libido diffère de celui de Freud[2]. Jung a cependant maintenu le terme, bien que Freud l'emploie dans un sens fort différent, parce qu'il lui semble que la signification de tendance et d'impulsion correspond exactement à la valeur qu'avait ce terme en latin[3].

La conception énergétique de la libido obligea Jung à revoir son accord initial avec Freud au sujet de l'étiologie des névroses. S'inspirant de Janet et de Bleuler, Jung considère la démence précoce comme un trouble de la fonction du réel. De même la névrose lui semble provenir d'un échec de l'adaptation nécessaire. Dès qu'un obstacle, de quelque nature qu'il soit, se met en travers du cours normal de l'énergie, le développement psychique est enrayé. D'abord l'énergie s'accumule sur place. Puis, la pression augmentant de plus en plus, elle cherche un exutoire. Puisque le cours normal a été bloqué, l'énergie psychique remonte le courant et reprend le chemin qu'elle avait déjà parcouru. Elle réactive de

1. *Symbole der Wandlung*, p. 225 (1952). (Souligné par Jung).

2. Dans notre exposé, les idées de Freud ont été présentées telles qu'il les a élaborées à la suite de ses observations, jusqu'en 1912. L'évolution ultérieure de Freud présente un intérêt incontestable, mais elle n'entre pas dans le cadre de nos recherches. Nous nous sommes bornés à signaler les points qui avaient de l'importance pour notre étude des vues de Jung. Le lecteur voudra bien se souvenir de cette remarque, qui vaut pour tous nos développements ultérieurs se rapportant à Freud.

3. Cfr *Wandlungen und Symbole der Libido*, pp. 118-120. Ces pages ont été reprises sans changement notable dans *Symbole der Wandlung* pp. 213-217.

la sorte des états antérieurs ou infantiles. Quand l'adaptation au monde adulte échoue, l'énergie accumulée s'investit par exemple dans une réactivation régressive de l'image des parents. Une telle réactivation n'est cependant pas uniquement un retour en arrière ; elle manifeste tout autant le désir d'aller de l'avant. Il y a donc en fait un double mécanisme dans toute régression. Négativement, elle est un échec devant la réalité ; mais positivement, elle est la recherche d'une solution, hélas avec des moyens dépassés ou infantiles.

Or, si la conception causale tient compte du premier élément déficitaire, en lui assignant une cause, par exemple une fixation au père ou à la mère, elle n'est pas à même de comprendre le second élément, qu'elle néglige forcément. Le lecteur attentif du cas Dora[1] est subjugué par l'inexorable logique de l'analyse causale de Freud. Mais il n'échappe pas non plus à l'oppression de cette analyse rétrospective qui n'offre aucune échappée sur l'avenir, parce qu'elle ignore systématiquement toute finalité. Ce que la névrose contient en fait de valeurs positives, est inaccessible à la considération causale. La considération énergétique par contre met tout justement en évidence ces mêmes valeurs positives. Bien plus, elle s'en sert pour aider les malades à recouvrer leur équilibre psychique. « La psychonévrose est, en dernière analyse, une souffrance de l'âme (psyché) qui n'a pas découvert le sens de la vie. Le fond de cette souffrance est constitué par la stagnation et la stérilité psychiques[2]. » La tension entre l'attitude adulte désirée mais irréalisable et l'attitude infantile réalisée mais indésirable, voilà la névrose. Comme la fièvre, elle est symptôme d'un déséquilibre, mais en même temps elle est effort de rétablissement. Dans la névrose même « le malade cherche ce qui peut donner un sens à son désarroi chaotique[3] ». Pour mener à bien cette tâche, il doit parvenir à remonter du niveau inférieur non seulement en débloquant la libido, mais surtout en la conduisant par des chemins nouveaux. Jung découvre que la fonction psychique qui s'y prête le mieux est le symbole. Le symbole, en effet, est l'expression analogue d'un état au niveau inférieur, bien qu'il appartienne au niveau supérieur. Pour cette raison, l'église-mère par exemple, pourra dégager l'énergie psychique qui s'est investie au niveau infantile dans une fixation à la mère et l'élever au niveau religieux. Le symbole jette un pont, grâce auquel la libido, qui en tant

1. Cfr S. Freud, *Bruchstück einer Hysterie-Analyse*. In *Gesammelte Werke*, V, pp. 147-286.
2. *Die Beziehungen der Psychotherapie zur Seelsorge*, p. 11 (1932).
3. *Die Beziehungen der Psychotherapie zur Seelsorge*, p. 11.

qu'intensité pure et simple n'est pas liée à un niveau déterminé, réalisera une situation authentique au niveau supérieur, alors même qu'elle garde les traces de l'étape inférieure. Le rôle psychologique du symbole et sa valeur exacte présente assez d'intérêt pour y consacrer la partie suivante de ce chapitre.

Dans la conception jungienne de la névrose, comme symptôme d'une adaptation défectueuse, les troubles sexuels sont bien plus des conséquences que des causes. Jung ne nie ni leur fréquence ni leur caractère infantile. Il accepte volontiers l'effet traumatisant des expériences juvéniles. Mais il considère la majorité des troubles sexuels comme des répercussions de la situation psychique dans son ensemble.

Résumons, en guise de conclusion provisoire, les principaux résultats obtenus jusqu'ici.

L'explication énergétique suppose par hypothèse que l'énergie psychique est différente de l'énergie physique et, jusqu'à preuve du contraire, irréductible à celle-ci. Cette énergie psychique ou libido ne peut en aucun cas être hypostasiée comme la sexualité réifiée de la considération causale. Dans la perspective de Jung, elle ne représente que l'intensité quantitative du processus psychique. C'est ce qui lui permet de s'étendre et de se manifester aux niveaux humains les plus différents sans être altérée et sans altérer ou rendre inauthentiques les niveaux supérieurs.

Jung n'a pas trouvé sa solution d'emblée. Dans *Wandlungen und Symbole der Libido*, il a d'abord essayé de sauvegarder une libido génétiquement sexuelle. Par là il entendait une libido qui se serait manifestée d'abord et en entier sur le plan sexuel de la procréation et se serait désexualisée par après, au fur et à mesure qu'elle se communiquait, lors de leur développement, aux fonctions instinctives supérieures. Freud n'a pas été dupe de cet essai de conciliation, qui minait radicalement sa théorie de la libido sexuelle, en tant qu'origine et cause de la névrose, et ramenait la libido à une énergie psychique non différenciée. Jung ne lâcha pas son idée. Dorénavant, il verra dans la névrose un effort psychique qui, devant l'échec de l'adaptation au monde normal, cherche dans un stade infantile une solution qui ne peut donner satisfaction. En ce cas, les troubles de la sphère sexuelle, que Jung n'a jamais méconnus, sont plutôt des reflets que des causes de ce déséquilibre.

En 1929, Jung fut invité par la *Kölnische Zeitung* à décrire en quoi ses vues différaient de celles de Freud. Il s'exécuta en soulignant vigoureusement que Freud ne comprenait rien à l'expérience religieuse et la méconnaissait en conséquence, alors que lui, Jung, la reconnaît et l'estime à sa juste valeur. Cette opposition est fondée. Jung ne l'explique cependant que par une référence fort vague à des « présuppositions fondamentales » différentes[1]. A notre avis, cette opposition provient d'une conception divergente de la libido. La libido sexuelle fait de toute sublimation, même religieuse, une manifestation larvée de la sexualité. La libido énergétique par contre n'altère en rien son caractère authentique. Dans la seconde partie de notre étude (chapitre v), nous traiterons à fond ce dernier problème. Nous avons cependant tenu à le signaler en passant. Il montre que les développements techniques de notre première partie nous introduisent lentement, mais sûrement au cœur même de notre sujet.

### *Image et Symbole*

Le symbole est l'élément le plus central de la psychologie analytique. Aussi Jung n'est-il parvenu à une exacte description de cette réalité psychologique qu'après bien des tâtonnements. Avant de nous risquer à une étude détaillée de ces approfondissements successifs, nous nous arrêterons un instant à une notion connexe : celle de l'imago. Dès le début, Jung l'a saisie à sa juste valeur. Sa définition de 1921 ne diffère en rien de la dernière description en 1951. Jung a souvent remplacé le mot *Bild* ou image par son correspondant latin « imago », pour bien marquer qu'il s'agit en l'occurrence d'un terme technique, ayant une portée bien déterminée[2].

L'imago — Jung y revient avec insistance — n'est pas un décalque de l'objet extérieur logé quelque part dans le cerveau. Elle est l'expression concentrée de la situation psychique en tant que totalité actuée par un objet. Cette totalité actuée ou constellation est le produit tant de l'activité propre de l'inconscient que de l'attitude consciente.

L'imago présente donc deux aspects dans une seule réalité psychologique. Elle est à la fois objective et subjective. Objective, parce qu'elle est alimentée par l'objet, tout en n'étant pas identique à la perception sensorielle de celui-ci ; subjective, parce qu'elle exprime en même temps la réaction du sujet avec tous les éléments inconscients qui sont totalisés ou constellés par cette perception. A cause de ce double caractère, l'imago, douée d'une vitalité

1. L'article de Jung a été repris sous le titre de *Der Gegensatz Freud und Jung* dans *Seelenprobleme der Gegenwart*.

2. Le terme imago a été emprunté à Spitteler. Cfr *Der Inhalt der Psychose*, p. 16 (1907). Sa portée technique est définitivement établie dans *Psychologische Typen*, pp. 597 et 641 (1921).

indépendante et d'une autonomie relative, demeure inconsciente tant qu'elle coïncide plus ou moins avec la vie propre de l'objet. Les parents par exemple — auxquels Jung ne veut pas du tout dénier une existence objective, et pour cause! — laisseront dans l'enfant une impression, une imago. Elle représente les parents, mais tels que l'enfant les a vus et connus, on serait tenté de dire tels qu'il les a « vécus ». Comme l'enfant ne dispose guère que de sa propre expérience, il ne remarque pas son apport subjectif à l'imago. Et comme il a affaire à des parents bien réels, il identifie la réalité objective à sa vue subjective. Et voilà les parents dotés d'une plus-value psychique exagérée, soit dans le sens positif, soit dans le sens négatif. Cette plus-value psychique repose uniquement sur la projection[1] de l'imago dans l'objet ou, en d'autres termes, sur l'identité postulée à priori entre l'imago et l'objet[2].

L'observateur attentif et perspicace découvre sans peine ce mécanisme de la projection de l'imago dans toute connaissance vécue. Ne sommes-nous pas enclins à juger que le monde environnant est tel que nous le percevons de notre point de vue? De même, nous acceptons bien naïvement que les gens sont tels que nous nous les représentons. Actuellement, nous disposons de moyens adéquats pour vérifier en quoi nos représentations subjectives du monde physique correspondent aux réalités données. Tout en parlant du soleil qui se lève et qui se couche, nous savons fort bien que c'est la terre qui tourne autour du soleil. Malheureusement, nous sommes dépourvus jusqu'à ce jour des méthodes nécessaires pour garantir une même objectivité à nos connaissances psychologiques. En règle générale, nous projetons tout simplement notre propre psychologie dans notre entourage. Chez l'homme normal la plupart de ces « imagines » coïncident plus ou moins avec la réalité et ne le gênent donc pas outre mesure. Chez le névrosé par contre il n'en est pas de même. Les imagines qu'il s'est formées restent projetées dans l'objet, mais elles ne correspondent nullement à la réalité objective. De tels décalages engendrent chez le névrosé des attitudes « incompréhensibles », « déraisonnables », voire « démentes » aux yeux des gens sensés. Le névrosé lui-même ne se rend pas compte qu'il attribue sa réaction subjective ou son imago tant aux personnes qu'aux

1. Jung définit la projection comme le processus inconscient qui attribue un élément subjectif mais inconscient à un objet, de telle façon que l'élément en question semble lui appartenir. On se libère de la projection à l'instant même où on remarque que l'élément projeté fait partie du sujet. Cfr *Ueber den Archetypus*, p. 265 (1936).

2. Un grand nombre d'analyses de projections se retrouvent dans les œuvres de Jung. Cfr *Ueber die Energetik der Seele*, pp. 174-175 (1928) et *Das göttliche Kind*, p. 98 note (1940).

objets auxquels il a affaire. Il maintient donc fermement que ses jugements sont objectifs et il agit en conséquence. Ce faisant, il s'éloigne de plus en plus de la réalité et s'enferme dans un monde fictif. Pour le tirer de cette impasse, il ne suffit pas de lui reprocher son attitude illogique. De son point de vue, en effet, elle est archi-logique. Il faudra donc l'aider à reconnaître petit à petit quelles réactions subjectives ou imagines déterminent son attitude. Dès lors, il sera à même de saisir le caractère réel des choses et des personnes et de réagir d'une façon sensée à leur égard.

La notion de l'imago permet donc de découvrir un sens au comportement névrotique. Elle nous aide aussi à mieux saisir une particularité que Jung a introduite dans l'interprétation des rêves. Tous, nous acceptons volontiers que le rêve est un produit de l'imagination. Mais quand quelqu'un rêve d'un certain Monsieur X., il est bien convaincu qu'il s'agit uniquement de ce Monsieur X. — cet ami, hautement apprécié pour ses qualités intellectuelles, dont il garde un souvenir attendri alors même qu'il est mort depuis bien des années. Est-ce bien aussi simple?

Déjà Freud avait souligné que l'image, suggérée par le rêve, n'était qu'une expression pour autre chose. Le rêve dit tour d'église, mais pense phallus, avait-il malicieusement insinué, au grand scandale des bien-pensants. De la sorte, il opposait dans le rêve le contenu manifeste au contenu latent. Or, pour lui, seul le dernier importait. Son interprétation recherchait ce qui était insinué par les représentations oniriques. Jung, en se basant sur son analyse de l'imago, suit la même voie, tout en prenant la direction opposée. Il pense qu'il ne faut en aucun cas négliger le contenu manifeste : c'est bien Monsieur X. qui se présente en rêve, et non pas un autre de mes amis. Mais qu'est-ce qui m'intéresse en lui ? Ne sont-ce pas tout justement ses qualités intellectuelles? Et pourquoi ai-je été frappé par ces qualités-là? N'était-ce pas précisément parce qu'elles me font défaut ? Sans doute, il s'agit en l'occurrence de Monsieur X., mais pour autant qu'il m'intéresse. Dans mon rêve, il ne s'agit plus tant de cet ami que de ma propre personne. Ce que Monsieur X. représente, c'est tout d'abord ma réaction subjective ou mon imago. Et Jung de conclure : « Le rêve est un théâtre où le rêveur est à la fois scène, acteur, souffleur, régisseur, auteur, public et critique. Cette vérité fort simple est à la base de l'interprétation dite « au niveau du sujet » *(auf der Subjekt-Stufe)*. Elle considère toutes les figures oniriques comme des traits personnifiés du rêveur[1]. »

1. *Ueber die Energetik der Seele*, pp. 162-163 (1928).

Notons cependant que cette analyse du rêve au niveau du sujet que Jung revendique comme sa découverte personnelle n'exclut en aucune façon l'analyse au niveau de l'objet que Jung reprend explicitement à Freud. Dans ce dernier cas, « les représentations oniriques, c'est-à-dire les personnes et les situations qui se présentent en rêve, sont interprétées comme ayant trait à des personnes et des situations objectivement réelles[1] ».

Comme Jung admet ces deux manières d'analyser le rêve, une question cruciale s'impose : quand faut-il donner en pratique la préférence à l'une des deux méthodes? Jung nous offre de-ci de-là des indications précieuses, mais jamais il ne fournit un critère satisfaisant[2]. De son propre aveu et de celui de ses collaborateurs les plus qualifiés, la question ne saurait être tranchée une fois pour toutes. Dans chaque cas individuel, le thérapeute décidera avec circonspection quelle méthode adopter.

Il nous semble que cette distinction théorique entre l'analyse au niveau de l'objet et celle au niveau du sujet, précisément parce qu'elle nous laisse démunis en pratique, révèle une déficience méthodologique. Ce chapitre étant réservé à l'exposé des vues fondamentales de Jung, nous remettons la critique de ces distinctions au chapitre suivant.

Nous voici prêts, après cette digression assez longue, à aborder notre sujet principal : le symbole. Après des tâtonnements qui se font jour dans l'article *Ueber das Unbewusste*, Jung nous donnera dans les *Psychologische Typen* sa première définition personnelle du symbole, en l'opposant au signe et à l'allégorie. « Toute conception qui explique l'expression symbolique comme une analogie ou une description abrégée d'une chose connue est « sémiotique[3] ». Une conception qui explique l'expression symbolique comme la meilleure formulation d'une chose relativement inconnue, qu'on ne saurait présenter de façon plus claire ou plus significative, est symbolique. Toute conception, qui explique l'expression symbolique comme une circonlocution voulue ou une transposition d'une chose connue, est allégorique[4]. » En fait, nous pouvons supprimer le troisième terme. L'allégorie n'est somme toute qu'un signe détaillé, d'après les propres termes de la défi-

1. *Psychologische Typen*, p. 647 (1921).
2. *Ueber die Energetik der Seele*, pp. 163-165. Ces pages ne nous avancent guère quant à l'application des deux méthodes d'analyse, mais elles nous offrent un excellent exemple de la modération prudente et de la circonspection avertie qui caractérisent le travail psychothérapeutique de Jung. Une analyse détaillée, tant au niveau de l'objet qu'au niveau du sujet, des mêmes rêves nous est présentée par Von Franz, dans « Passio Perpetuae », publiée par Jung dans *Aion*, pp. 411-495.
3. Nous conservons ce mot intraduisible, pour indiquer ce qui a « caractère de signe ».
4. *Psychologische Typen*, p. 675 (1921).

nition. Remarquons d'ailleurs que, dans le texte cité, « expression symbolique » englobe tout aussi bien le symbole que le signe. Cette ambiguïté date de l'étude sur les *Wandlungen und Symbole der Libido*, où symboles et signes n'étaient pas clairement départagés. En décrivant dans ce livre les trois façons d'indiquer « symboliquement » la libido, Jung énumère trois sortes de comparaison, qui toutes sont plutôt des signes que des symboles[1]. Plus tard, en particulier depuis 1920, il réservera pour ces symboles impropres le terme non équivoque de signe.

Il souligne dès lors que Freud, en opposant le contenu latent au contenu manifeste du rêve et en considérant ce dernier comme une image-écran, réduit toute construction onirique à n'être qu'un signe. Selon Freud, le mécanisme de la « symbolisation » avait comme tâche d'évoquer des images-écrans, afin que les représentations, dont la censure aurait pris ombrage, puissent se manifester sous leurs formes d'emprunt. Cette conception de la symbolisation admet implicitement que le rêveur aurait tout aussi bien pu exprimer son désir sans fard, s'il ne s'était pas avéré nécessaire de mystifier la censure. Pour Freud, le rêve, en tant que signe, est un masque trompeur. Pour Jung par contre il prend, en tant que symbole, valeur de visage.

Comment Jung en est-il venu à cette conception du symbole? En 1907, il jugeait que la précision du signe et de l'allégorie tranchait sur la complexité du symbole. L'allégorie, « une explication voulue, renforcée par des images significatives », emportait ses faveurs. Les symboles par contre, « ces associations qui accompagnent une idée et l'obnubilent plus qu'elles ne la clarifient »[2], ne trouvaient pas grâce à ses yeux. Par deux fois, il revient à son idée en citant intégralement Pelletier, à qui il emprunte sa définition. Le symbole le préoccupait donc, mais il n'en distinguait à cet instant que l'aspect négatif : le symbole manque de clarté et, comme tel, il est « une forme très inférieure de la pensée » (Pelletier). Qu'un français, épris d'idées claires, émette ce jugement n'a rien d'étonnant, mais que Jung lui emboîte le pas, semble plus étrange. Le temps aidant, il appréciera à sa juste valeur ce clair-obscur. Près de quinze ans plus tard, un jugement très différent se rencontre dans les *Psychologische Typen*. Et trente ans plus tard, Jung résume ses vues personnelles dans un texte concis. « Aucun symbole n'est simple. Simples ne sont que le signe et l'allégorie. Car le symbole recouvre toujours une réalité complexe, qui est tellement au-delà de toute expression

1. *Wandlungen und Symbole der Libido*, p. 91 (1911).
2. *Ueber die Psychologie der Dementia Praecox*, p. 75 (1906).

verbale, qu'il n'est guère possible de l'exprimer d'un seul coup[1]. »

Quelles caractéristiques faut-il donc assigner au symbole : l'imprécision et le manque de clarté ou la richesse de sens et la complexité? Au fur et à mesure qu'il avance, Jung tâchera de concilier les deux éléments. Il reste en cela fidèle à sa tactique habituelle. D'un sourire mi-amusé, mi-énigmatique, il dira que la richesse de sens est cause du manque de clarté. Voyons de plus près ce que signifie ce paradoxe.

Plus haut, nous avons attiré l'attention sur la conception que Jung se faisait de la névrose. Il la considérait comme la manifestation d'une adaptation déficiente ou d'un déséquilibre flagrant de la psyché. Par anticipation, nous avons ajouté que le symbole était la fonction psychique qui devait y remédier. Jung cependant n'a pu découvrir ce rôle du symbole qu'au moment où il a compris le sens de sa complexité. Alors que le signe est clair (et univoque) parce qu'il se réfère directement à ce qu'il signifie, le symbole est opaque (et équivoque) pour la bonne raison que ses rapports avec le noyau ou centre qu'il manifeste sont fort complexes. Ce noyau, en effet, n'est pas inconnu à cause d'un refoulement. Il est inconnaissable parce qu'il comprend, en plus des éléments qui ont été conscients dans le passé, des éléments inconscients qui n'ont jamais affleuré à la conscience. Dans l'église-mère, Jung voit un symbole qui facilite le passage de la mère — niveau infantile — à l'église — niveau adulte. Une telle conception n'a de sens que si les éléments connus, plus ou moins conscients, de l'attitude infantile sont saisis dans leurs corrélations essentielles avec les éléments pressentis, mais inconnus et inconscients parce que non encore réalisés, de l'attitude adulte. Le sens et l'efficacité du symbole ne sont donc pas dus exclusivement soit au retour à un stade antérieur, soit à l'orientation vers un développement ultérieur. Ils procèdent du caractère « symbolique » ou « totalisateur », qui dans la reprise du stade inférieur vise déjà un développement supérieur et dans l'accès au développement supérieur se sert du stade inférieur. Le symbole est, par excellence, un « sym-bolum » (de συν-βάλλω, com-prendre, totaliser, unifier) de l'état psychique. Il com-prend tant le conscient que l'inconscient, tant l'avenir que le passé, et les unifie en un présent actualisé.

Le symbole unifie le conscient et l'inconscient. De même, il totalise le rationnel et l'irrationnel dans l'homme. Dans la terminologie jungienne, tous les éléments psychiques qui se

1. *Das Wandlungssymbol in der Messe*, p. 130 (1940).

tiennent par une relation logique ou causalc sont dits rationnels : j'aide ce pauvre hère parce que c'est là mon devoir ; je suis affligé parce que mon ami m'a déçu. Irrationnels sont par contre tous les éléments psychiques qui s'imposent par leur « facticité » ou leur évidence directe : ce rosier rouge se détache sur un fond de verdure ; cet homme m'est sympathique dès le premier abord. Le symbole, qui unifie tant le conscient que l'inconscient, tant le rationnel que l'irrationnel n'est rien autre que l'expression de la totalité psychique telle qu'elle se manifeste spontanément à un moment donné. Cette caractéristique de la spontanéité distingue le symbole de l'imago. L'imago en effet est, elle aussi, une expression de la totalité psychique, comprenant le conscient et l'inconscient, mais pour autant qu'ils sont constellés par un objet.

Dans cette perspective, la définition jungienne du symbole prend tout le relief nécessaire. Le symbole est la meilleure formule possible pour indiquer une réalité relativement inconnue en soi, mais reconnue comme présente de par son dynamisme. « L'interprétation de la croix comme un symbole de l'amour divin est sémiotique. « Amour divin » indique en effet la réalité exprimée mieux que ne le fait la croix, qui peut avoir pas mal d'autres significations. Mais l'interprétation de la croix est symbolique quand on la voit comme l'expression d'une réalité mystique et transcendante jusque là incomprise et probablement incompréhensible, qui se manifeste de la façon la plus significative par la croix[1]. »

Les considérations qui précèdent montrent avec toute la clarté désirable, en quoi la richesse de sens du symbole provoque son manque de clarté. Puisque le symbole englobe l'inconscient et qu'il vise l'avenir, il est impossible à la conscience de l'analyser de façon exhaustive. Une seule attitude nous sied, c'est l'attente réceptive afin de pénétrer petit à petit le sens plénier du symbole, qui s'impose cependant d'emblée par sa fascination mystérieuse.

Jusqu'ici, tous nos efforts ont porté sur la description exacte du symbole. Faisons un pas de plus et examinons quelles conséquences découlent de la conception jungienne.

Constatons tout d'abord combien l'idée que Jung se fait de l'inconscient prend du relief grâce aux considérations précédentes. L'inconscient s'étend bien au-dessus et bien au-delà des contenus refoulés et englobe, comme éléments prépondérants, toutes les possibilités psychiques qui ne sont que virtuellement

1. *Psychologische Typen*, p. 675 (1921).

présentes, mais restent susceptibles d'être actuées à l'avenir. La conscience, elle aussi, est plus nettement délimitée. Mais loin de s'étendre, son domaine se restreint considérablement. A plusieurs reprises, il est identifié avec celui de la « connaissance réflexe ». Ce dernier glissement dans la définition de la conscience est d'importance capitale, comme nous le verrons en étudiant le rôle et la portée de l'individuation. Patientons jusque là.

Les autres conséquences, par contre, peuvent être traitées à fond dès à présent. Nous parlerons successivement de la valeur symbolique des produits psychiques, de l'attitude nécessaire pour comprendre cette valeur et du danger où l'on est de priver le symbole de tout sens, quand on le réduit exclusivement à ses données élémentaires.

La définition du symbole, fournie par Jung, peut être appliquée à toute production psychique qu'elle soit rêve, fantaisie ou dessin spontané. Jung en effet accepte que ces réalités psychiques indiquent ce qui est déjà pressenti et soupçonné sans être directement appréhendé[1]. Dès qu'on trouve une expression plus séante ou plus adéquate pour désigner la réalité qui était cherchée, attendue et pressentie, le symbole est périmé. Dépourvu de sens ou de « vie » symbolique, il ne sera plus qu'un signe. Mais il n'y a pas lieu de regretter cette mort, puisque le symbole en question a vaillamment accompli la tâche qui lui était assignée dans le développement psychique.

Grâce à ces vues, Jung pourra compléter sa définition du rêve. Il y voit une représentation spontanée, sous forme symbolique de l'état actuel de l'inconscient, en complémentarité avec le conscient[2]. De la sorte, il se libère de la conception freudienne qui le gênait par sa rigidité. Tout en acceptant que l'expression symbolique du rêve puisse à l'occasion coïncider avec la réalisation d'un désir, il rejette la généralisation de cette interprétation comme une extension indue et non prouvée.

Ensuite il pourra élucider un point plus important encore, notamment celui de l'attitude symbolique. Comme la conscience part toujours dans son opération de données claires, dans leur contenu propre, elle ne pourra jamais à elle seule constituer un véritable symbole. « Une expression qui est mise à la place d'autre chose peut être un signe clair, pratique et efficace. Elle ne deviendra jamais un symbole, parce que ce produit ne peut jamais contenir

1. Tout comme les ethnologues, Jung ne voit aucun inconvénient à parler tout aussi bien de symboles représentatifs, tels les mythes et les représentations religieuses, que de symboles de comportement, tels les rites et les cérémonies. Cfr *Psychologische Typen*, p. 676 (1921) et *Ueber die Energetik der Seele*, p. 80 (1928).
2. *Ueber die Energetik der Seele*, p. 157 (1928).

plus que la conscience n'y met[1]. » Nous pouvons aussi renverser cette proposition : la seule pensée consciente, uniquement conduite par la logique, ne parviendra jamais à pénétrer un symbole. En voulant déterminer sans reste aucun, ce qu'un symbole signifie, elle en fait du coup un signe. Selon le cas, il sera intelligible (la croix, signe distinctif du chrétien) ou absurde (l'œil dans un triangle, le dieu à tête d'oiseau).

Si donc la conscience sans plus ne parvient pas à créer des symboles ni à les comprendre, il faut bien dire qu'il y a une attitude requise pour ce faire. Jung nous offre un exemple. Un rabbin s'était occupé longtemps d'un jeune disciple sur le point de rejeter le judaïsme. Enfin, à bout de ressource et voyant qu'il perdait son temps et sa patience, il brandit le schofar, ce redoutable instrument qu'on sonnait avant une excommunication publique. Mais à la question menaçante du maître : « Sais-tu ce que cela signifie? », le jeune homme imperturbable répondit : « Bien sûr, c'est une corne de bouc! » Pareille réduction du symbole lui enlève tout mordant. Pour le maître, ce symbole était encore vivant et tout chargé de sens. Pour le disciple, il était déjà mort et préfigurait de la sorte sa défection.

Jung croit que la méthode réductive, qui interprète toute expression symbolique comme un simple signe d'une réalité sexuelle, perd de vue la véritable portée du symbole. Il lui oppose donc — comme complément et non comme substitut, dit-il expressément — la méthode synthétique ou constructive. Celle-ci part des produits de l'inconscient comme d'expressions symboliques qui nous présentent par anticipation les possibilités d'une évolution psychique à venir. Il s'agit donc beaucoup moins de découvrir les attitudes réelles passées vis-à-vis des objets et des personnes que de trouver l'attitude subjective actuelle à leur égard. Comme elle ne s'exprime qu'inconsciemment dans des symboles, il faut dégager peu à peu leur sens de façon à permettre une orientation nouvelle de la conscience qui soit en harmonie avec les prédispositions inconscientes.

Un double exemple permettra de mieux comprendre la pensée de Jung concernant la valeur spécifique des deux procédés en présence.

Dans *Wandlungen und Symbole der Libido*, Jung reproduit en entier la description que Catherine Emmerich a laissée de sa stigmatisation. Après avoir rapproché cette description de l'incubation par un dieu, il conclut : « On serait tenté de dire que cette

1. *Psychologische Typen*, p. 676 (1921).

description présente des scènes d'union sexuelle, exprimées de façon inauthentique. N'est-ce pas accentuer d'une manière trop exclusive et d'ailleurs pleinement gratuite le matériel originel[1] »? Dans l'édition refondue de cet ouvrage, Jung ajoute une explication positive de la présence d'éléments érotiques. « Ces éléments érotiques indéniables ne prouvent qu'une chose : c'est que le déplacement de la libido n'est pas pleinement réussi. Dans ces circonstances, les reliquats de l'attitude antérieure n'ont pas été pleinement assimilés[2]. » Pour Jung donc, les éléments originels d'un niveau inférieur assumés dans le symbole — ici la simple union corporelle d'un homme et d'une femme — ne sont pas du tout déterminants. Ils sont tout au plus des déficiences dans l'expression symbolique d'une expérience rigoureusement authentique.

Un autre texte insiste encore plus clairement sur les insuffisances de la réduction. « Platon explique le problème de la connaissance au moyen de la parabole de la caverne... C'est là un véritable symbole, c'est-à-dire une tentative d'exprimer ce pour quoi il n'existe aucun concept verbal. Si nous interprétons la parabole de Platon selon Freud, nous aboutissons tout naturellement à l'utérus. Nous aurions démontré de la sorte que même l'esprit de Platon plongeait encore profondément dans le primitif, dans le sexuel infantile. Mais nous aurions complètement perdu de vue ce que Platon a créé à partir des conditions primitives de son intuition philosophique. Bien plus, nous aurions laissé de côté, sans le remarquer, ce qu'il y a d'essentiel chez lui, pour découvrir uniquement qu'il avait des représentations infantiles, comme tous les simples mortels... Une telle constatation n'a rien à voir avec le sens de la parabole de Platon[3]. »

Pareille réduction perd donc toute sa valeur quand il s'agit d'une œuvre positive à faire. Mais elle garde toute son importance quand il faut démolir des constructions psychiques inauthentiques. Jung sera le premier à s'en servir dans ce cas. Au début des analyses, il n'est que trop normal de se heurter à des symboles qui égarent la libido dans des fantaisies à caractère sexuel et infantile. « Aucun psychothérapeute expérimenté ne saurait nier qu'il a rencontré des dizaines de cas dont l'évolution psychologique était conforme pour l'essentiel aux vues de Freud[4]. »

N'oublions donc pas que, de l'avis de Jung lui-même, la méthode

1. *Wandlungen und Symbole der Libido*, p. 278 note (1911).
2. *Symbole der Wandlung*, p. 493 note (1952).
3. *Seelenprobleme der Gegenwart*, pp. 49-50 (1921).
4. *Seelenprobleme der Gegenwart*, p. 76 (1929).

freudienne est spécialement indiquée pour le traitement psychothérapeutique des gens relativement jeunes. Ne serait-ce pas dû à une double cause ? Tout d'abord, il est capital à cet âge d'intégrer la sexualité à l'ensemble de la vie psychique. Quand il y a stagnation ou régression, ce sera souvent à cause d'une intégration déficiente de la sexualité. En second lieu, il est certain qu'à cet instant l'énergie psychique est encore dans une période de vitalité débordante. Dès que l'obstacle, sous forme de fixation infantile par exemple, a été éliminé, l'énergie se précipite de soi dans la bonne direction. Il s'agit donc moins de diriger cette énergie que de lui enlever tout l'obstacle[1]. Mais Jung s'intéresse plus spécialement au traitement des gens plus avancés en âge. Chez eux, la « question sexuelle » est sinon résolue, du moins dépassée. Il est trop tard pour refaire le chemin, même si l'on s'est égaré en cours de route. Une seule solution s'impose : c'est de s'accommoder le mieux possible du passé irrévocable en vue de l'avenir. Plutôt que de vouloir retourner au point de départ trop distant, il faut rejoindre au plus vite la route par un biais.

Dans ce travail de reconstruction, la méthode synthétique de Jung se sert des mêmes instruments que la méthode réductive. Elle aussi s'acharne à l'étude des parallèles mythologiques, folkloriques, littéraires et autres. Mais son orientation sera toute différente. Elle vise le déploiement futur de l'individu dans sa réalisation personnelle. La méthode réductive, par contre, part de l'individu pour découvrir dans son passé les attitudes collectives.

Ne serait-ce pas cette attitude qui a déterminé Freud à transposer son complexe d'Oedipe dans la horde primitive de la préhistoire, alors qu'elle a inspiré à Jung l'étude du dynamisme des éléments supra-individuels, auxquels il donne le nom d'archétype, et ce dans le développement de l'individu ? Il est donc grand temps de passer à l'étude des archétypes, ces éléments redoutables qui ont suscité bien des enthousiasmes, mais encore plus de critiques.

Concluons donc. Jung introduit, tant dans l'imago que dans le symbole, une complémentarité du conscient et de l'inconscient. Tous deux expriment la totalité psychique dans sa constellation actuelle. Dans le premier cas cette constellation est occasionnée par un objet extérieur, qui reste porteur de la projection tant que l'apport original du sujet reste inconscient. Dans le second cas, cette constellation procède d'une opération spontanée du sujet

1. *Seelenprobleme der Gegenwart*, pp. 91-92 (1929).

— opération que Jung attribue à l'activité des archétypes. Le symbole, procédant de l'interaction du conscient et de l'inconscient, est une préfiguration possible, sous une forme imagée, de l'évolution ultérieure du sujet. La méthode synthétique le prend donc comme point de départ, afin d'aider le patient à réaliser dans sa vie concrète, tant au niveau de la pensée qu'à celui de l'action, sa propre totalité. Cette totalité de la personne n'est cependant pas uniquement déterminée par son passé individuel, mais aussi par son appartenance au groupe humain. C'est ici que s'amorce l'étude des archétypes et de l'inconscient collectif.

## *Les archétypes*

### *L'hypothèse des archétypes*

Pour Jung, les archétypes ont toujours constitué une hypothèse. Ils le restent jusqu'à ce jour [1]. La raison en est fort simple. Comme les archétypes constituent par définition la partie la plus profonde de l'inconscient, ils sont pour ainsi dire inaccessibles. Il n'y a donc pas moyen de les découvrir directement ou de les rendre conscients au sens plénier du mot. Plus loin, nous examinerons en détail le bien-fondé de cette thèse. Ce caractère hypothétique des archétypes, qui sont postulés mais non pas appréhendés, n'ébranle en rien la conviction de Jung. Il est convaincu que son hypothèse est assise sur des bases solides qu'aucune critique n'a pu entamer. Néanmoins, il concède volontiers que la description et l'analyse des archétypes n'en sont encore qu'à leurs débuts. Aussi désire-t-il les approfondir à tout prix. C'est vers ce but que convergent ses propres recherches et toutes ses publications pendant le dernier quart de siècle. Est-ce étonnant que Jung a dû revoir à plusieurs reprises ses positions au cours de ces longues investigations ? Tout en suivant avec fermeté son inspiration initiale, il a fait preuve d'une extrême souplesse quant aux éléments secondaires.

Seule une analyse chronologique serrée nous conduira sans encombre à travers l'enchevêtrement, à première vue inextricable, des différentes opinions de Jung. Nous examinerons donc, en premier lieu, son idée fondamentale. Puis nous rechercherons quelles observations pratiques et quelles considérations théoriques l'ont incité à mettre en avant son hypothèse des arché-

1. Cfr *Psychologie der Uebertragung*, p. 8 (1946) ; *Symbolik des Geistes*, p. 373 (1948) ; *Aion*, p. 21 (1951).

types. Ensuite, nous délimiterons quels sont les rapports respectifs des trois composantes : archétype, image archaïque et engramme. Enfin, il nous sera possible d'indiquer quel est le rôle de l'archétype par rapport au symbole.

א

Un lecteur assidu de Jung, qui ne le connaîtrait que par ses derniers grands ouvrages, serait probablement fort surpris en rencontrant dans une plaquette de 1909, intitulée *Die Bedeutung des Vaters für das Schicksal des Einzelnen*, des déclarations comme celle que voici : « Nous pouvons retrouver dans l'évolution de l'individu le même processus que dans l'histoire universelle, en ce qui concerne l'origine et l'évolution de l'idée de Dieu. Tout d'abord la puissance des parents gouverne la vie de l'enfant, comme un destin suprême. Mais à mesure que l'enfant grandit, la lutte commence en lui entre la constellation infantile (ou préhistorique) et sa propre personnalité. L'influence des parents est refoulée dans l'inconscient. Elle n'est pas éliminée pour autant. Elle guide encore, par des fils invisibles, les créations, en apparence individuelles, de l'esprit mûr. Comme tout ce qui est tombé dans l'inconscient, la constellation infantile provoque dans la conscience des sensations mystérieuses. Elle multiplie les pressentiments qui font conclure à l'influence d'une puissance de l'au-delà qui le guiderait en secret. Nous découvrons ici les racines de la sublimation religieuse. A la figure du père, avec ses vertus et ses défauts, se substitue d'une part l'idée d'un Dieu puissant et parfait, de l'autre celle du Diable[1]. »

La brochure, d'où les lignes précédentes sont tirées, ne comporte qu'une trentaine de pages. Elle est cependant fort significative. Ne nous indique-t-elle pas que Jung reprend la théorie freudienne sans modifications notables ? Pour les deux psychanalistes — nous sommes en 1909 — la sexualité constitue le lien essentiel qui domine les rapports de l'enfant avec les parents. La religion n'est que la réactivation dans l'adulte de l'imago infantile du père. Ainsi toute la psychologie est expliquée en fonction de l'individu lui-même et des situations dans lesquelles il se trouve. Parmi ces situations, il y en a qui sont universelles de par la nature même des choses, par exemple le fait que tout enfant a des parents. Leur portée sera donc universelle. Aussi n'est-il guère étonnant que des réactions purement personnelles prennent un aspect général et une valeur universelle.

1. *Die Bedeutung des Vaters für das Schicksal des Einzelnen*, p. 19 (1909).

Dans la troisième édition de l'opuscule en question, parue en 1949[1], les quelques pages, d'où est tiré le texte cité, ont été complètement retravaillées. La nouvelle version met en relief quel problème a éloigné Jung de Freud.

« Freud est d'avis que toutes les représentations de la divinité ont leurs racines dans l'imago du père. Qu'elles proviennent de cette imago ne saurait être nié. Mais quel est leur rapport exact avec cette imago paternelle ? Voilà ce qu'il faut élucider. L'imago des parents est dotée d'une force extraordinaire. Elle influence la vie psychique de l'enfant de telle façon qu'on doit se demander s'il est possible d'attribuer une puissance quasi-magique à de simples mortels. Il est incontestable qu'ils en disposent. Mais la question ne peut être éludée : leur appartient-elle aussi en propre ? L'homme est en possession de bien des choses qu'il n'a pas acquises personnellement, mais qu'il a héritées de ses ancêtres. A sa naissance, il n'est pas une « tabula rasa » mais seulement un être inconscient[2]... »

Il serait erroné de déduire de ce passage que Jung rejette complètement les idées de Freud, qu'il dénonce bien comme incomplètes ou unilatérales, mais non pas comme radicalement fausses. En fait, il se demande : l'imago du père doit-elle sa fascination magique uniquement à l'ascendant personnel du père ou bien à une force qui se manifeste à travers lui ? Voilà la question épineuse que Jung va tâcher d'élucider.

Les premiers doutes de Jung concernant le caractère purement individuel de l'imago en particulier et de l'inconscient en général, ont surgi à l'occasion d'analyses, dans lesquelles il se heurtait à des produits inconscients qui n'étaient pas réductibles à des situations infantiles personnelles. Jung nous a communiqué quelques-unes de ces constatations.

Dans son livre *Die Beziehungen zwischen dem Ich und dem Unbewussten*, Jung consacre la majeure partie de son premier chapitre à la description détaillée d'un traitement, appliqué vers l'année 1910. Nous ne pouvons en donner qu'un résumé succinct, mais pour le juger en connaissance de cause il faudrait reprendre le texte en entier. La malade souffrait d'une névrose hystérique bénigne, due, en majeure partie, à une fixation au père. Le transfert s'opéra normalement. La malade projetait sur Jung les qualités ou l'imago du père. Bientôt, elle se rendit compte de cette projection, mais sans parvenir à s'en libérer, comme le voulait le déroulement normal du schéma psychanalytique.

1. La deuxième édition ne changeait rien au texte original.
2. *Die Bedeutung des Vaters für das Schicksal des Einzelnen*, 3e éd., p. 28 (1949).

Comment sortir de cette impasse? Jung ne voulait pas interrompre le traitement à un instant où la malade resterait désemparée. Il se résolut donc à continuer l'analyse des rêves. Or, à son grand étonnement, la projection, qui en rêve s'effectuait d'abord sur le médecin, chercha bientôt un autre objet. Cet objet se manifestait sous des formes variées, mais qui toutes représentaient une sorte de vieux sage. Enfin, il prit l'aspect d'une divinité naturelle des temps primitifs, d'un wotan cosmique et païen.

Selon Jung, il était exclu qu'une cryptomnésie[1] ait été à l'origine de ces représentations. La malade ignorait tout de l'ancienne mythologie germanique. Jung se tient donc le raisonnement suivant : si ces représentations proviennent de l'inconscient sans y être introduites par l'individu — auquel Freud attribuait la constitution même de l'inconscient par le seul refoulement personnel — il faut bien qu'elles en fassent partie indépendamment de cet individu. Jung rencontre des éléments similaires dans d'autres cas. Tel ce jeune officier qui exprimait son dépit amoureux dans l'image d'un serpent qui le mordait au talon. Tel encore ce dément qui pensait voir un phallus solaire. Dans les deux cas précités, les patients empruntaient leurs représentations à des motifs fort anciens, qu'ils ignoraient d'ailleurs totalement. Le premier rééditait le mythe égyptien d'Osiris, le second une vision du culte mythriaque[2].

Le fait que de telles représentations surgissent spontanément de l'inconscient, ne laisse pas de poser une question inquiétante. Est-ce que Jung entend dire par là que l'inconscient est un réceptacle d'images, de symboles, de représentations, etc., où nous pouvons puiser à volonté? Ses premières descriptions ne se prêtaient que trop à une pareille explication. Aussi ne faut-il pas s'étonner qu'une forte opposition se dessina contre cette théorie qui semblait réintroduire à sa façon les « idées innées ». Les trois observations citées ne permettent pas de trancher la question. Elles n'en contiennent pas moins en germe les deux méthodes qui permettront à Jung d'obtenir des données plus précises. D'une part, Jung continuera ses recherches à l'aide des séries de rêves. D'autre part il s'astreindra à l'étude comparative des parallèles mythologiques et mythiques des motifs oniriques. Grâce à la convergence et aux recoupements des deux méthodes, Jung se forgera des preuves irréfutables.

1. Par cryptomnésie, Jung entend l'affleurement d'un souvenir dont on a complètement oublié l'origine, de sorte qu'on le considère à tort comme une production spontanée.
2. *Seelenprobleme der Gegenwart*, pp. 154-163 (1927).

Freud, il est vrai, avait souligné dès le début que fort souvent les motifs d'un rêve doivent être interprétés à l'aide d'autres rêves. Mais Jung sera le premier à analyser des rêves en série, comme un ensemble et dans leur ensemble. Le traitement, que nous avons mentionné en premier lieu, applique déjà ce procédé. Comme la publication d'une série pareille est forcément longue et compliquée, Jung n'en a édité qu'une seule. Encore l'a-t-il fortement écourtée[1]. Malheureusement, la portée exacte de l'analyse en question n'est guère accessible au profane, qui n'est pas au fait de la psychothérapie appliquée. Nous préférons en conséquence reproduire une autre série dont M. Boss nous livre l'esquisse, d'une concision admirable. La série comprend les 823 rêves d'un traitement qui a duré trois ans. Le développement de cette série suit de près l'évolution qui restitua au patient, un ingénieur d'une quarantaine d'années, sa santé psychique. Le malade s'était adressé au thérapeute parce qu'il succombait sous le double fardeau d'une vie, qui avait perdu toute signification, et d'une impuissance sexuelle, qui était quasi totale.

« Pendant les six premiers mois du traitement, les rêves du patient étaient uniquement peuplés de turbines, de cyclotrons, d'automobiles et d'avions. Dans le courant des trois dernières semaines de cette première période, un même rêve se répéta jusqu'à trois fois. Chaque fois, le patient essaya de passer un pont, qui enjambait un fleuve-frontière, à l'aide d'une de ces machines. Chaque fois le pont avait sauté. Coupé net, un seul petit bout d'arcade se profilait sur le ciel. Enfin, pour la première fois, la présence d'un être vivant se manifesta dans ses rêves, c'était une plante empotée. Dans le courant de la même semaine, il lui était possible de décrire des arbres verdoyants et des roses bien rouges, qu'il avait vus en rêve. Les racines de ces roses semblaient attaquées par des vers. Les fleurs étaient visiblement atteintes et les feuilles déperissaient. Le rêve suivant ne se présenta qu'après quatre mois d'interruption. Dès lors les animaux n'étaient plus des vers de terre vaguement soupçonnés. Cependant, il ne s'agissait encore que d'insectes nuisibles et dangereux. Ces rêves d'insectes se multiplièrent. Il y en eut cent cinquante cinq en six mois de temps, interrompus de temps à autre par les anciens rêves de machines et de plantes. Suivit alors une période d'une demi-année pendant laquelle les rêves grouillaient de tortues,

1. Cette série, fort élaguée, et son analyse comportent malgré tout 150 pages dans l'Eranos-Jahrbuch de 1934. Quelques rêves plus significatifs de cette série ont été commentés par Jung dans les deux derniers chapitres de *Psychologie und Religion* (1937). La série tout entière a été reprise, pourvue d'un commentaire plus fouillé encore, dans *Psychologie und Alchemie*, pp. 65-305 (1944).

de grenouilles et de serpents. Ces animaux, tout comme les machines, étaient d'abord d'une couleur uniformément grisâtre. Jusqu'à ce que, une belle nuit, un gros serpent tout rouge fit sursauter notre rêveur. Le premier animal à sang chaud qu'il reconnut dans la suite du traitement était une souris. Il la vit au dernier moment, alors qu'elle disparaissait dans un trou. Bientôt suivit un lapin qu'un sanglier dévora. Dès lors, les cochons jouaient un rôle prépondérant dans ses rêves, pendant de longues semaines. A tel point que le patient demanda, non sans impatience, quand donc cette « cochonnerie » prendrait fin. Petit à petit les cochons étaient remplacés par des lions et des chevaux. La première personne qui le concernait directement, ne se présenta dans ses rêves que deux ans après le début de l'analyse. C'était une femme géante, drapée dans une longue robe rouge. Sans donner signe de vie, elle flottait dans l'eau d'un étang, sous une couche de glace, transparente comme du verre. Il fut pris de panique à cette vue et courut chercher du secours. Six mois plus tard, il dansait en rêve avec une femme, elle aussi vêtue d'écarlate, mais cette fois-ci, elle prenait part, bien éveillée et pleine de vie, à une fête champêtre. Il s'éprit follement d'elle[1]. »

La série, que nous venons de résumer, est sans conteste exceptionnelle. Il est plutôt rare que les motifs oniriques se développent, sans déviation, d'une façon aussi continue. Les machines, qui sont en mouvement tout en étant privées de vie, étaient remplacées par des plantes à l'époque même où le rêveur parvenait à maîtriser son sentiment de l'absurde. Quand les plantes disparurent pour céder la place aux animaux, en particulier aux lions et aux chevaux, son impuissance sexuelle s'améliora notablement. Mais ce n'est qu'à l'instant où il avait retrouvé une attitude pleinement humaine vis-à-vis de son entourage, qu'il rêva de cette femme dont il tomba amoureux... Nous croyons cependant que ce développement continu, quelque peu exceptionnel, fait l'intérêt de cette série. Ne démontre-t-elle pas que les motifs oniriques ne révèlent leur sens véritable que s'ils sont considérés dans l'ensemble de la série? C'est pourquoi nous avons cité cette observation du Dr Boss, de préférence à celle que Jung publia. Normalement, c'est-à-dire dans la plupart des cas, les différents motifs se croisent et s'entrecroisent. Ils disparaissent un bon moment pour réapparaître à l'improviste.

L'étude des rêves en série démontre que l'activité onirique

1. Dr M. Boss, *Der Traum und seine Auslegung*, pp. 126-127. En commentant cette série, le Dr Boss critique l'hypothèse des archétypes. Nous reviendrons, au chapitre suivant, à ses idées.

est dominée par des « constantes ». N'y a-t-il cependant pas lieu de craindre que le psychothérapeute suggestionne, sans le savoir, ses patients ? Jung a prévu cette objection. La série qu'il a publiée et commentée, a été notée en dehors de tout contrôle. Le rêveur — un jeune homme intelligent qui n'était nullement au courant de la psychologie des profondeurs — a inscrit jour pour jour ses rêves, sans qu'il ait eu des contacts avec le psychothérapeute, en dehors d'un seul entretien très court.

Notre exposé a mis en évidence les observations qui ont amené Jung à postuler l'existence de constantes dans l'activité onirique. L'observation empirique comme telle ne saurait faire plus. Dès lors, Jung invoquera ses considérations théoriques au sujet des mythes afin d'approfondir le caractère spécifique de ces constantes.

Dès ses premiers contacts avec les motifs oniriques, qui surgissaient de l'inconscient alors que tout refoulement préalable était exclu, Jung avait été frappé par leur ressemblance avec le contenu des mythes en général et de la mythologie en particulier. D'autres aussi avaient signalé cette ressemblance, tels F. Riklin, A. Abraham, A. Maeder et H. Silberer. Jung avait découvert cette veine par hasard, mais il l'exploita à fond. Avec acharnement, il se jeta sur l'étude comparée des mythes. Dans ce but, il analyse les poèmes « inconscients », que Miss Fr. Miller avait publiés sous le titre *Quelques faits d'imagination créatrice subconsciente.* Autour de ces poèmes, il accumule toutes les données possibles et imaginables, susceptibles de s'y rapporter. Leur ensemble imposant constitue le fond des *Wandlungen und Symbole der Libido* et en fait une étude monumentale, fort inégale mais révélatrice. Jung cherche à établir que les mythes, du moins dans leur forme originale, tout aussi bien que les créations poétiques « inconscientes », jaillissent de la même source d'où procèdent les éléments oniriques qui ne sont pas tirés de l'inconscient personnel.

Dans cette perspective, Jung a défini le mythe de la même façon que l'image. Le mythe, lui aussi, serait constitué tant par l'apport subjectif de la psyché que par les données objectives du monde ambiant, qui semblent être seules visées. Jung s'était démené pour discerner l'apport subjectif de l'enfant dans l'imago parentale ; il s'appliquera à reconnaître l'apport subjectif du primitif dans les mythes solaires et lunaires.

Ce faisant, Jung prit le contre-pied des opinions les plus répandues au début de ce siècle. Les écoles mythologiques, dites « naturelle » et « astrale », expliquaient les mythes d'une façon bien simpliste. A les en croire, ils n'étaient qu'une tentative déficiente et pseudo-scientifique en vue d'expliquer les phénomènes naturels ou la révolution des astres, en particulier du soleil et de la lune. De même que les autres représentants de la *Züricher Schule*, nommés plus haut, Jung s'insurge contre cette interprétation unilatérale qui ne tient compte que de l'élément objectif. Il s'attelle donc à la tâche et examine avec soin l'interaction des composantes subjectives et objectives dans ses *Wandlungen und Symbole der Libido* et dans ses *Psychologische Typen*. Il s'y réfère constamment aux mythes solaires et lunaires. Mais son raisonnement vaut aussi bien pour tout autre mythe. Ne suffirait-il pas, se demande Jung, d'accepter l'apport extérieur pour expliquer la genèse des mythes? La régularité même des mouvements du soleil et des phases de la lune, ainsi que leur retour inéluctable, expliquerait leurs similitudes.

En fait, cette solution n'envisage qu'un aspect de la question. Il est très vrai que les cycles solaires, tant journaliers qu'annuels, sont objectivement donnés. Mais le mythe ne les décrit jamais objectivement. Il lui est propre de les accaparer afin d'exprimer autre chose. Or, c'est là le problème essentiel que la psychologie doit résoudre : comment et pourquoi se fait-il que des données objectives, comme le cours régulier du soleil et les phases de la lune, servent à l'expression d'autre chose? Comment se fait-il qu'ils soient transformés en symboles? La possibilité du recours à cette réalité objective peut être expliquée par la régularité de sa manifestation. Mais le sens de ce recours est dû à l'activité spontanée de la psyché et constitue l'apport subjectif et original.

L'objectant sera peut-être tenté d'insister en soulignant que sans soleil réel il n'y aurait pas de mythe solaire. N'est-ce pas là une preuve péremptoire démontrant que le seul apport extérieur est déterminant pour le mythe? L'objection n'est pas très solide, mais elle n'en est pas moins fort répandue, car elle recèle un fond de vérité. Il est très vrai que sans soleil il n'y aurait pas de mythe *solaire*, mais il est tout aussi vrai que sans l'apport de la psyché il n'y aurait pas de *mythe* solaire. Car il nous faut aller hardiment de l'avant dans notre raisonnement : sans soleil, il n'y aurait pas de mythe solaire, bien sûr ; mais sans l'activité spontanée de la psyché, la possibilité même du mythe est supprimée. Il y a complémentarité inéluctable.

Il est incontestable que des éléments mythiques similaires, pour ne pas dire identiques, — en particulier les motifs solaires symbolisés par le lion qui dévore le soleil ou par le héros qu'engloutit un monstre marin — se manifestent chez des peuples séparés par des distances infranchissables tant dans l'espace que dans le temps. Leur ressemblance avec les représentations spontanées dans les rêves ou autres produits de l'inconscient ne saurait être mise en doute. Jung n'entrevoit qu'une seule solution pour expliquer cette ressemblance. Il faut se résoudre à accepter l'existence de dispositions, communes à tous les hommes. Ces dispositions sont nécessairement inconscientes, sinon elles appartiendraient à la vie consciente, mais elles ne coïncident pas avec l'inconscient personnel qui, d'après Freud, ne comprend que les contenus refoulés par l'individu. C'est pourquoi Jung attribue à l'ensemble de ces dispositions inconscientes, qui orientent la vie psychique, le nom d'inconscient collectif.

Jung a donc établi son hypothèse des tendances dominantes de l'inconscient collectif ou des archétypes à partir de l'insuffisance de l'inconscient personnel. Ce dernier, en effet, ne pouvait rendre compte ni de l'existence des constantes observées dans les rêves, ni de leur ressemblance avec les motifs mythiques, répandus dans le monde entier.

Il va de soi que Jung a souligné avec vigueur l'apport de l'inconscient collectif. Mais, encore une fois, il ne dénigre pas le rôle de l'inconscient personnel qui garde toute sa valeur dans sa psychologie et toute son importance dans sa psychothérapie. Cet inconscient personnel « comprend tous les contenus qui sont *devenus* inconscients, soit qu'ils aient perdu leur intensité et sont donc oubliés, soit que la conscience se soit retirée d'eux par suite d'un refoulement. L'inconscient collectif par contre englobe tout ce qui *est* inconscient, notamment tout l'héritage des possibilités de représentation qui ne sont pas individuelles mais communes à toute l'humanité[1] ». L'hypothèse de l'inconscient collectif ne vise donc pas à supprimer ou à supplanter celle de l'inconscient personnel, mais uniquement à la compléter. En ce point, les idées de Jung n'ont guère varié et, en 1951, il se plaira à reprendre ses expressions de 1920[2].

L'hypothèse de l'inconscient collectif et de ses archétypes permet à Jung de répondre sans ambiguïté à la question initiale au sujet de l'influence de l'imago parentale. Ce n'est pas le père individuel qui est à son origine, mais bien les forces inconscientes qui sont symbolisées et totalisées par l'objet extérieur, in casu la personne du père.

Toute la question se réduit maintenant à savoir en quoi consiste cet apport. Examinons donc de plus près les composantes de l'inconscient collectif.

1. *Seelenprobleme der Gegenwart*, p. 164 (1927). (Souligné par Jung.)
2. *Aion*, pp. 27-30 (1951).

### *Archétype, image archaïque et engramme*

Nous voici au nœud du problème. Malheureusement, les nombreuses publications de Jung ne semblent guère faciliter nos recherches. Si l'on se borne en l'occurrence à aligner les différentes définitions ou, plus exactement, les descriptions successives, que Jung nous a laissées de l'archétype, il n'est pas difficile d'y déceler des contradictions. Il parle, en effet, des archétypes comme de « représentations collectives [1] » ou de « contenus » de l'inconscient collectif [2], pour affirmer peu après, parfois dans le même ouvrage, que ces archétypes ne sont que des « dominantes » de l'inconscient collectif [3] ou des « formes a priori » sans aucun contenu représentatif [4].

Mais pourquoi aligner des définitions ? Si nous nous donnons la peine de les classer par ordre chronologique, nous voyons se dessiner une évolution constante, au fur et à mesure que Jung avance dans l'interprétation d'un nombre toujours croissant d'expériences. Alors qu'au début, l'archétype était identifié avec l'engramme et défini en conséquence comme « expression psychique d'une disposition physiologiquement et anatomiquement déterminée [5] », il en vient à distinguer trois aspects essentiels. Toutes ses définitions se rapportent soit à l'image archaïque, soit à l'archétype lui-même, soit à l'engramme. L'image archaïque est la forme symbolique sous laquelle l'archétype affleure à la conscience ; l'archétype lui-même est la disposition inconsciente et collective comme telle ; l'engramme est le substrat physiologique de ce même archétype.

L'image archaïque [6] retient tout naturellement notre attention en premier lieu, puisqu'elle seule peut être directement appréhendée par la conscience. Son rôle psychologique consiste, comme nous l'avons vu, dans la projection d'une force psychique, qui s'accroche à un objet réel en le transfigurant, de telle sorte qu'il représente tout autant, si pas plus, la force psychique subjective que la réalité objective. Le père est un être objectif et indépendant,

1. *Psychologische Typen*, pp. 311 et 598 (1921).
2. *Ueber die Energetik der Seele*, p. 192 (1919) et *Die Beziehungen zwischen dem Ich und dem Unbewussten*, p. 30 (1928).
3. *Das Unbewusste im normalen und kranken Seelenleben*, p. 97 (1926) et *Die Psychologie der unbewussten Prozesse*, p. 118 (1917).
4. *Ueber die Energetik der Seele*, p. 192 (1919) et *Die Beziehungen zwischen dem Ich und dem unbewussten*, pp. 151-152 (1928).
5. *Psychologische Typen*, p. 598 (1921).
6. Notons que le mot « archaïque » est une expression technique qui ne comporte aucun jugement de valeur, si ce n'est peut-être dans les toutes premières œuvres de Jung. Le mot « archaïque » indique uniquement que les représentations en question se retrouvent dès les premières productions mythiques.

avec lequel l'enfant entretient des rapports bien réels. Mais il se peut que le père, en tant qu'objet, active des forces présentes à l'état latent. Ces forces projetées dans le père sembleront lui appartenir, bien qu'elles proviennent en fait de l'inconscient du sujet même.

De telles projections se trahissent par une particularité fort caractéristique. Au lieu de répondre fidèlement à la réalité de leur objet et d'être donc purement individuelles, elles présentent des traits communs, dont on retrouve des parallèles dans les mythes de tous les peuples et de tous les temps. Cette particularité est un critère infaillible et nous permet de les reconnaître sans hésitation aucune. Dès qu'une image, d'origine inconsciente, présente des affinités avec des motifs mythologiques, Jung y voit une indication de l'activité des archétypes. A plusieurs reprises, il a formulé cette règle qui ne souffre aucune exception. Mais il va de soi que cette image n'est pas l'archétype lui-même ; elle est et reste l'affleurement de l'archétype à la conscience.

L'opposition entre l'archétype et l'image archaïque est clairement marquée dès 1930. Malheureusement, il n'en était pas de même dans certains textes antérieurs, où Jung parle de « l'image archaïque que j'ai nommée ailleurs archétype[1] ». A cette époque, on avait fréquemment reproché à Jung de rééditer, sous une nouvelle forme, la théorie des idées ou, mieux, des représentations innées. Ce reproche n'est plus fondé depuis que Jung a introduit la distinction que nous venons d'analyser.

L'image archaïque est donc nettement différenciée de l'archétype lui-même. Mais comment concevoir ce dernier? Pour bien le comprendre, nous devons le distinguer de l'image, mais sans jamais l'en séparer. Ce n'est que dans cette image qu'il se manifeste et que nous parvenons à l'atteindre.

Quelles sont donc les caractéristiques de l'archétype? Sur ce point, la pensée de Jung a fortement évolué. Nous avons vu que, dans ses premiers écrits, Jung attribuait à l'archétype lui-même une valeur représentative parce qu'il ne le distinguait guère de l'image. Mais bientôt, sous la pression d'une opposition tenace, il lui enlève à bon droit tout caractère représentatif. Dorénavant, il décrit l'archétype comme « une possibilité de représentations » ou comme « une sorte de disposition à produire toujours les mêmes représentations mythiques[2] ». Depuis lors, Jung n'a pas cessé de répéter, devant l'incompréhension durcie de ses adversaires, « qu'il ne s'agit pas de représentations héritées, mais de

1. *Psychologische Typen*, p. 598 (1921).
2. *Das Unbewusste im normalen und kranken Seelenleben*, pp. 96 et 102 (1926).

dispositions innées qui produisent des représentations similaires. Il s'agit de structures universelles et identiques de la psyché[1] ». L'archétype est donc un centre énergétique de l'inconscient collectif. En tant que fonction de la psyché d'une personne déterminée, il se manifeste toujours dans une forme individualisée, mais, en tant que fonction, il en reste distinct, — comme une puissance active l'est de son actuation, dirait la terminologie classique. Car l'archétype n'est pas une disposition qui sommeille, en attendant bien tranquillement son actuation. Bien au contraire, c'est une disposition dynamique qui tend vers sa réalisation.

Jung, d'un mouvement brusque, interpelle ses contradicteurs : « La critique s'est contentée d'affirmer que de pareils archétypes n'existaient pas ! Bien sûr, ils n'existent pas, pas plus que n'existe dans la nature une classification des plantes. Niera-t-on pour cette raison l'existence de familles naturelles dans le monde végétal ? Ou rejettera-t-on l'existence et la répétition des ressemblances morphologiques et fonctionnelles ? Dans le cas des structures typiques de l'inconscient, il s'agit d'une même sorte de réalité[2] ».

De façon plus pondérée, il avait développé peu auparavant la même thèse, non sans se plaindre du fait que les archétypes étaient si fréquemment confondus avec des représentations prétendues inconscientes — « expression qui est d'ailleurs dépourvue de sens ! » Il commence donc par souligner que les archétypes ne peuvent en aucun cas être conçus comme des contenus représentatifs, mais uniquement comme des « formes ». « Un tel archétype ou « forme » des images archaïques, peut être assimilé, en quelque sorte, au système axial des cristaux. Le système axial détermine *(praeformiert)* pour ainsi dire la formation des cristaux dans l'eau-mère, mais ne possède aucune existence propre. L'archétype n'est en soi qu'un élément purement formel, une « *facultas praeformandi* », une possibilité de représentations donnée a priori... La concrétisation de la « forme » est, elle aussi, vivement éclairée par la comparaison avec le système axial. Le système axial en effet détermine la structure stéréométrique, mais non pas la taille concrète de chaque cristal. Cette dernière, grande ou petite, peut présenter des variations sans nombre, qui sont dues aux différences des rapports des surfaces et aux interactions dans la constitution des cristaux. Le seul élément constant est le système axial, dans ses rapports géométriques stables[3] ». Cette analogie

1. *Symbole der Wandlung*, p. 260 (1952). On trouve des textes parallèles dans les œuvres datant des années 1928, 1936, 1940, 1946 et 1952.
2. *Einführung in das Wesen der Mythologie*, p. 218 note (1940).
3. *Die Psychologische Aspekten des Mutterarchetypus*, p. 410 (1938).

nous aide à réaliser en quoi l'archétype est un centre énergétique dont la signification ne varie pas, bien que ses apparences concrètes dépendent de facteurs sans nombre, tant intérieurs qu'extérieurs au sujet.

Les affirmations précédentes n'ont pas été nouvellement introduites en 1940. Elles ne font qu'expliciter une remarque datant de 1920 : « Les représentations innées n'existent pas. Mais il y a des possibilités de représentations qui sont innées... En fait, l'inconscient collectif comme tel n'existe pas, puisqu'il n'est rien autre qu'une possibilité[1] ». Nous avons affaire ici à des réalités psychiques, telles que nous les avons décrites au début de cette étude.

Un bel exemple de la relation image archaïque-archétype nous est offert dans *Ueber die Archetypen des Kollektiven Unbewussten.* Jung y énumère, entre autres, les représentations de la sirène, de la nymphe, des trois Grâces, des filles d'Erlkönig, d'Hélène, de Vénus, de l'Atlantide. Toutes, elles ont été, en divers lieux et à diverses reprises, les manifestations de l'anima, leur archétype. Dans des œuvres postérieures se rencontrent des analyses plus fouillées des expressions toujours changeantes et toujours similaires d'un même archétype. Elles sont consacrées aux archétypes de l'enfant, de la jeune fille, de la mère et du *Selbst.*

Mais, objectera-t-on à la fin de cette description passablement longue, nous ignorons encore tout de la nature propre des archétypes! Hélas, il n'est guère possible d'en dire davantage pour l'instant. Les archétypes sont les dominantes énergétiques de l'inconscient collectif comme tel. Cette brève formule résume toutes leurs caractéristiques. En termes moins techniques, nous pouvons les décrire comme suit : les archétypes sont des structures inconscientes de soi, communes à tous les hommes, de telle façon qu'elles dirigent selon leurs propres lois toute l'énergie psychique spontanée, qui n'est pas orientée et réglée par la conscience.

Jung justifie bien laconiquement l'abstraction chétive de sa définition : « Il ne s'agit pas d'une théorie subtile à inventer, mais de complexes psychiques à décrire, qui jusqu'à ce jour n'ont pas été objet de science[2] ».

Malgré le caractère abstrait de sa définition, Jung n'a pas pu résister à la tentation de « localiser[3] » les archétypes. La tentation

1. *Seelenprobleme der Gegenwart*, p. 68 (1921).
2. *Die Beziehungen zwischen dem Ich und dem Unbewussten*, p. 7 (préface à la seconde édition) (1934).
3. Nous entendons par « localisation », le fait d'assigner à une réalité psychologique une place dans la structure physiologique de l'homme.

de le faire était très forte. La localisation aurait imposé silence aux contradictions que rencontraient ses vues. Ne lui reprochait-on pas d'introduire en psychologie — cette science qui se voulait uniquement empirique et positive — des éléments mystiques! Ces raisons, malheureusement dépourvues de tout caractère scientifique, ont amené les considérations sur les engrammes, empruntés à Semon.

Notons dès le début qu'elles ne cadrent pas avec ses affirmations fort catégoriques concernant les rapports entre le corps et la psyché, entre le physique et le psychique. « Je ne m'occupe guère de la question du rattachement des processus psychiques au système physiologique. Je ne le fais pas parce que nous ne disposons que de vagues indications, sans aucun repère solide. Je suis convaincu, cela va de soi, que l'énergie psychique est, de façon ou d'autre, très intimement liée au processus physiologique. Mais il nous faut de toutes autres expériences et des données nouvelles, pour en parler avec un minimum de compétence[1]. »

Malgré ces déclarations formelles, Jung cherche un substrat physiologique auquel rattacher les archétypes. Il espère échapper de la sorte au reproche d'inventer des réalités « mystiques ». Jung ne s'est pas livré pour autant à des recherches anatomiques. Il se contente d'un raisonnement spécieux et d'une affirmation historique incontrôlable. Selon lui, les archétypes ne sont pas innés parce que acquis ; mais ils ne sont pas individuels parce que acquis par l'humanité. Dans son histoire qui comporte des milliers de siècles, l'homme s'est trouvé régulièrement dans des situations sinon identiques, du moins fort semblables. Chaque fois il a dû s'adapter au monde extérieur et intérieur. Quoi de plus normal, nous demande Jung, que le résultat de ces expériences répétées, qui se chiffrent non par milliers ou millions, mais par des nombres incalculables, aient laissé une trace presque indélébile dans le cerveau humain. Ces expériences, bien sûr, ne nous ont pas enrichis d'images toutes faites, mais le cerveau qui s'est efforcé à tout instant de résoudre les mêmes problèmes a pris certains « plis ». Ces plis ou cheminements des idées *(Bahnungen)* se sont incrustés dans le cerveau et orientent dorénavant notre activité inconsciente. Dès que la conscience se relâche, l'inconscient reprend son cours normal et réagit comme il l'a fait pendant de longs siècles. L'eau qui échappe au barrage reprend le lit que le fleuve s'est creusé avec une patience infinie à travers les âges.

Cette explication ingénieuse, que Jung s'est plu à répéter[2],

1. *Ueber die Energetik der Seele*, pp. 14-15 (1928).
2. *Die Psychologie der Unbewussten Prozesse*, p. 117 (1917) ; *Ueber das Unbewusste*,

n'a guère de valeur probante, tant qu'elle n'est pas confirmée par la physiologie anatomique. Or, jamais Jung n'a produit une telle preuve et l'état actuel de la science des centres cérébraux ne lui est guère favorable.

Jung lui-même se rend d'ailleurs compte de la faiblesse de son argumentation, pour ne pas dire de son affirmation gratuite. Dans les *Psychologische Typen*, il affirme catégoriquement : « L'image archaïque est un engramme, qui doit son origine à la condensation *(Verdichtung)* d'un nombre incalculable de réactions qui se ressemblent ». Mais il n'est pas moins catégorique à un autre endroit du même livre, où il nous dit : « Concernant l'âge et l'origine de ces engrammes, nous pouvons construire des théories à loisir, mais il nous est impossible d'en savoir quoi que ce soit avec certitude[1] ».

Cinq ans plus tard, Jung proclamera avec force son attachement à la théorie qu'il a conçue, tout en la critiquant avec lucidité. Une fois de plus il avance sa théorie sans la mitiger : « A mon avis, il n'y a pas moyen d'expliquer l'origine des archétypes, sinon en admettant que ce sont des résidus *(Niederschläge)* des expériences répétées de l'humanité ». Mais aussitôt, il ajoute qu'en fait cette théorie n'explique rien, car « elle ne réussit qu'à déplacer le problème dans la préhistoire, sans le résoudre[2] ».

N'est-il pas significatif dans ce contexte que, dès les années 1930, Jung ne reparle plus des engrammes ? Ce silence n'équivaut-il pas à une rétractation, d'autant plus que les occasions d'en parler se présentaient en masse, puisque ses derniers ouvrages ont fréquemment traité du rôle et du caractère des archétypes ? Nous séparons donc nettement les archétypes des engrammes. Ces derniers ne sont nullement attestés, tandis que les premiers sont des réalités psychiques « hypothétiques », pour lesquelles Jung avance des preuves dans la similitude des images archaïques et des motifs mythiques. Reconnaissons notre ignorance quant à leur substrat physiologique, comme Jung lui-même le suggère : « Le fait qu'ils sont hérités n'éclaire en rien la question de l'origine des archétypes. L'hérédité ne fait que reporter la question au temps des ancêtres[3] ! » Une remarque occasionnelle, dans un de ses derniers ouvrages, confirme pleinement nos vues : « On m'a

pp. 544-545 (1918) ; *Psychologische Typen*, p. 311 (1921) ; *Das Unbewusste im normalen und kranken Seelenleben*, p. 95 (1926) ; *Seelenprobleme der Gegenwart*, p. 179 (1927) ; *Die Beziehungen zwischen dem Ich und dem Unbewussten*, pp. 30 et 120 (1928) ; *Ueber die Energetik der Seele*, p. 215 (1928) ; *Die Kunst das Menschenleben zu verlängern*, p. 535 (1929)...

1. *Psychologische Typen*, pp. 598 et 336 (1921).
2. *Das Unbewusste im normalen und kranken Seelenleben*, pp. 101-102 (1926).
3. *Ueber die Energetik der Seele*, p. 189 (1919).

déjà souvent demandé d'où vient l'archétype? Est-il acquis, oui ou non? Il n'y a pas moyen de répondre directement à cette question... Du point de vue empirique, l'archétype n'a jamais été constitué à l'intérieur même de la vie organique. Il apparaît en même temps que la vie[1] ».

Il se peut que l'exposé, consacré aux engrammes, paraisse à première vue inutile et superflu. Il était cependant nécessaire de rejeter catégoriquement ces engrammes afin de couper court à un malentendu qui inspire bon nombre de critiques, aussi radicales qu'injustes, à l'adresse de la psychologie analytique.

Alors que V. E. von Gebsattel décrit les archétypes avec une précision remarquable, sans même mentionner les engrammes, et que M. Boss fait à bon droit le procès des engrammes, sans incriminer pour autant les archétypes, L. Binswanger identifie apparemment les archétypes et les engrammes, puisqu'il traite l'inconscient collectif comme une « théorie anatomico-biologique[2] ». Dans les œuvres de vulgarisation scientifique, la confusion touche à son comble. Nous signalons à titre d'exemple un livre assez important de P. Mullahy. L'auteur juge de façon pertinente et fort équitable l'enrichissement que Jung a apporté à la psychologie des profondeurs. Il note cependant que les engrammes ne sauraient être acceptés, pour la bonne raison qu'ils sont « des produits de l'imagination de Jung ». Sur ce point, nous sommes d'accord avec Mullahy. Mais nous marquons nettement notre désaccord quand il veut infirmer par là l'hypothèse des archétypes, pour laquelle « les mêmes raisons valent[3] »! Le livre de Mullahy est avant tout un manuel de vulgarisation, d'ailleurs amplement documenté et finement nuancé. Il n'en reste pas moins que la confusion des engrammes et des archétypes reste une grossière méprise. Mais, encore une fois, le malheur veut que plusieurs textes de Jung invitent à de pareilles erreurs d'interprétation, comme le lecteur a pu le constater dans le cours de nos citations. Seule une lecture assidue et une patiente confrontation des textes de Jung nous permet de dégager leur portée exacte.

Résumons brièvement les conclusions auxquelles aboutit notre examen de l'image archaïque, de l'archétype, et de l'engramme. Il faut distinguer le motif mythologique ou l'image archaïque, affleurant à la conscience, de l'archétype ou centre

1. *Symbolik des Geistes*, p. 374 (1948).
2. V. E. von Gebsattel, *Christentum und Humanismus*, pp. 27-28 ; M. Boss, *Der Traum und seine Auslegung*, p. 58 ; L. Binswanger, *Grundformen und Erkenntnis menschlichen Daseins*, p. 437.
3. P. Mullahy, *Oedipus, Myth and Complex*, p. 326. (Trad. fr. pp. 313-314.)

énergétique, qui est à leur origine et se combine avec l'apport extérieur pour les constituer. Ces deux réalités sont cependant inséparables, comme la « matière » et la « forme ». L'engramme, par contre, ce soi-disant substrat physiologique de l'archétype n'est nullement attesté en anatomie et ne saurait être postulé pour des raisons psychologiques. Nous le détachons donc radicalement de l'hypothèse des archétypes à laquelle Jung l'a rattaché, pendant de nombreuses années.

### *Le rôle psychologique de l'archétype*

Après cette discussion fort longue des dominantes de l'inconscient collectif, les archétypes, et de leurs affleurements à la conscience, les images archaïques, il est temps de reprendre la question qui a donné le branle à nos investigations. La question était de savoir à quelles sources le symbole et l'imago empruntaient leur signification psychique.

La réponse ne saurait tarder : puisque le symbole et l'imago sont tous deux des images archaïques, ils ne sont que la manifestation d'un archétype dans une forme concrète, c'est-à-dire influencée par des facteurs extérieurs. Il est donc fort normal que des tels symboles ou « imagines » se manifestent en particulier dans tous les états où l'emprise de la conscience, c'est-à-dire de la pensée orientée vers des buts bien précis et dominée par la logique, se relâche et laisse libre cours aux processus psychiques.

Ces états se présentent chez tout homme pendant le rêve. Chez des adultes normaux, mais vivants dans une atmosphère « primitive », ils se manifestent dans la création de mythes. Chez les enfants, ils se trahissent dans la fascination exercée par les contes de fées et les histoires merveilleuses. Chez les malades et les déséquilibrés psychiques, ils se font jour dans le délire et les hallucinations. Enfin, ils se révèlent, en collaboration intime et mystérieuse avec la vie consciente, dans l'inspiration de l'artiste et du poète, dont la concentration et l'attention sont polarisées par la force créatrice qu'ils portent en eux.

Comment se représenter maintenant le rôle de l'archétype dans le processus psychique? Schématiquement, nous pouvons distinguer les étapes suivantes[1].

— L'archétype, cette disposition latente, mais tendue vers sa réalisation, fait partie de l'inconscient collectif.

1. Jung n'en a jamais donné une description systématique. C'est pourquoi nous nous sommes inspirés, exceptionnellement, de l'esquisse que J. Jacobi a établie à la fin d'une étude comparative fort poussée, intitulée *Komplex, Archetypus und Symbol*.

— Une constellation appropriée, c'est-à-dire un ensemble de données objectives correspondant à la signification de l'archétype et réalisé soit dans un individu soit dans un groupe, lui confère un apport énergétique et déclenche son activité.

— La charge énergétique de l'archétype s'insinue dans la conscience, mais sans être clairement perçue. En général, on se rend compte de vagues mouvements d'âme. Parfois, ils s'amplifient jusqu'à provoquer une véritable tempête psychique.

— Sous le coup de cette activité, qui n'est pas directement sienne, la conscience perçoit l'archétype, non pas dans sa réalité spécifique, mais seulement dans son dynamisme énergétique.

— L'interaction qui en découle ébauche un symbole, en ce sens que le matériel représentatif qu'apporte le sujet est ordonné ou constellé par l'archétype, qui lui confère sa signification. Le « revêtement » symbolique, dans lequel l'archétype se manifeste au grand jour, varie donc d'après les circonstances de lieu et de temps et d'après l'individualité même de la personne ou du groupe en question.

— Le symbole se manifeste à la conscience comme une réalité qui n'est pas produite en premier lieu par le moi et en reste donc indépendant.

— Par la polyvalence du symbole, la conscience est invitée à une confrontation. Celle-ci peut se faire par la méditation, la réflexion, l'explicitation tant spontanée que méthodique (dans l'analyse), etc.

— Le symbole peut alors être accueilli de trois façons par la conscience. Ou bien il est rapporté en partie au sujet qui en pénètre le sens, mais non pas de façon exhaustive : il garde de la sorte son attrait et sa vitalité. Ou bien il est complètement compris : dans ce cas, il sera parfaitement assimilé par la conscience en perdant sa « vie », puisqu'il est réduit à une allégorie ou à un signe. Ou bien il peut rester totalement incompris comme un corps étranger qui s'oppose à la conscience. Dans cette dernière éventualité, il cause une dissociation dans la psyché. Il se détache de la conscience comme une « âme partielle » ou un complexe autonome et la tyrannise sous forme d'esprits, de voix, d'hallucinations et d'autres symboles névrotiques et psychotiques.

L'esquisse proposée a l'avantage de décrire, en un raccourci saisissant, les phases successives de l'interaction entre les éléments archétypiques et les facteurs objectifs dans la constitution du symbole, tel que Jung le conçoit. Rappelons-nous cependant que ces archétypes ne sont pas aussi nettement délimités dans l'inconscient. Il n'est donc pas exclu que plusieurs archétypes soient plus ou moins actués en même temps. De plus, l'enfant active ses archétypes pour la première fois dans un monde essentiellement dominé par les parents. Il projettera donc, tout normalement, sur eux les éléments archétypiques. Le père, par exemple, est le maître incontesté de la famille et décide souverainement de tout ce qui regarde l'enfant. « Il parle aux autres hommes, il va à la chasse, il part et revient, il fait la guerre. Sa mauvaise humeur éclate comme un orage ; comme une bourrasque d'ouragan, il renverse la situation pour des raisons impénétrables. Il est à l'origine de tous les changements. Comme le taureau, il est brutal quand on l'excite et apathique quand il est épuisé. Somme toute, il est l'image de toutes les forces de la nature, qu'elles soient bienfaisantes ou néfastes[1]. »

Sans s'en rendre compte, le père concentre donc en sa personne bon nombre de traits archétypiques. Mais dès le début de l'adolescence, l'enfant apprend à connaître son père dans sa réalité humaine et sa valeur objective. Les réalités, jusque là identifiées avec sa personne, — « le sol sur lequel l'enfant jouait, le feu auprès duquel il se réchauffait, la pluie et le vent qui le faisaient souffrir du froid[2] » — se manifestent clairement et se détachent de l'imago du père, dont « elles portaient le masque »! De la sorte, leur nature réelle se révèle et leur confère, grâce au développement de la conscience, une individualité propre. Ainsi l'enfant sortira de la sphère familiale non différenciée et s'engagera dans le monde adulte de son foyer, de sa patrie et de sa religion.

Ce développement exige donc que l'imago du père soit détachée du père réel afin que l'adolescent puisse accéder au monde adulte. Il va cependant de soi que certaines particularités de l'imago paternelle seront conservées dans le développement ultérieur, mais ces particularités ne condamnent pas pour autant les réalisations de l'âge mûr à n'être que des *Ersatz* ou des succédanés. Au contraire, grâce à ces réalisations, l'adulte prend une conscience plus aiguë des valeurs objectives qu'il avait projetées d'abord dans la personne de son père. Le véritable épanouissement de l'attitude consciente requiert que ce processus de « détachement » soit poussé aussi loin que possible. Dans ce but, Jung s'est assigné comme tâche principale d'aider ses patients à intégrer les archétypes dans leur vie individuelle. Aussi n'est-ce pas étonnant que

1. *Seelenprobleme der Gegenwart*, p. 188 (1927).
2. *Seelenprobleme der Gegenwart*, p. 188. Ces indications concrètes ne sont énumérées qu'à titre d'exemples. Elles n'épuisent pas le sujet et ne sont pas même les plus importantes. Toutes, elles se rapportent au père parce que nous nous sommes limités, par souci de clarté, à un seul exemple. On pourrait signaler d'autres traits, similaires mais non identiques, au sujet de la mère. Cfr *ibid.*, p. 187.

ce processus qui couronne la psychothérapie jungienne ait reçu le nom d' « individuation ».

Les dernières considérations théoriques et pratiques ont délimité à fond le rapport de l'archétype et du symbole. A la base de tout symbole se trouve un archétype qui en est la « forme » ou la « préfiguration possible » et tout symbole est l'expression d'un archétype dans une situation concrète, collective ou individuelle. Grâce à cette expression concrète, le symbole manifestera l'archétype de façon plus ou moins complète. Il sera d'autant plus dense, plus significatif et plus universellement valable qu'il reflétera plus fidèlement et plus complètement l'archétype. Mais il lui est à tout jamais impossible d'exprimer toutes les virtualités de l'archétype. En effet, sa forme concrète elle-même est tout autant limitation qu'expression.

L'interaction des réalités psychiques se manifeste donc dans toute activité, tant maladive que normale. Aux yeux de Jung, le pathologique comme tel ne réside pas dans leur activité, mais dans le fait que la conscience n'est pas à même d'intégrer l'apport inconscient du symbole. La névrose s'installe dès qu'il y a opposition, inconsciente ou refoulée, entre les deux parties complémentaires de la psyché. En étudiant le processus de l'individuation, il nous faudra donc examiner de près la complémentarité de l'inconscient et de la conscience — complémentarité qui culmine dans le plein épanouissement des virtualités humaines.

### *L'individuation*

L'homme qui veut être heureux ne peut vivre en désaccord avec lui-même. En fonction de ses propres vues psychologiques, Jung a revêtu ce vieil adage d'une signification nouvelle. Pour atteindre le plein épanouissement de son être, l'homme doit être à même de déployer toutes les virtualités, qui sommeillent en lui, en une union harmonieuse. Or, ce sont les archétypes qui constituent d'après Jung la « nature authentique » de l'homme — « par nature, j'entends ce qui est donné en fait et présent, sans plus » *(das schlechthin Gegebene und Vorhandene*[1]*)*. Comment saurait-on réaliser une telle personnalité harmonieuse, si on ne cherche pas à s'accorder à cette nature, qui se manifeste dans les productions symboliques, tout en évitant de lui faire violence? Toute contradiction interne, qu'elle soit délibérée ou non, aboutira fatalement à la névrose. Il est donc absolument requis que toute psychothé-

1. *Der Geist der Psychologie*, p. 455 (1946).

rapie, digne de ce nom, s'efforce de faciliter cet épanouissement total, jusque là impossible au patient, et de le promouvoir de toutes manières. Le processus psychique de l'individuation ou de l'épanouissement de l'individu en sa totalité personnelle, est sans conteste le but essentiel que vise la psychologie analytique. Au début d'un traitement, Jung se borne souvent à une intervention purement réductrice en vue de démolir la construction inauthentique. Fréquemment, en particulier dans le traitement de personnes fort jeunes, il juge cette réduction amplement suffisante. Dans ce cas, il parle d'une guérison de symptômes, car le terme psychothérapie n'a de sens à ses yeux qu'au cas où l'individuation est directement visée.

Ne perdons cependant pas de vue que l'individuation ou le « devenir soi-même[1] » ne procède pas uniquement de l'activité inconsciente. En fait, elle ne débute qu'à l'instant où l'homme permet consciemment à ses aptitudes de se développer sans entrave. D'autre part, elle ne doit pas être attribuée à la conscience comme telle. La conscience n'est que trop portée à méconnaître le tréfonds de l'inconscient et à le déformer selon son bon plaisir. L'individuation n'est possible qu'à une double condition. D'une part, il faut faire crédit aux indications qui révèlent la nature réelle des dispositions inconscientes. D'autre part, il faut incorporer ces dispositions à l'attitude consciente. Comme telle, l'individuation est par excellence une confrontation — Jung affectionne le terme intraduisible *Auseinandersetzung* — de la conscience et de l'inconscient.

Afin de découvrir le sens de cette confrontation et d'insuffler la vie aux énoncés abstraits qui précèdent, nous procéderons en trois étapes. Nous rechercherons d'abord ce que Jung entend au juste par la conscience. Ensuite, nous examinerons quel est le rôle compensateur de l'inconscient, qui donne lieu à la confrontation des deux facteurs psychiques. Enfin, nous indiquerons quels moyens « dialectiques » peuvent stimuler cette confrontation. Grâce aux éclaircissements fournis par chacune de ces trois étapes, nous retracerons une vue d'ensemble de l'individuation, ce processus psychique qui est considéré à bon droit comme la clé de voûte de la psychologie analytique, puisqu'il unifie toutes les découvertes et toutes les conceptions de Jung.

En psychologie, la conscience est une fonction psychique et rien de plus. Jamais elle ne peut être identifiée aux vues philosophiques qu'on s'en fait à tort ou à raison. Jung lui-même nous

1. *Die Beziehungen zwischen dem Ich und dem Unbewussten*, p. 91 (1928) et *Bewusstsein, Unbewusstes und Individuation*, p. 257 (1939).

redit que « l'être de la conscience est une énigme dont je n'ai pas la clé[1] ». Du point de vue psychologique, il faut caractériser cette conscience comme « la possibilité de rapporter au moi des contenus psychiques, pour autant que le moi perçoit ces rapports[2] ». Ne négligeons pas la restriction que comporte le second membre de la définition, car elle est capitale. Jung se refuse à appliquer le terme de conscience, au sens strict, tant qu'il n'a pas affaire à des contenus que le sujet rapporte consciemment et explicitement à son moi. Dans sa terminologie, conscience équivaut donc à conscience réflexive.

Cette définition de la conscience doit être mise en évidence. Sinon, on ne parvient pas à saisir le bien fondé des assertions renouvelées de Jung au sujet de l'état inconscient de l'enfant et du primitif. Ces assertions n'excluent en aucune façon que l'enfant et le primitif jouissent d'une vie psychique autonome. Elles soulignent uniquement qu'ils sont incapables de mener une vie psychique réflexive et de prendre « consciemment » position vis-à-vis du monde tant intérieur qu'extérieur. Ils mènent une vie humaine, bien sûr ; ils pensent et ils aiment, ils souffrent et ils se réjouissent, sans aucun doute ; mais ils ne le savent pas « consciemment ». En termes fort généraux, Jung résume sa position comme suit : « Les processus et les fonctions psychiques ont précédé de beaucoup l'éveil de la conscience. Les hommes ont eu des pensées bien avant qu'un homme ne se soit avisé de dire : « je suis conscient que je pense[3] ».

Dans une telle perspective, le primitif, pas plus que l'enfant, n'est nullement déconsidéré comme un être inférieur, stupide ou immoral, tel que Preuss et Freud le voulaient. Ces derniers assignaient au primitif comme marque distinctive une *Urdummheit* ou une *polymorph perverse Anlage*. Les recherches ethnologiques, de plus en plus poussées, ont infirmé ces jugements aussi simplistes qu'injustes. Le primitif est sans contredit un être intelligent et moral. A sa façon, il fait même de la philosophie, qu'il exprime sous forme de projections dans ses mythes. Il peut faire preuve de sagesse et de jugement, de bonté et de valeur morale ; il peut tout aussi bien étaler sa stupidité et sa perversion. Mais toutes ces qualités et tous ces défauts n'ont rien à voir avec le fait qu'il est peu ou pas conscient. Cette dernière qualité est un acquis des cinq derniers millénaires. Encore est-elle loin d'être générale. Le primitif en effet survit dans tout homme et le carac-

1. *Seelenprobleme der Gegenwart*, p. 375 (1926).
2. *Psychologische Typen*, p. 596 (1921).
3. *Bewusstsein, Unbewusstes und Individuation*, p. 262 (1939).

tère prédominant de la vie psychique d'un grand nombre d'occidentaux reste, jusqu'en ce vingtième siècle, l' « inconscience primitive[1] ». Dans cette perspective, on comprend aisément comment Jung est parvenu à énoncer la thèse suivante: « La conscience procède d'une psyché inconsciente, qui est antérieure à la conscience et qui continue actuellement de travailler avec la conscience ou malgré elle[2] ».

Avant de passer à l'examen de la seconde partie de cet énoncé, nous analyserons de plus près les caractéristiques de l'attitude consciente. La marque distinctive de la conscience est indubitablement son orientation vers un but précis. L'homme, en tant qu'être conscient, est à la recherche d'un but qui, par une adhésion délibérée, unifie sa vie. Une telle unification peut s'opérer de différentes manières parce qu'elle est dominée par deux groupes de qualités qui s'opposent. A leur étude, Jung a consacré l'ensemble de son livre volumineux traitant de la typologie. Il y distingue un groupe à deux membres et un autre à quatre. Le premier comprend les deux attitudes qu'on peut adopter vis-à-vis du monde extérieur, notamment l'extraversion et l'introversion. Le second englobe les quatre « fonctions » ou les quatre activités irréductibles dans lesquelles l'énergie psychique s'exprime d'une manière stable et cohérente. Il s'agit de la pensée et du sentiment, de la sensation et de l'intuition. Il ne nous est pas loisible d'approfondir cette typologie qui ne présente qu'un intérêt relatif pour nous. C'est pourquoi nous nous contenterons de décrire succinctement les deux groupes d'opposés, en insistant sur les aspects qui se sont avérés indispensables pour notre exposé.

Jung parle d'extraversion « partout où c'est au monde extérieur, à l'objet, que l'individu accorde son intérêt fondamental et attribue une importance et une valeur essentielles ; il y a introversion, au contraire, lorsque le monde objectif subit une sorte de dénigrement ou de déconsidération au profit du sujet lui-même, qui accapare alors tout l'intérêt de l'individu et entre, pour ainsi dire, seul en ligne de compte à ses propres yeux[3] ». Le binôme de l'extraversion et de l'introversion est caractérisé par la complé-

1. Dans ce contexte, il n'est pas sans intérêt de signaler le point suivant. Dès 1915, Jung s'est opposé à Freud, qui dans ses *Drei Abhandlungen* définissait l'enfant comme « polymorph pervers ». Selon Jung, l'enfant peut être décrit comme « polyvalent ». Cfr *Psychologie und Erziehung*, p. 130. R. Dalbiez introduira plus tard une même distinction quand il le caractérise comme « pervertible ». Cfr *La méthode psychanalytique et la doctrine freudienne*, t. II, pp. 262-265.

2. *Bewusstsein, Unbewusstes und Individuation*, p. 262 (1939).

3. *Contribution à l'étude des types psychologiques*, p. 290 (1913). Dans cet article, publié en français, Jung résume ses vues décrites dans *Psychologische Typen*, pp. 624 et 640-641.

mentarité de ses membres. Les deux composantes sont toujours présentes en raison inverse : plus une composante prévaut, plus l'autre disparaît.

Le second groupe d'opposés se compose de quatre membres, qui se répondent deux à deux : la pensée et le sentiment, la sensation et l'intuition. La pensée, comme fonction, est prédominante chez l'homme qui agit d'après la logique ; le sentiment par contre chez celui qui détermine son attitude d'après les « valeurs » (agréable, désagréable, bon, mauvais, etc...) qu'il attribue aux objets. Dans ces deux cas, l'activité est basée sur des raisons d'ordre intellectuel ou « sentimental ». Pour cette raison, Jung appelle ces deux fonctions rationnelles. La sensation, toujours comme fonction, se retrouve chez celui qui accorde son attitude à la perception directe des choses telle qu'elle s'offre au premier abord. L'intuition, par contre, chez celui qui agit d'après la perception directe des rapports cachés, soupçonnés dans les choses. Dans ces deux cas-ci, la « facticité », saisie sans intermédiaire d'ordre logique ou sentimental, l'emporte. Jung les appelle donc irrationnels. Par là, il n'entend nullement les qualifier d'antirationnels ou d'absurdes !

Dans ce second groupe d'opposés, la loi de la complémentarité est aussi de rigueur. Mais les rapports réciproques sont forcément plus compliqués que dans le binôme de l'extraversion et de l'introversion. En règle générale, il y a une fonction supérieure ou dominante (par exemple la pensée). La fonction qui s'oppose à elle (ici : le sentiment) est alors inférieure. Les deux autres fonctions (ici : la sensation et l'intuition) se trouvent à mi-chemin. L'une d'elles, plus en évidence, influencera la fonction supérieure, alors que l'autre, plus en retrait, contaminera la fonction inférieure. De la sorte, un grand nombre de combinaisons, bien caractérisées et variant à l'infini, se réaliseront d'après les circonstances concrètes[1].

Cette esquisse bien schématique du livre fort prolixe sur la typologie, nous aide cependant à mieux comprendre la structure de la vie consciente. En règle générale, il n'y a qu'une seule fonction qui est pleinement mise en lumière par la conscience. Elle atteint donc son plein épanouissement. Malheureusement, cet épanouissement n'est pas sans susciter une orientation unilatérale qui comporte la méconnaissance des autres fonctions. Ces dernières seront donc brimées dès qu'elles menacent d'envahir la conscience. Leur activité est reléguée dans l'inconscient.

1. Cfr *Psychologische Typen*, en particulier pp. 473-583.

Elles ne sont pas pour autant vouées à l'inaction, bien qu'elles échappent totalement au contrôle de la conscience. Les productions inconscientes leur offrent des issues assurées. En soi, cette activité inconsciente peut sembler bien inoffensive. Néanmoins, elle recèle un grave danger. L'homme, en effet, qui ne s'occupe que de sa fonction consciente, se flatte d'être libéré des autres. En conséquence, il se trace un plan de vie bien trop étriqué, sans se rendre compte de la violence qu'il fait à ses véritables dispositions. Il adopte une attitude qui le satisfait plus ou moins et à laquelle il sacrifie tout. Hélas, il oublie qu'il ne saurait échapper à la complexité de son être. Il se peut que, par le rôle qu'il s'est imposé de force, il parvienne à cacher à ses propres yeux son manque d'envergure. Peut-être réussira-t-il même à éblouir par là son entourage. Ce rôle n'en est pas moins un masque d'emprunt. Le processus d'aliénation personnelle que nous venons de décrire s'observe chez bon nombre de personnes. A cause de sa fréquence, Jung l'a gratifié d'un nom spécial : la *persona*, — terme latin signifiant « masque » ou « rôle d'emprunt ». La plupart du temps, le caractère inauthentique de la persona n'est pas perçu pour la simple raison qu'elle correspond à l'attitude prédominante de la conscience. Mais, comme cette persona provient d'une identification de l'être tout entier à un de ses aspects partiels, elle engendre tôt ou tard une tension psychique intolérable. Les composantes psychiques refoulées déplacent seulement le terrain de leur activité. Parce que bannies de la sphère consciente, elles en font le siège et se risquent à des incursions imprévues d'autant plus violentes qu'elles sont plus âprement combattues. La contradiction entre la conscience et l'inconscient aboutira normalement à une décharge brusquée des forces psychiques méconnues dans une névrose, précédée de manifestations plus ou moins violentes dans les rêves.

Les ravages causés par les contenus inconscients négligés ne sauraient être réparés qu'en acceptant et en reconnaissant ces mêmes contenus. Là où une attitude partiale a été la cause d'un échec, seule une attitude respectant la totalité de la personne peut porter remède. Mais, comme la conscience est prisonnière d'une attitude unilatérale, par suite d'un développement de longue durée, il n'y a plus que l'inconscient pour manifester les composantes qui ont été négligées et refoulées.

L'appel fait à l'inconscient, dans la conviction qu'il apportera une aide efficace, n'est pas un expédient inventé par Jung. Au contraire, cet appel confiant procède de ses expériences répetées. Chaque fois qu'il était confronté avec un cas prétendu insoluble, cet appel s'est avéré efficace. Plus haut nous avons mentionné le cas de la patiente névrotique qui se rendait compte de sa projection mais ne parvenait pas à s'en libérer. Jung, à bout de ressources, décida de continuer l'analyse des rêves. Ces rêves eux-mêmes lui apportèrent la solution[1]. Une autre patiente, qui apporta, sans y avoir été invitée, des dessins spontanés et « inventa » la méthode de l'imagination active, fit la même expérience. A la lumière d'un grand nombre d'observations similaires, Jung se crut en droit d'accorder à l'inconscient une activité compensatrice.

La fonction compensatrice de l'inconscient ne peut être mise en parallèle avec la complémentarité des groupes d'opposés, examinés plus haut. La complémentarité comporte un rapport stable : les variations du premier membre de l'équation entraînent par contrecoup et selon une réaction inéluctable les variations du second membre. Ce rapport stable, que Jung attribue volontiers aux autres oppositions, lui semble trop rigide et trop mécanique pour expliquer le jeu souvent déconcertant de l'inconscient par rapport au conscient. Il parle donc de compensation afin d'indiquer qu'il y a une interaction véritable entre le point de vue de la conscience et celui de l'inconscient — interaction qui est destinée à établir un rapprochement ou une rectification.

Le caractère compensateur de l'inconscient n'éclaire en rien sa nature propre, si tant est qu'on puisse en parler. Jung n'en sait pas plus que de la nature de la conscience. Mais parce qu'il observe dans la plupart des rêves une correction effective de l'attitude consciente, il se croit en droit de conclure à la fonction compensatrice de l'inconscient[2]. Aussitôt, il nous met en garde contre les conclusions prématurées. Jamais il n'a découvert dans l'inconscient une unité réelle et une orientation pleinement autonome. Toute réification de l'inconscient, sous quelque travestissement que ce soit, manque donc de fondement : « L'inconscient n'est ni instinct pur ni réalité métaphysique. Il est encore bien moins l'explication dernière du monde. Tout comme la conscience, il n'est qu'un phénomène psychique[3]. »

La dernière remarque démontre clairement que Jung se garde à bon escient de tout énoncé trop précis. La conception fort vague de la compensation n'en est pas moins fort importante, parce qu'elle s'oppose diamétralement à la théorie du refoulement.

1. Jung décrit ce cas dans le premier chapitre des *Die Beziehungen zwischen dem Ich und dem Unbewussten*, le second dans *Zur Empirie des Individuationsprozesses*.
2. *Psychologische Typen*, (article publié en 1925), pp. 59-60.
3. *Ueber das Unbewusste*, p. 550 (1918).

Dans cette dernière théorie, du moins si elle est exclusive, les contenus inconscients sont par définition opposés à l'attitude consciente. Sinon ils ne seraient pas rejetés par la conscience. Ils sont donc complémentaires, c'est-à-dire opposés en raison inverse à l'attitude consciente. Selon Jung, par contre, les contenus inconscients jouissent d'une plus grande liberté. Ils peuvent être opposés aux contenus conscients, mais ils peuvent tout aussi bien coïncider avec eux quand l'attitude consciente trouve son équilibre vital optimum. L'hétérogénéité entre le conscient et l'inconscient n'est pas du tout absolue, puisque l'assimilation, c'est-à-dire l'interaction réciproque des contenus conscients et inconscients, joue sans entrave[1].

Jung a décrit plusieurs cas dans lesquels cette complémentarité se trahit nettement dans les rêves. A titre d'exemple, nous en citons un seul. Un beau jour, Jung reçut un patient fort présomptueux. Il était à la tête d'une entreprise qu'il dirigeait de concert avec son frère. Malgré cette collaboration forcée — ou peut-être à cause d'elle — toute entente cordiale faisait défaut. La tension continuelle qui en résultait était une des causes majeures des symptômes névrotiques du patient. Dans les rêves du malade, son frère jouait des rôles de premier plan. Il y incarnait Bismarck, Napoléon et Jules César et sa maison prenait toutes les apparences du Vatican. Par tous ces moyens, l'inconscient du malade mettait inlassablement le frère en évidence. Il lui attribuait une importance que le patient se gardait bien de lui accorder consciemment. Comme les rôles assumés par le frère présentaient en outre des caractéristiques universellement valables et collectives, il était probable que le mépris du patient était injustifié non seulement par rapport à son frère, mais aussi par rapport aux autres hommes en général. Le déroulement de la cure confirma pleinement cette interprétation. Dès que le patient fut à même de reconnaître son arrogance, son état s'améliora rapidement[2].

Le cas cité est fort simple. Jung en a observé d'autres, bien plus riches et bien plus compliqués, dans les processus d'individuation. Il en publia quelques-uns, entre autres dans *Gestaltungen des Unbewussten (Zur Empirie des Individuationsprozesses)* et dans *Psychologie und Alchemie (Traumsymbole des Individuationsprozesses)*. Ces cas, fort intéressants, ne sauraient être développés ici. Nous nous contentons d'insister sur les deux méthodes dont Jung se sert de préférence afin d'exploiter ce rôle compensateur de l'inconscient dans ses traitements psychothérapeutiques.

1. *Ueber das Unbewusste*, p. 548 (1918) et *Psychologische Typen*, p. 595 (1921).
2. *Die Beziehungen zwischen dem Ich und dem Unbewussten*, pp. 101-102 (1928).

A l'association libre, il substitue l'amplification des motifs oniriques et, en plus de l'analyse des rêves, il exploite à fond les possibilités offertes par l'imagination active.

Freud s'était aidé des associations libres pour dépister le contenu latent de l'image onirique manifeste. Jung a maintenu cette méthode pendant de longues années, même après sa rupture totale avec le fondateur de la psychanalyse. Elle présuppose que le contenu latent peut être directement appréhendé et qu'il suffit de prendre la censure en défaut pour démasquer les images manifestes. Jung par contre est d'avis que le symbole n'est pas un masque mais bien la manifestation d'une réalité inconnue, voire inconnaissable. Aucun artifice ne saurait donc la dégager. D'autre part, Jung est convaincu que tout symbole se rapporte à un archétype déterminé et que bon nombre de symboles expriment un même archétype. Afin de préciser et de circonscrire un tel centre énergétique, il s'essayera à assembler et à comparer les symboles qui présentent une structure identique. Le patient lui-même peut le faire en rapprochant les différentes images oniriques. De la sorte, il éclairera l'archétype de différents côtés et découvrira les aspects multiples qu'il présente. Mais le psychothérapeute, qui est au fait des mythes, du folklore, du symbolisme religieux, de l'alchimie et de la gnose, pourra lui aussi déceler des parallèles dans lesquels les mêmes archétypes se sont fait jour que dans les représentations du patient.

Considérons le rêve suivant. Le patient se trouve devant une pièce d'eau rectangulaire de belle dimension. Un morceau de bois y flotte. A l'improviste, il se redresse sur l'eau, puis retombe avec grand fracas. Notre rêveur remarque à son grand étonnement que des personnes sont assises dans ce « navire » et se dit que c'est là une attraction de foire bien originale. Après maints détours, le morceau de bois, qui est à la fois un navire de plaisance, se dirige vers le milieu. A la proue, le pont du navire s'ouvre : on dirait la mâchoire supérieure d'un crocodile géant. Les crocs blancs et acérés sont nettement visibles. Tout doucement, le morceau de bois, qui est aussi navire et crocodile, glisse en sifflant vers le bord. On dirait un dragon de foire dont les occupants débarquent tout joyeux et pleins d'entrain. Le rêveur, qui aurait bien voulu s'embarquer pour un petit tour, s'en va, poussé par une angoisse qu'il ne parvient pas à s'expliquer...

Même au cas où le patient reste à court d'associations, le thérapeute jungien pourra l'aider efficacement. Il lui rappellera les rites de l'initiation qui, dans certaines peuplades primitives, ont lieu dans une hutte dont le toit représente la mâchoire supérieure d'un crocodile. Les adolescents, qui deviendront des hommes grâce à l'initiation, sortent d'en dessous de ce toit pour accéder à la vie adulte. De plus, il lui signalera les motifs mythiques dans lesquels le dragon est le gardien de trésors inestimables ou de l'elixir de vie. Il se souviendra de Jonas, qui a été jeté sur le littoral par le monstre marin afin d'aller accomplir sa tâche. Il n'oubliera pas que Jonas lui-même était considéré comme une préfiguration du Christ, qui, après trois jours d'emprisonnement dans les entrailles de la terre, s'était libéré pour commencer sa vie glorifiée. Rassemblant toutes ces indications convergentes, il n'est pas absurde d'interpréter le rêve en question comme une manifestation des réticences du patient qui craint de s'embarquer dans un traitement qui le conduirait cependant à une nouvelle vie...

Il va de soi qu'un seul rêve ne suffit pas pour corroborer une interprétation. D'autres rêves fourniront des éléments nouveaux qui nuanceront, en tout ou en partie, l'interprétation initiale. Mais en rassemblant ces symboles, en les comparant aux mythes et aux rites de l'humanité tout entière et en les confrontant avec son attitude consciente, le patient reprend contact avec le centre archétypique inconnu et inconnaissable. Les différents points de vue et les manifestations inattendues le familiariseront de plus en plus avec la signification de l'archétype, dont il se rapproche peu à peu par un mouvement circulaire et centripète. Enfin, il pourra en assimiler l'essentiel dans son attitude consciente. Comme telle, cette amplification est un excellent moyen pour promouvoir la confrontation de la conscience avec l'inconscient.

Plus encore qu'à l'amplification des motifs oniriques, Jung fait appel à la méthode de l'imagination active. Il demande au patient de dessiner et de peindre en se laissant aller à son inspiration sans contrainte aucune. La valeur artistique n'entre pas en ligne de compte. Le patient est seulement prié d'observer comment il réalise son « œuvre ». Pourquoi choisit-il telle couleur? Pourquoi adopte-t-il telle forme? Comment réagit-il pendant son travail? Qu'en pense-t-il après coup? Ce même travail peut être repris pendant des semaines, des mois et des années, de telle sorte que l'évolution des dessins successifs devient tout aussi révélatrice que celle des rêves en série dont nous avons parlé plus haut. L'illustration pratique de cette méthode exigerait un matériel considérable. Force nous est donc de renvoyer à la série parue sous le titre de *Zur Empirie des Individuationsprozesses*[1]. C'est

1. Parue d'abord dans *Eranos-Jahrbuch 1934*, elle a été complètement retravaillée dans *Gestaltungen des Unbewussten* (1950).

la seule série de sa très riche collection, que Jung a publiée.

La méthode de l'imagination active a l'avantage d'associer la conscience aux productions de l'inconscient. Il s'en suit inévitablement une confrontation « dialectique ». Il va de soi que le psychothérapeute, tout aussi bien que le patient, doit se garder de toute intervention arbitraire qui puisse nuire à la spontanéité de cette confrontation.

Les deux digressions consacrées aux méthodes de l'amplification et de l'imagination active offrent un avantage théorique. Elles dégagent nettement la portée exacte et le rôle positif qui incombent à la conscience dans cette confrontation. Comme Jung accentue très fort le rôle compensateur de l'inconscient, on a été tenté de conclure qu'il veut accorder à l'inconscient la prépondérance dans la vie psychique. A plusieurs reprises, il a été accusé de prendre la défense d'une attitude absolument irrationnelle qui méconnaît les droits de la conscience. Jung n'a jamais eu pareille prétention. Il n'a cessé de répéter que la conscience est le point de départ du processus psychothérapeutique et que la conscience, dans sa plénitude, est aussi le terme de ce même processus. Ce serait incontestablement l'idéal que la conscience ne permette jamais des conflits aboutissant à la névrose. Comme Jung admet que l'individuation se réalise dans tout processus de maturation psychique normale, il reconnaît que la conscience est à même de mener à bien cette tâche délicate. Mais, quand la conscience a usurpé ses droits jusqu'à enrayer le développement harmonieux de la personne — ce qui n'est que trop fréquent dans notre monde rationaliste à outrance — il ne nous reste qu'une solution : celle d'écouter l'inconscient. Ce faisant, nous ne pouvons lui laisser la bride sur le cou et nous confier à son bon plaisir. Mais il faut créer une détente qui mette à nouveau les virtualités latentes au centre de l'intérêt. En fait, on s'efforce de rendre à la conscience la plénitude d'une direction équitable au lieu de la tyrannie d'un despotisme unilatéral.

Dans l'activité de l'inconscient, compensatrice des écarts de la conscience, Jung voit une illustration saisissante de l'unité « des deux parts dissemblables de la psyché[1] ». Cette unité nous permet de parler de l'auto-régulation de la psyché, qui de soi tend vers le déploiement complet de toutes ses virtualités.

Cette auto-régulation de la psyché est la condition *sine qua non* de l'individuation et lui impose un déroulement plus ou moins fixe par l'actuation successive des différents archétypes. L'individuation, en effet, débute en règle générale par une con-

1. *Bewusstsein, Unbewusstes und Individuation*, p. 268 (1939).

frontation avec « l'ombre », c'est-à-dire avec les traits caractéristiques qui ont été méconnus. Ensuite, elle passe par l'affleurement de l'anima ou de l'animus, c'est-à-dire de l'attitude prédominante par rapport aux qualités du sexe opposé. Enfin, elle culmine dans la soumission au « vieux sage » ou à la « magna mater », c'est-à-dire aux qualités qui transcendent la conscience personnelle. L'analyse de ces stades différents et la description des dangers à prévenir et des écueils à éviter, ne sauraient se faire en quelques lignes. Notons seulement que Jung lui-même y a consacré tout un livre intitulé *Die Beziehungen zwischen dem Ich und dem Unbewussten*. La phase terminale de l'individuation requiert cependant un mot d'explication. Jung s'est aperçu que dans toutes les analyses, où l'individuation a pu être menée à bon terme, les patients, grâce au contact incessant avec les symboles surgissant de l'inconscient, se sont rendu compte de la facticité inéluctable ou de la nature (« *das schlechthin Gegebene und Vorhandene* ») inaliénable de leur être, dont les archétypes constituent les tendances dominantes. Sans qu'il fallut le leur inculquer, ils étaient convaincus que la conscience n'était pas une entité indépendante, puisqu'elle faisait partie, comme clé de voûte et couronnement, d'une totalité supérieure qui englobait tout aussi bien la conscience que l'inconscient.

Cette totalité, qui comprend « les deux parts dissemblables de la psyché », reçut le nom de *Selbst*. Ce *Selbst* est l'ensemble même de tous les facteurs psychiques sans exception. Il est donc tout à la fois à la base de la conscience, comme le sol nourricier dont elle surgit, et à son terme, comme l'épanouissement total qu'elle doit atteindre. Tant que la totalité du *Selbst* reste cachée aux yeux du rationaliste invétéré qu'est l'homme occidental, il se complaît dans l'illusion de son autocratie absolue. Seul l'affleurement à la conscience de cette totalité peut le tirer de son rêve chimérique. S'il n'y donne pas suite, les composantes psychiques méconnues ne cessent de le tyranniser sous forme de projections. L'acceptation lucide, par contre, engendre une soumission au *Selbst*, permettant une intégration harmonieuse de toutes les virtualités psychiques. Dès lors, l'individuation ou la confrontation de la conscience et de l'inconscient atteint son point culminant. La victoire ainsi remportée ne met pas un point final aux efforts humains. Dans la suite, la collaboration devra être maintenue. Sinon, on retombera, après une envolée vers les cimes, dans le gouffre étroit de la persona. On n'en a pas moins réalisé les conditions idéales d'une vie qui développe au maximum l'ensemble des composantes psychiques.

א

En psychologie analytique, le processus d'individuation est le processus psychique par excellence. Grâce à lui, le patient recouvre la santé psychique et, ce qui plus est, déploie pleinement son individualité. En règle générale, l'intervention du psychothérapeute est invoquée à l'occasion d'une névrose plus ou moins aiguë. Celle-ci résulte d'une prise de position de la conscience qui méconnaît, par son étroitesse de vue, les dispositions foncières de l'homme et déclenche par le fait même les manifestations névrotiques comme des avertissements compensateurs de l'inconscient.

Afin de rétablir l'ensemble des valeurs psychiques, ces indications compensatrices doivent être écoutées et interrogées. Par l'application judicieuse de l'amplification, les rêves révéleront le caractère des contenus et des tendances inconscients. Mais il est encore plus important d'intégrer ces tendances à la vie consciente. En laissant libre jeu à l'imagination active, sous le contrôle réservé et la collaboration prudente de la conscience, l'attention de cette dernière s'attachera d'elle-même aux dispositions latentes.

L'influence de l'inconscient, qui dans la névrose exerce une véritable tyrannie, est ramenée à de justes proportions et assimilée dans la mesure du possible par la conscience. De la sorte, une personnalité supérieure et régénérée se développe grâce à la soumission au *Selbst*, c'est-à-dire à l'ensemble des dispositions psychiques propres. Dorénavant elle s'efforcera de vivre en harmonie avec lui. Dès lors, l'antagonisme compensateur de l'inconscient par rapport au conscient cède la place à une collaboration heureuse, qui n'est plus menacée par de brusques décharges psychiques.

*CHAPITRE IV*

# SYNTHÈSE OU COMPROMIS

Dans les deux chapitres précédents, nous n'avions qu'un seul but. Il s'agissait de dégager le sens spécifiquement jungien des vues méthodiques les plus importantes du psychothérapeute zurichois, en nous référant à ses énoncés théoriques et en nous inspirant de ses applications pratiques. Les recherches minutieuses, auxquelles nous nous sommes astreints à cet effet, étaient indispensables. En effet, le lecteur, qui n'est pas au fait de la psychologie des profondeurs, risque de se perdre dans le dédale des notions jungiennes qui s'entrecroisent de la façon la plus inattendue, si on ne lui fournit pas un fil conducteur. Et le spécialiste, qui désire porter un jugement en connaissance de cause, se voit acculé à la nécessité de délimiter le sens exact de ces mêmes notions.

Mais cette étude de détail n'est vraiment fructueuse que si nous faisons un pas de plus. Appliquons-nous donc à dégager la prise de position fondamentale de Jung, qui est à la base de toutes les vues analysées jusqu'ici. Si nous menons à bien cette dernière tâche, il nous sera donné de saisir la cohérence intime des différentes vues nouvelles. Dès lors, nous serons à même de justifier nos critiques éventuelles.

## *La complémentarité des opposés*

Quiconque étudie de près la portée exacte des notions fondamentales de la psychologie analytique — l'énergie psychique, l'imago, le symbole, l'archétype, l'individuation et le *Selbst* — voit se dessiner de plus en plus fermement les traits saillants de l'inspiration de Jung. Ses pratiques de thérapeute, tout aussi bien que ses schémas de théoricien, sont dominés par son souci de la synthèse. N'était-il pas frappant de voir que Jung, tout en avançant ses propres vues et en les défendant parfois âprement, s'efforcait de ne jamais rejeter globalement la position qu'il attaquait? Il se plaisait à répéter, tant par rapport à Freud que par rapport à Adler, que leurs positions étaient bien plus incomplètes que fausses. Toute opposition était ramenée de la sorte à une complémentarité, dans laquelle les deux éléments étaient nécessairement en présence. Il se pouvait fort bien que, dans l'ardeur du combat ou le feu de la discussion, un élément était tellement mis au premier plan que son complément était perdu de vue. Mais peu après, Jung était le premier à redresser la balance. Dès 1906, dans son étude de la démence précoce, il choisissait comme devise le mot d'Érasme : « Unumquemque move lapidem ; omnia experire, nihil intentatum relinque[1] ».

Dans cet esprit, Jung part impitoyablement en guerre contre toute conception qui affectionne la particule « *nur* » (seulement, uniquement), si désagréable parce que si étriquée. Il la rejetait partout, soit qu'on l'appliquât à la religion et à l'art qui étaient conçus uniquement comme des sublimations de la sexualité ou des compensations d'un sentiment d'infériorité, soit qu'on la décernât à la psyché, qui n'était seulement qu'un épiphénomène ou une résultante de la réalité physique. Chaque fois que Jung se heurtait à une dichotomie (« *entweder... oder* »), il ne connaissait ni repos ni trêve, tant qu'il ne réussissait pas à synthétiser les deux membres dans un groupe ou une paire d'opposés (« *ebenso... als auch* »).

Les exemples d'une telle complémentarité abondent. La conception énergétique n'enlevait rien au bon droit de la considération causale, mais mettait en évidence l'aspect final par trop négligé. L'étude de l'apport du sujet dans la constitution de l'imago ne supprimait pas le rôle des facteurs objectifs, puisque l'imago était constituée tout autant par la recurrence régulière des images extérieures partout présentes que par la structure propre de la psyché. L'interprétation du rêve au niveau du sujet, inaugurée par Jung, n'entraînait pas la méconnaissance de l'interprétation au niveau de l'objet. Alors même que la méthode réductive était stigmatisée comme déficiente, parce qu'elle n'était pas capable comme la méthode constructive de stimuler le déploiement total du patient, son efficacité n'était pas mise en doute tant qu'il s'agissait de jeter bas les constructions psychiques inauthentiques. Le rôle des centres énergétiques de l'inconscient collectif était vigoureusement souligné, mais il ne supprimait guère l'in-

1. *Ueber die Psychologie der Dementia Praecox*, p. III (1906).

fluence et l'activité des complexes refoulés de l'inconscient personnel.

Une même vue complémentaire est à la base de la plupart des oppositions, qui, dans le cadre de notre étude, n'ont pas été explicitement mentionnées. Tels les binômes : progression-régression, projection-introjection, évolution-involution... Mais arrêtons ce flot d'indications convergentes. L'énumération faite nous démontre clairement que cette opposition complémentaire ou cette complémentarité des opposés est une catégorie de base dans la psychologie jungienne[1]. Or, toutes semblent bien être enracinées dans l'opposition qui confronte l'introversion et l'extraversion[2]. Ce binôme commande toute la structure du livre le plus répandu de Jung, *Psychologische Typen.* Il a d'ailleurs exercé une influence indiscutable. Malgré leur hostilité systématique, plusieurs adversaires irréductibles de la psychologie analytique lui ont emprunté cette opposition[3].

Dans d'autres œuvres aussi, Jung a fréquemment décrit le mécanisme et les caractéristiques de cette paire d'opposés. Il l'a fait en détail dans *Die Psychologie der Unbewussten Prozesse* (1917), dans *Das Unbewusste im normalen und kranken Seelenleben* (1926), et, en dernier lieu, dans *Ueber die Psychologie des Unbewussten* (1942).

En parlant des groupes d'opposés dans l'attitude consciente, nous avons déjà cité la définition concise que Jung a donnée du binôme extraversion-introversion. Nous la reproduisons une fois de plus en vue de notre discussion. « Il y a extraversion partout où c'est au monde extérieur, à l'Objet, que l'individu accorde son intérêt fondamental et attribue une importance et valeur essentielles : il y a introversion, au contraire, lorsque le monde objectif subit une sorte de dénigrement ou de déconsidération au profit du Sujet lui-même, qui accapare alors tout l'intérêt de l'individu

1. P. Walder désigne une telle « union des opposés » par le terme de *Polarität.* Il veut indiquer par là qu'il ne s'agit pas en l'occurrence d'une contradiction logique *(logischer Gegensatz)*, dont les membres s'excluent, mais bien d'une réalité oppositionnelle *(realer Gegensatz)*, dont les membres s'opposent tout en étant interdépendants. Ils constituent donc une dualité dans l'unité même et une unité des deux opposés. Cfr P. WALDER, *Mensch und Welt bei C. G. Jung*, p. 11.

2. Notre position s'éloigne délibérément de celle qu'adopte P. Walder. Ce dernier présente le binôme masculin-féminin comme opposition fondamentale *(Urgegensatz)*. Ce binôme, emprunté à la philosophie chinoise, comprend le principe masculin Yang (lumière) et le principe féminin Yin (nuit). Jung le mentionne incidemment en vue d'illustrer son opposition extraversion-introversion. Mais il semble abusif de lui reconnaître l'importance que Walder lui attribue. Cfr *Psychologische Typen*, p. 306.

3. D'aucuns se sont contentés de reprendre les deux termes, en les bourrant d'une nouvelle signification. Rorschach signale lui-même qu'il a procédé de la sorte. Cfr H. RORSCHACH, *Psychodiagnostik*, pp. 76-78.

et entre, pour ainsi dire, seul en ligne de compte à ses propres yeux[1] ».

Jung se plaît à suggérer que cette vue lui a été inspirée par la confrontation des deux systèmes antagonistes de Freud et d'Adler. Le premier système « essentiellement réducteur et causal, s'en tient rigoureusement aux données empiriques et ramène les complexes à leurs antécédents et à leurs facteurs élémentaires. Il envisage la vie psychique comme n'étant guère qu'un effet ». C'est donc à l'objet et à son influence qu'il accorde toute son attention. « L'autre est foncièrement finaliste. Les phénomènes ne se réduisent pas à des facteurs antérieurs et plus simples, mais ils sont conçus comme des arrangements, des résultats d'intentions et de fins d'une nature extrêmement complexe. » Seul le sujet lui-même et ses réactions individuelles entrent en ligne de compte. Et Jung conclut : « Ce sera la tâche difficile de l'avenir d'élaborer une psychologie qui tienne également compte de ces deux types de mentalité[2] ». Dans ces dernières lignes, Jung énonce le programme qu'il s'est tracé.

### *Le compromis, essai de synthèse*

Il nous semble cependant que le fait de ramener les deux systèmes antagonistes de Freud et d'Adler à leurs « types psychologiques » implicites est plutôt un résultat qu'un point de départ. Ce dernier doit être cherché quinze ans plus tôt, dans les premières publications de Jung : *Zur Psychologie und Pathologie sog. occulter Phänomene* (1902) et *Ueber die Psychologie der Dementia Praecox* (1906). Ces œuvres avaient été composées avant même que Jung n'eût fait la connaissance de Freud. Néanmoins, il y déclarait ouvertement qu'il acceptait les vues psychanalytiques du maître de Vienne, sous bénéfice d'inventaire : « Faire justice à Freud ne signifie pas se soumettre inconditionnellement à un dogme[3] ».

Trois caractéristiques peuvent être relevées dans ces publications. Jung y souligne instamment le rôle des dispositions subjectives qui, à l'occasion d'influences extérieures, déclenchent les manifestations psychiques et les troubles pathologiques. De plus, il défend âprement la cohésion intérieure de la psyché *(der ganzheitliche Charakter)* contre toute psychologie qui veut la dissocier en éléments. Enfin, il unifie, dès ces premières publica-

1. *Contribution à l'étude des types psychologiques*, p. 290 (1913).
2. *Contribution à l'étude des types psychologiques*, pp. 298-299.
3. *Ueber die Psychologie der Dementia Praecox*, p. III (1906).

tions, les deux vues précédentes. D'une part, en effet, il explique les dispositions subjectives comme des complexes plus ou moins autonomes par rapport au moi, et, d'autre part, il fait rentrer ces complexes dans la psyché, en les considérant comme une partie intégrante de l'inconscient.

Adler a été le premier dissident dans le groupe nouvellement formé des psychanalystes. Ses théories s'opposaient diamétralement à celles de Freud. Dans les cris de protestations du rebelle, Jung a certainement perçu l'écho de ses propres objections. Mais comme il ne s'était jamais inconditionnellement soumis à Freud, il n'a pas ressenti le besoin d'abjurer son « maître » pour affirmer sa propre personnalité. Il espérait trouver le moyen de sauvegarder tant les découvertes de Freud que les vues complémentaires d'Adler. Il suffirait de jeter un pont qui relie la sexualité et le désir de puissance, ces deux rives du courant psychique. Jung se flattait d'y réussir par son postulat de l'énergie psychique. Pour que cette énergie puisse s'investir tant dans la sexualité que dans le désir de puissance, elle ne pouvait en aucun cas être dotée d'un caractère propre. En soi, elle devait être radicalement indifférenciée et susceptible, par là, de se manifester à tout niveau. Aux yeux de Jung, pareille indifférenciation foncière de l'énergie psychique correspondait pleinement au caractère propre de l'énergie physique, telle que les sciences naturelles la postulaient. Or, la correspondance de ses vues avec celles des sciences naturelles, qui n'ont jamais cessé de le fasciner, devait le convaincre, plus que toute autre considération, du bien fondé de son hypothèse[1].

Jusqu'ici, tout semblait indiquer que Jung était uniquement soucieux de découvrir comment unifier les acquisitions psychanalytiques. Pour ce faire, il se contentait d'un seul postulat flanqué d'une double hypothèse. En fait, l'hypothèse des attitudes complémentaires de la psyché procédait non seulement d'une considération scientifique, mais tout autant d'une prise de position plus fondamentale encore. Jamais Jung ne s'en est rendu explicitement compte. Quoi de plus normal, en effet, pour un homme de science, que de présenter son hypothèse comme une décantation de son expérience psychologique, tirée des observations empiriques ? Nous verrons cependant que l'hypothèse en question n'était possible qu'à cause de la recherche plus ou moins con-

1. A. C. Meier, en disciple fidèle, comparera dans le Jung-Festschrift, *Die kulturelle Bedeutung der komplexen Psychologie*, l'ensemble de la psychologie analytique à la physique atomique. Il élèvera leurs correspondances au rang de critères de vérité.

sciente d'une attitude universellement valable, qui, petit à petit, se cristallisa jusqu'à devenir l'axe central de la pensée jungienne.

Les présuppositions — à vrai dire, il s'agit de l'infrastructure philosophique — de l'hypothèse psychologique de l'extraversion et de l'introversion, éclatent au grand jour dans les quelques pages des *Psychologische Typen* consacrées au problème des universaux. Même à ce problème, aussi vieux que la philosophie elle-même, Jung croit apporter une solution radicale et lumineuse. Sans se mettre en frais de nuances, Jung campe bien les deux adversaires. Les uns, à la suite de Platon, défendaient le réalisme, c'est-à-dire « l'existence des idées universelles en soi ». Les autres prônaient le nominalisme, c'est-à-dire « la négation de toute notion universelle, qui n'avait pas plus de réalité qu'un « flatus vocis[1] ». Jung clôt le débat en rendant une sentence laconique et irrévocable. « Nous retrouvons ici l'opposition typique entre le point de vue abstrait, qui accorde la valeur suprême à la pensée elle-même, et le point de vue concret qui soumet la pensée et le sentiment à l'objet sensoriel[2]. » Les réalistes jugeaient que les idées des objets existaient en elles-mêmes, avant toute réalisation dans un objet concret (universale ante rem). Les nominalistes, par contre, déclaraient que ces idées étaient déduites à tort de l'existence des objets concrets et n'existaient pas en fait (universale post rem).

Jung connaît aussi la solution strictement philosophique qu'Aristote et Thomas d'Aquin apportèrent à ce problème. Ils étaient les champions de l'universale in re, c'est-à-dire de l'idée qui existe en tant que « forme » universelle des objets concrets. Pour une raison mystérieuse, Jung ne fait que les saluer en passant. Il ne se donne pas même la peine de les réfuter, mais se contente de les planter là en les taquinant à cause de leur « concrétisme primitif ». Puis, il passe à sa solution.

Le combat, où s'affrontent les défenseurs de la valeur objective de l'idée et ceux du caractère purement illusoire de cette même idée, est sans issue. C'est pourquoi il n'aura pas de fin, ajoute-t-il avec fatalisme. Mais les deux partis en présence sauraient se mettre d'accord pour accepter que l'idée objective se présente à la pensée de tout homme. L'idée de l'objectivité est donc subjectivement réalisée et est donc psychiquement ou subjectivement vraie. Et Jung de raisonner : Kant a démontré de façon péremptoire que l'objet comme tel ne saurait être connu par la raison humaine, qui n'atteint que les phénomènes à travers

1. *Psychologische Typen*, p. 41 (1921).
2. *Psychologische Typen*, p. 54. Cfr *Seelenprobleme der Gegenwart*, p. 383 (1921).

ses propres catégories à priori. Si les philosophes n'en ont pas moins débattu pendant des siècles de la nature absolue de l'objet, cela est donc uniquement dû à leur attitude psychologique. Ceux qui étaient manifestement extravertis, postulaient l'objet comme une réalité, radicalement autonome par rapport au sujet, qui n'avait qu'à s'y plier. Ceux qui, par contre, étaient manifestement introvertis, n'appréciaient l'objet que pour autant qu'il était rapporté au sujet, auquel il devait se soumettre. Dans les deux cas, soit que l'objet l'emporte sur le sujet, soit que le sujet l'emporte sur l'objet, l'objet, tout en étant inconnaissable dans son être propre, est doué d'une valeur indéniable, pour autant qu'il entre en communion avec le sujet qu'il influence. D'un geste magnanime mais impétueux, Jung sacrifie allégrement la vérité absolue et la connaissance de l'objet comme tel. Il se console de sa perte par l'idée, à ses yeux fort réconfortante, que l'objet est en tout cas psychiquement vrai et réel dans son union avec le sujet.

Jung croit résoudre en un tour de main un des problèmes les plus épineux de la philosophie. Il ne lui a pas fallu cinquante pages ! Hélas, il ne se rend pas compte que sa solution passe à côté de la question. Que l'objet soit en rapport avec le sujet, ou que, dans la terminologie de Jung, l'objet soit psychiquement vrai et réel, jamais les philosophes ne l'avaient mis en doute. La question était de savoir s'il fallait attribuer à cet objet, psychiquement vrai et réel, une valeur non subjective. La solution que Jung prône comme une synthèse des deux opinions qui s'affrontent, méconnaît en fait les deux opinions à la fois. La synthèse proposée se contente de remplacer les deux extrêmes par leur plus grand commun dénominateur. A l'antagonisme des deux positions — l'objet absolu ou le sujet absolu — elle substitue leur corrélation non pas sur le plan ontologique, mais sur le plan psychique.

Par le même procédé, Jung espère synthétiser les vues de Freud et d'Adler. Tous deux étaient en quête de l'instinct qui serait à la base de toutes les manifestations inconscientes de la vie psychique, afin d'en faire le fondement solide de tout leur système. Jung subsume la sexualité et le désir de puissance sous l'énergie indifférenciée. Mais cette dernière n'est plus de l'ordre de l'instinct. Elle se situe au niveau abstrait des réalités psychiques.

Toutes les synthèses, ébauchées par Jung, témoignent de son ambition légitime de faire justice à toutes les composantes des paires d'opposés. C'est là le mérite incontestable de son attitude. Malheureusement, la synthèse est toujours réalisée de façon peu satisfaisante. Elle unifie les composantes en les réduisant à leur commun dénominateur à un niveau qui n'est pas celui du litige. Ici se révèle le point faible de cette même attitude.

Le principe de l'unification des opposés par leur relativisation même commande toute l'œuvre théorique de Jung. Nous rechercherons en premier lieu quels enrichissements et quels appauvrissements ce principe comporte par rapport à la prise de position de Freud. Par après, nous examinerons de plus près les vues fondamentales de la psychologie analytique pour y découvrir les mêmes enrichissements et les mêmes appauvrissements.

L'enrichissement que Jung a apporté au freudisme orthodoxe saute aux yeux. Notons d'ailleurs que Freud lui-même a maintenu son système dans une perspective bien plus étroite que ses découvertes les plus importantes et ses vues les meilleures ne le lui conseillaient[1]. Jung ne s'est pas lassé de mettre en avant les éléments subjectifs de la vie psychique tout aussi bien que les facteurs objectifs. Il s'est gardé de ramener les niveaux supérieurs de l'activité humaine — la morale, l'art et la religion — aux niveaux inférieurs. Il s'est démené sans cesse afin d'intégrer la réduction des constructions psychiques inauthentiques au déploiement total de la personne du patient. Ces efforts, qui sont loin d'être infructueux, ne peuvent pas être perdus de vue. Il est possible, et même fort probable, que Freud a pressenti ces éléments et qu'il les a signalés en passant dans ses œuvres. Dans ce sens, le Dr Boss nous fournit des indications fort plausibles[2]. Mais il est injuste de minimiser, par de telles références aux œuvres de Freud, les mérites de Jung. Boss oublie apparemment qu'il a lui-même attaqué, non sans quelque exagération, le caractère exclusif et unilatéral de la pensée de Freud « toute imprégnée des sciences physico-techniques », « qui réduisent tout à un jeu de forces calculables à l'avance[3] ». Nous ne nions pas que Freud ait donné plus d'une indication dans le bon sens. Cela n'empêche que Jung a été le premier à développer, avec système, la méthode constructive et l'analyse du rêve au niveau du sujet.

Constatons cependant que les passages, où Jung exalte la

1. Nous répétons une fois de plus que, dans le cadre de notre étude, les théories de Freud ont été mises en avant pour autant qu'elles ont été comprises par Jung. Par le jeu des contrastes, elles font ressortir les positions jungiennes. Nous ne souscrivons pas pour autant aux interprétations données, ni dans leur ensemble, ni dans tous leurs détails. Une étude approfondie de la portée exacte des vues fondamentales de Freud sera publiée sous peu par le Dr J. Schotte, qui a bien voulu nous communiquer, à notre plus grand profit, ses principales idées. Cfr La communication provisoire : *Remarques sur la connaissance d'autrui dans la situation psychothérapeutique*.

2. Dr M. Boss, *Der Traum und seine Auslegung*, pp. 41 et 49.

3. Id., *Ibid.*, p. 37.

valeur psychologique des religions, où il critique les prétentions exagérées de la pensée causale et scientifique, où il prône le respect pour la personne du patient, impressionnent surtout le lecteur qui n'est pas formé aux disciplines de la psychologie. Qu'un profane soit enthousiasmé par le respect qui perce dans le regard scrutateur du psychothérapeute, ne devrait pas indisposer l'homme de science. Il doit être assez indulgent pour comprendre l'exaltation que trahit l'exclamation de J. B. Priestley : « C'est bien le plus grand mérite de Jung de s'être servi de l'instrument de l'homme moderne — l'intellect scientifique — pour frayer un chemin à travers l'obscure jungle jusqu'à l'air azuré des cimes »! Néanmoins, on comprend fort bien que le chercheur, féru de sciences exactes, ne se rende pas à des raisons d'ordre sentimental. Il est normal qu'un cri aussi enthousiaste éveille sa défiance et alerte son esprit critique. Mais Edward Glover ne cache pas son mépris en citant l'exclamation de Priestley. Sa mauvaise humeur l'entraîne à critiquer Jung avec violence. Sans ménager ses sarcasmes, il vitupère contre « l'immense volume de mousse verbale sous lequel disparaissent les concepts jungiens[1] ». Malheureusement, de pareilles expressions blessantes ne peuvent qu'affaiblir la portée d'une critique judicieuse qui oppose la concision rigoureuse de Freud à la prolixité confuse de Jung.

Nous avons déjà donné les raisons qui, à notre avis, étaient à l'origine de ces différences entre Freud et Jung. Le compromis de l'énergie psychique pure et simple permettait déjà d'unifier les vues de Freud et d'Adler. Ce concept de base entraînait inévitablement le caractère abstrait de tous les postulats spécifiquement jungiens. Ce disant, nous pensons en particulier aux archétypes et au *Selbst*. L'énergie psychique n'est plus que l'intensité non différenciée qui se manifeste dans tous les processus psychiques. Les archétypes ne sont plus que des « possibilités » de représentations. Le *Selbst*, enfin, n'est plus qu'un « concept-limite » *(Grenzbegriff)*, dont le contenu et la valeur objective nous échappent totalement. Les longues digressions au sujet des symboles, dans lesquels affleurent les archétypes et le *Selbst*, ne sont pas à même de conférer un contenu à ces abstractions poussées à bout. L'impression de vague que laisse l'étude comparée des abondants matériaux amassés par Jung ne saurait qu'être renforcée par la comparaison avec la précision subtile et la logique serrée des *Drei Abhandlungen* de Freud qui décrivent en détail la constitution, le développement, l'activité et les déviations de l'instinct sexuel.

1. Edw. GLOVER, *Freud and Jung*, p. 241. (Trad. fr. p. 18).

A notre avis, l'effort méritoire de Jung, qui s'est soucié de ne négliger aucun aspect de la psyché, a été handicapé par son impuissance à réaliser une véritable synthèse. Il s'ensuit normalement que l'effort unificateur de Jung a surtout impressionné ceux qui ont eu des contacts plutôt superficiels avec la psychologie analytique. Mais il perd de sa valeur pour ceux qui sont à la recherche d'un système bien articulé. Qu'un tel système soit quelque peu exclusif n'est pas pour leur déplaire, pourvu qu'il leur fournisse un instrument éprouvé et efficace adapté aux exigences de la pratique psychologique.

Jusqu'ici nous avons considéré les enrichissements et les appauvrissements, subis par la psychologie analytique comparée à la psychanalyse. Passons maintenant à l'examen des principales découvertes jungiennes pour vérifier notre jugement.

C'est à l'occasion de l'étude de l'imago, du symbole et du mythe, que les vues nouvelles de Jung apparaissaient fort suggestives. Il est indéniable qu'en tous ces points, Jung anticipait sur des découvertes qui seraient entérinées peu après par les phénoménologues et les ethnologues. Le rejet de l'image comme « copie photographique d'un objet extérieur logée quelque part dans le cerveau », se retrouve dans l'étude que J. P. Sartre a consacrée au problème de l'imagination[1]. Sartre, lui aussi, partait en guerre contre l'associationisme et réhabilitait l'image comme un état de conscience unifiant l'objet et le sujet. La définition du symbole que Mircea Eliade oppose au signe, rejoint sans contredit la position de Jung. Eliade, en effet, décrit la fonction du symbole « qui révèle une réalité... qu'aucune autre « manifestation » n'est à même de révéler[2] ». Le mythe et le rite, que Jung avait expliqués comme des symboles de représentation et de comportement[3], sont caractérisés de la même façon par G. van der Leeuw, dans sa phénoménologie religieuse et par Ad. Jensen, dans son ethnologie phénoménologique[4].

Les ressemblances que nous venons de signaler sont réelles. Elles ne peuvent cependant pas nous faire illusion, car il y a aussi des divergences significatives. A la suite de son étude historico-critique, mentionnée plus haut, J. P. Sartre a publié un article, intitulé *La structure intentionnelle de l'image*, dans lequel il esquissait une phénoménologie de l'image. Peu après, il retravaillait cet article et en fit un livre : *L'Imaginaire*. Dans ces deux publications,

1. J. P. Sartre, *L'imagination*, passim.
2. M. Eliade, *Traité de l'Histoire des Religions*, p. 381.
3. *Ueber die Energetik der Seele*, p. 80 (1928).
4. G. van der Leeuw, *La Religion dans son essence et ses manifestations*, pp. 404-408 ; Ad. Jensen, *Mythus und Kult bei den Naturvölkern*, passim.

Sartre souligne vigoureusement son idée. L'image, comme « conscience », doit être jugée en elle-même et non pas dans son rapport fictif à l'objet. Jung, par contre, réfère constamment l'imago à l'objet. Car il énonce comme principe qu'elle ne coïncide qu'en partie avec l'objet, à moins qu'elle ne s'en éloigne tout à fait dans les cas pathologiques. Lui, qui maintient très fermement la négation kantienne de la possibilité d'une connaissance vraiment objective, doit donc postuler un objet qui n'existe pas seulement en soi, mais qui doit être connu comme tel. Comment n'y point voir d'incohérence?

La façon dont Mircea Eliade définit le symbole trahit, elle aussi, une divergence de vues appréciable. De l'avis d'Eliade, la réalité révélée dans le symbole ne saurait se manifester d'une autre manière, mais cette réalité est réellement révélée par le symbole en question. En d'autres mots, le symbole est cette réalité même pour autant qu'elle se manifeste. Jung, par contre, répète inlassablement que la réalité qui se manifeste dans le symbole est inconnaissable comme telle. Mais de quel droit parle-t-on en ce cas d'une manifestation? N'est-ce pas contradictoire de se référer à une manifestation de ce qui est inconnaissable en soi?

Nous voyons donc l'objet, que Jung caractérise avec conviction comme totalement inconnaissable et inaccessible, reparaître à tout instant comme critère de la valeur objective du symbole et du caractère subjectif de l'imago. Bien sûr, Jung s'excusera en alléguant que les faits eux-mêmes l'acculent à cet illogisme. Or, les faits l'emportent sur le raisonnement le plus subtil. Mais n'est-ce pas à craindre que Jung ne distingue guère le rôle que jouent ses propres présuppositions dans l'établissement de ces faits dits d'expérience? Bien des textes, disséminés à travers ses œuvres, confirment nos craintes. Plutôt que de les signaler tous en passant, nous nous bornerons à en analyser un seul à fond. Le texte en question est tiré d'un article, *Das Grundproblem der gegenwärtigen Psychologie*. Jung s'y propose de démontrer une fois pour toutes la réalité irréductible de la psyché. Comme point de départ, il prend, selon son habitude, un groupe d'opposés. Dans ce cas, il s'agit du binôme *Physis-Geist*. Il rejette toute solution qui ne tient compte uniquement que de l'aspect physique ou de l'aspect spirituel de l'être psychique. Et il poursuit : « Le psychique est somme toute quelque chose d'insaisissable *(ein unerfassbares Etwas)*. C'est sans conteste notre seule expérience directe. Tout ce que j'expérimente est psychique. Même la douleur physique est une représentation psychique *(ein psychisches Abbild)* que je ressens. Toutes les perceptions sensorielles qui m'imposent un monde d'objets, peuplant l'espace de corps impénétrables, sont des représentations psychiques. Ces dernières, et elles seules, constituent mon unique expérience directe. Elles seules, en effet, sont l'objet direct de ma conscience. Bien plus, ma psyché change et altère la réalité à tel point que je dois faire appel à des artifices pour établir ce que sont les choses du dehors. C'est ainsi que j'apprends qu'un son est une vibration de l'air, ayant une fréquence bien déterminée, et qu'une couleur est une longueur d'onde déterminée de la lumière. Au fond, nous sommes tellement enveloppés de représentations psychiques qu'il nous est impossible de pénétrer jusqu'à l'être même des choses extérieures. Tout ce que nous sommes à même de savoir se compose de substance psychique *(aus psychischem Stoff)*. La psyché est l'être le plus réel qui soit, parce que c'est la seule réalité immédiatement accessible[1]... »

Un texte comme celui-ci prouve irréfutablement que Jung conçoit les douleurs physiques, les sons et les couleurs, — pour reprendre ses propres exemples — comme des objets existant hors de nous. Nous n'en percevons, d'après lui, que les représentations psychiques, auxquelles il dénie toute valeur objective. Une question s'impose donc : d'où lui vient sa certitude concernant le monde extérieur objectif? Ou bien Jung en a connaissance par voie psychique, mais dans cette éventualité, il n'y a pas lieu de parler de l'être insaisissable des objets. Ou bien Jung n'en sait rien, mais alors il ne faut plus en parler comme postulat ou critère. La prise de position de Jung procède d'une double affirmation, qui recèle une contradiction. D'une part, il affirme, sans d'ailleurs fournir de preuve, que le monde objectif se contre-distingue du monde subjectif ou psychique. D'autre part, il affirme simultanément que celui-là ne saurait être connu par celui-ci. Cette seconde affirmation devrait normalement aboutir à un subjectivisme radical, si Jung n'avançait, par un nouveau postulat, que la réalité du psychique est l'être par excellence. Et Jung nous redit que nous le saisissons directement, alors qu'il venait de certifier peu auparavant qu'il était, somme toute, inconnaissable.

Un même mouvement oscillatoire entre deux positions extrêmes, voire contradictoires, permet à Jung des volte-face qui jettent la rage au cœur de ses adversaires. D'abord, il volatilise ses archétypes et en fait de pures « possibilités » de représentations ou des centres significatifs sans aucun contenu propre. Puis, il les con-

1. *Wirklichkeit der Seele*, p. 24 (1931).

crétise jusqu'à en faire des « moteurs de l'activité onirique » et « des sources et des régulateurs de l'activité inconsciente[1] ». D'abord il décrit le *Selbst* comme pur concept-limite, puis il le remplit de la totalité du psychique, cette réalité par excellence qui est directement appréhendée.

Tous les griefs et toutes les objections formulés contre « ses énoncés contradictoires et ses inconséquences logiques », contre le fait qu'il hypostasie des réalités psychiques qu'il avait présentées peu auparavant comme des possibilités pures et simples, « contre son incapacité d'appeler un chat un chat et de lui conserver cette dénomination[2] », en un mot « contre son psychologisme qui prétend être de l'expérience », visent sans exception la prise de position la plus fondamentale de Jung. Elle superpose à une vue réaliste du monde subjectif et du monde objectif, comme deux réalités indépendantes qui s'influencent réciproquement, la thèse kantienne de l'impossibilité où nous serions de connaître le monde objectif.

Au réaliste et au positiviste, Jung signale instamment la réalité du sujet psychique, qui seul est directement perçu. Brusquement, il se retourne vers l'idéaliste pour lui rappeler la réalité d'un monde objectif existant comme tel, qu'il invoque comme norme des représentations psychiques, peu fidèles, que nous en avons. Sans plus tarder, il interpelle le réaliste et lui assure que ce monde objectif est inconnaissable!

Nous sommes convaincus que Jung ne se rend pas compte de l'ambiguïté qui se cache sous ses efforts de synthèse unificatrice. A maintes reprises, il se plaint que les deux adversaires, qu'il désire réconcilier, sont trop bornés pour apprécier sa solution. Alors qu'il affirme que tout est « au moins » psychique, ils lui rétorquent qu'il affirme que tout est « uniquement » psychique. Leur désaccord est cependant fort compréhensible. Ce que Jung affirme ne fait aucun doute pour les deux antagonistes. Ils l'acceptent même sans son entremise. Mais c'est le pas suivant qui les intéresse et dont ils discutent. Comme Jung se refuse catégoriquement à faire ce pas, ils se détournent tous deux du compromis qu'il fait miroiter en vain à leurs yeux.

Si Jung veut vraiment réaliser une synthèse des oppositions qu'il a dénombrées, il devrait s'inspirer soit d'Aristote, soit de la phénoménologie. Il invoque les catégories de matière et de forme du premier dans plusieurs de ses explications. Il n'ignore pas non plus les vues de la seconde concernant l'interaction et la corré-

1. *Der Geist der Psychologie*, p. 447 (1946).
2. Edw. GLOVER, *Freud and Jung*, p. 241. (Trad. fr. p. 19).

lation du sujet et de l'objet. Quelle que soit la solution suivie, Jung devrait sacrifier tant la thèse de la réalité absolue du monde objectif, extérieur au sujet, que celle de l'être inconnaissable de ce même monde objectif.

Il n'est pas étonnant que Jung soit dans l'impossibilité d'opérer une telle révolution. Personne ne défend impunément ses idées pendant près d'un demi-siècle. Il est plus regrettable que d'autres chercheurs, soucieux à leur tour d'unifier les positions de Freud et de Jung, n'en ont pas compris la nécessité. Leurs efforts bien intentionnés étaient voués à l'échec, car tous ils se sont essayés à insérer les grandeurs abstraites de Jung, tels les archétypes et le *Selbst*, dans le système autrement orienté de Freud.

H. Schultz-Hencke a proposé d'interpréter les archétypes jungiens comme des relations de parents à enfant et vice-versa : « La relation père-fils, fils-père, mère-fille et vice-versa, frère-frère, frère-sœur, mari-belle-mère, épouse-beau-père, etc. »[1] Il les considérait soit du point de vue de l'homme, soit de celui de la femme. La solution envisagée est plutôt décevante et ne nous apporte aucune lumière. En effet, elle ne tient compte ni du caractère abstrait de l'hypothèse jungienne des archétypes, ni du caractère concret de la thèse freudienne des instincts. La conclusion de H. Schultz-Hencke, qui termine en marquant nettement ses préférences pour Freud, nous semble donc moins arbitraire, ou, pour mieux dire, moins ambiguë que la solution suggérée par Ch. Baudouin. Ce dernier tâche de réconcilier Freud et Jung en soudant des pièces détachées, empruntées aux deux systèmes. Dans son *Précis de Psychologie analytique*, il fait alterner les trois instances psychiques de Freud — le *ça*, le *moi* et le *surmoi* — avec trois archétypes de Jung — la *persona*, l'*ombre* et le *Selbst*. Il y ajoute une septième instance dénommée l'*automate*, qui est sa découverte personnelle. Voilà constitué le système septenaire suivant : l'automate, le ça, la persona, le moi, l'ombre, le sur-moi, et le Selbst, dans un ordre ascensionnel triangulaire de cercles qui s'entrepénètrent[2]. Cette construction est ingénieuse, bien sûr. Hélas, elle est hasardeuse, tout autant. Nulle part, on ne nous explique pourquoi et comment les instances de Freud peuvent être assimilées sans plus aux archétypes de Jung. Nulle part on ne nous indique pourquoi trois archétypes

1. H. SCHULTZ-HENCKE, *Ueber die Archetypen*, p. 338. Le professeur Carp a repris cette interprétation sans s'en distancer comme le fait H. Schultz-Hencke dans son paragraphe final. Cfr E. A. CARP, *De analytisch-psychologische behandelingswijze volgens Jung*, pp. 53-54.

2. Cfr les dessins du système septenaire dans Ch. BAUDOUIN, *De l'Instinct à l'Esprit*, p. 224.

et pas plus ont droit à cette faveur. Nulle part on ne nous démontre pourquoi le nombre sept constitue un ensemble cohérent et définitif. Charles Baudouin se contente d'alléguer l'utilité pratique de cette construction et de signaler sa ressemblance avec d'autres systèmes « psychiques », tels les sept chakras du Kundalini-Yoga et les sept demeures dans le « château de l'âme » de Thérèse d'Avila[1].

Un tel éclectisme peut s'avérer utile dans la pratique et tire sa valeur de cette qualité toute pragmatique. Malheureusement, il porte à son comble la confusion terminologique qui sévit depuis les débuts dans le camp de la psychologie des profondeurs. Il maintient, en effet, des termes, qui s'appliquent à des notions fort disparates, sans respect aucun pour leur contenu spécifique.

Nous avons souligné avec force, peut-être même avec trop insistance, le point faible de la prise de position fondamentale de Jung. Nous avons été tout aussi intransigeants vis-à-vis des solutions proposées, qui voulaient y remédier par de nouveaux compromis. Il fallait en avoir le courage si nous ne voulions pas limiter notre critique au rejet occasionnel d'éléments secondaires pour des raisons extrinsèques. Ce n'est pas là le seul avantage de cette critique, qui s'attaque au nœud même du problème. Elle nous permet de dégager, tout aussi impartialement, les enrichissements que Jung a apportés. Nous en reparlons maintenant en consacrant la troisième partie de ce chapitre à ce que Jung a dénommé le caractère phénoménologique de sa psychologie. Nous avons constaté qu'un effort de synthèse n'aboutit pas nécessairement à une philosophie cohérente. Mais il est tout aussi vrai que des vues philosophiques incohérentes n'engendrent pas fatalement une pratique déficiente. Dans les deux cas, la même condition est requise : il suffit d'une inconséquence logique. Or, jamais on n'a reproché à Jung une logique excessive.

## *Une psychologie phénoménologique*

Les termes de phénoménologie et de phénoménologique n'ont été que récemment introduits dans le vocabulaire de Jung. Jusqu'en 1925, ils sont totalement absents de ses écrits. Par après, ils se présentent de temps à autre. Jamais cependant, si ce n'est dans *Psychologie und Religion*, ils ne sont employés à une fréquence

1. Cfr aussi H. C. RÜMKE, *Aantekeningen over het instinct, de archetypus, de existentiaal.*

telle qu'on soit en droit de parler d'un usage systématique. Dix textes tout au plus, dans l'œuvre si volumineuse de Jung, sont consacrés à la description de leur portée. Néanmoins, les deux termes sont trop importants en psychologie analytique, pour que nous soyons dispensés de les examiner de près. De plus, ils connaissent une telle vogue dans les publications actuelles tant philosophiques que scientifiques, qu'il est indispensable de préciser leur signification si l'on veut échapper à des ambiguïtés et des contresens flagrants.

Jung s'est toujours servi des deux termes en question afin de mettre en évidence deux caractéristiques de sa science qui lui tenaient au cœur. La psychologie phénoménologique ou phénoménologie psychologique s'oppose à la symptomatologie clinique. Cette dernière ne s'occupe guère que d'établir les aspects saillants ou symptômes des phénomènes psychiques. La première par contre s'applique à découvrir le sens même de ces phénomènes. « La phénoménologie de la psyché fournit les données nécessaires à l'établissement d'une théorie des structures psychiques. En partant de l'application empirique de ces théories des structures, elle édifie une typologie psychologique [1] ».

Pareille phénoménologie se propose de saisir la structure propre des phénomènes. Pour ce faire, elle ne se sert pas d'une définition empruntée à d'autres disciplines, mais elle tâche de découvrir le sens que les « manifestations » révèlent. Elle part, en effet, de la conviction que les phénomènes, c'est-à-dire les choses qui se montrent, recèlent leur propre sens. Il faut donc s'appliquer à l'y reconnaître. Il n'est pas exclu qu'une même signification se retrouve dans plusieurs phénomènes. Dans ce cas, il est possible de parler d'une ressemblance des structures significatives. Si alors nous nous heurtons à plusieurs structures, qui ont des traits communs, il nous sera loisible de les ranger sous l'unité supérieure des types significatifs. La considération attentive des phénomènes et leur insertion dans l'ensemble de la vie nous confère donc une compréhension approfondie de leur sens propre. De temps à autre, Jung parle même d'une pénétration de leur nature ou de leur être. Cette dernière affirmation ne laisse pas d'être malencontreuse. Husserl, en effet, le fondateur de la phénoménologie, lui attribue comme résultat final la « *Wesensschau* », c'est-à-dire la compréhension des phénomènes dans leur réalité

1. *Seelenprobleme der Gegenwart*, p. 120 (1928). La définition de Jung se rapproche indéniablement des conceptions de Dilthey. G. van der Leeuw s'en est aussi inspiré pour établir sa méthode phénoménologique en sciences religieuses. Cfr G. VAN DER LEEUW, *La religion dans son essence et ses manifestations*, pp. 654-671.

ontologique. Jung, par contre, exclut radicalement cette dernière instance. Il érige l'*épochè*, c'est-à-dire l'abstention de tout jugement de valeur ou de réalité ontologique, que Husserl avait préconisée comme une étape méthodologique à dépasser, en principe absolu et définitif. Il le fait si instamment que cet aspect devient prépondérant dans l'usage qu'il fait du terme. Dès 1927, il précise sa position comme suit : « Ma conception uniquement phénoménologique de l'âme (psyché) n'a rien à voir avec les idées chrétiennes de l'âme, qui sont des essais en vue d'établir une notion philosophique, qui exprime en sa totalité une substance métaphysique individuelle[1]. » Et dans l'introduction à une édition française de quelques-uns de ses ouvrages, il répète en 1938 : « La psychologie ne peut et ne veut établir aucune vérité *métaphysique* ; elle s'occupe uniquement de la *phénoménologie psychologique*[2]. »

La phénoménologie doit donc être conçue comme une méthode qui s'applique à dégager le sens propre du phénomène tel qu'il se manifeste à celui qui le considère et l'interroge tout en renonçant à porter un jugement sur l'aspect ontologique du phénomène. Une telle phénoménologie est en tout conforme aux perspectives de Jung et répond à ses vœux les plus chers. Lui aussi désire étudier les phénomènes psychiques sans avoir à se soucier d'une philosophie, qui du dehors prescrit la loi aux phénomènes et les juge de l'extérieur, soit qu'elle se présente comme un idéalisme déductif, soit qu'elle prenne les apparences d'un positivisme inductif. Jung avait été confronté avec ces deux tendances qui dominaient les courants d'idées à la fin du XIX<sup>e</sup> siècle. Toutes deux lui semblaient inacceptables. Le cri de ralliement des phénoménologues, *Zu den Sachen selbst*, lui convenait à merveille. N'était-il pas désireux avant tout de comprendre sans parti-pris, ce qu'il appelait les faits empiriques *(Tatsachen)* ? Plus tard, il découvrit un second avantage à cette méthode phénoménologique. Sa fidélité initiale à l'agnosticisme théorique de Kant fut le point de mire de plusieurs critiques qui le prenaient à parti. L'*épochè* de la phénoménologie lui permit d'interpréter son attitude d'une façon plus souple. Au lieu de maintenir la thèse de la nature inconnaissable de l'objet, il parle dorénavant d'une « auto-limitation de la psychologie à la fois libre et inévitable[3] ». En tant que

1. *Seelenprobleme der Gegenwart*, p. 198 (1927).
2. *Phénomènes occultes*, p. v (1938) (Souligné par Jung). Cfr aussi : *Psychologie und Religion*, pp. 10-11 (1937) ; *Die Psychologie der Uebertragung*, p. 241 (1946) ; *Symbolik des Geistes*, pp. 3-4 (1948).
3. *Symbolik des Geistes*, p. 3 (1948).

science autonome, la psychologie ignore toute prise de position métaphysique. Dans la suite nous reparlerons encore de cette atténuation de l'opinion de Jung.

A cette conception, Jung réservera le qualificatif de « phénoménologique », pour la bonne raison qu'elle s'attache exclusivement aux phénomènes comme tels et qu'elle met entre parenthèses tous les problèmes ressortissant à l'ontologie et à la critique de la connaissance. C'est d'elle que procèdent les véritables enrichissements de l'effort constant de Jung en vue de tenir compte de tous les facteurs psychiques.

Grâce à son respect pour les phénomènes, Jung a pu se libérer de sa défiance par rapport au langage symbolique. D'abord, il l'avait flétri comme « une forme inférieure de la pensée ». Petit à petit, ses observations attentives de la présence, de l'activité et du développement des symboles dans les rêves et les dessins spontanés, l'ont convaincu qu'ils donnaient accès à des mondes insoupçonnés, ignorés à tout jamais par la pensée scientifique et causale. En étudiant les symboles, il découvrit l'existence des composantes psychiques qui déterminaient leur éclosion. Il sut reconnaître leur caractère propre, de telle façon qu'il ne devait plus les « réduire » ou les attribuer à une influence purement extérieure. De plus, il lui a été donné d'estimer à sa juste valeur l'interaction et la corrélation du sujet et de l'objet. Boss remarque à bon droit que c'est là un premier pas vers une conception philosophico-phénoménologique. Grâce aux deux aspects de l'imago, il lui a été donné de jeter une vive lumière sur le jeu, parfois déconcertant, de la projection et de l'introjection et de mettre en avant la valeur indéniable de l'analyse onirique au niveau du sujet. Enfin, il lui a été possible de découvrir un point de vue, totalement ignoré jusque là, sur la gnose, l'alchimie et les religions dont les représentations étaient passablement absurdes aux yeux d'une pensée scientifique purement causale. En renonçant à tout jugement absolu de valeur, Jung a su concentrer son attention sur leur structure et leur sens propre. Il en est venu ainsi à créer une science des phénomènes qu'on avait négligés jusque là par inadvertance ou par mépris. Du point de vue métaphysique, on les avait récusés comme étant erronés et faux. Du point de vue religieux, on les avait stigmatisés comme blasphématoires ou diaboliques. Et du point de vue scientifique, on les avait rejetés comme illusoires ou pseudo-scientifiques. L'établissement d'une science comparée des phénomènes et des représentations de la mythologie, de la gnose, de l'alchimie et des religions les plus disparates, est sans conteste l'apport le plus original que

Jung nous a fourni pendant la seconde moitié de sa longue carrière scientifique.

Le terme de phénoménologie, au sens que nous venons de préciser, recouvre l'effort constant de Jung de ne négliger aucun élément psychique. Cet effort a été enrayé en plusieurs points par des présuppositions peu ou pas vérifiées, comme nous l'avons indiqué dans la seconde partie de ce chapitre. Il n'en a pas moins porté ses fruits dans les enrichissements durables, que nous venons de dénombrer.

ℵ

Jusqu'ici nous avons traité de la psychologie analytique, de ses apports et de ses insuffisances, sans faire intervenir la problématique religieuse. C'est à dessein que nous nous sommes abstenus de le faire. Il serait en effet injuste et déraisonnable d'isoler les idées de Jung sur la religion et le sentiment religieux du contexte dans lequel elles ont été conçues. Comment saurait-on être à même de comprendre les raisons qui ont inspiré à Jung et son respect pour la religion et son jugement critique porté sur elle, si on n'a pas saisi au préalable le sens exact de ses conceptions fondamentales et des présupposés sur lesquels elles se basent ? Avant de passer à notre seconde partie, nous résumons, pour terminer, les résultats de notre analyse critique.

Le souci de la synthèse, qui domine toute la psychologie empirique de Jung, se manifeste d'emblée dans le principe de la complémentarité. Une marée sans cesse montante de paires d'opposés impose ce principe même au lecteur superficiel. Mais cette complémentarité toujours renaissante sous des formes nouvelles n'est pas qu'un phénomène de surface. Elle est solidement ancrée dans la prise de position fondamentale de Jung.

Tout en étant moins défiant vis-à-vis de la philosophie que ne l'était Freud, Jung n'a jamais examiné à fond ses propres présuppositions. Il les a empruntées, pour la plupart, au « bon sens » non sans les revêtir d'un petit vernis kantien, schopenauérien ou nietzschéen. Son souci de la synthèse ne dégénérait donc que trop facilement. Il s'y substituait une recherche de compromis qui ramenaient les opposés à leur plus grand commun dénominateur. Malgré les efforts inlassables de Jung pour ne procéder que par voie empirique, toutes les solutions proposées aboutissaient à des réalités abstraites comme l'énergie psychique, l'imago, le symbole, l'archétype et le *Selbst*. L'accent mis sur la réalité psychique de ces abstractions n'enlève rien à leur caractère abstrait[1].

De temps à autre, Jung se rend parfaitement compte du caractère de sa psychologie. Ne la décrit-il pas comme le « mythe d'aujourd'hui »? « La psychologie se sert de représentations et de concepts... qui donnent lieu à un mythe plus abstrait (que celui des primitifs et des antiques). La psychologie métamorphose le langage archaïque du mythe et crée un mythologème moderne, qui n'est pas encore reconnu comme tel. Il n'en fait pas moins partie du mythe qui a nom « science ». Cette activité « sans issue » est un mythe *vivant* et *vécu*. Comme tel, il satisfait les hommes qui s'y complaisent par tempérament[2] ». En soi le procédé de Jung n'est pas à rejeter. Malheureusement, il cède trop fréquemment à la tentation de concrétiser ces réalités abstraites et d'en faire des « entités » et des « êtres ». Alors, les archétypes deviennent des « personnalités » ou, pour le moins, des « moteurs » et des « régulateurs » et les symboles des « transformateurs d'énergie ». Alors la psyché elle-même est identifiée à l'homme[3].

Jung n'a pas cessé de justifier ce mouvement de pendule, qui le fait passer des abstractions les plus subtiles aux concrétisations les plus grossières et du subjectivisme absolu au pur objectivisme. De préférence, il en appelle à l'unité indéniable des opposés et aux limitations conceptuelles de l'intelligence humaine. Ces deux dernières thèses procédaient, selon Jung, d'une considération impartiale des faits empiriques. En fait, elles remontent à des présuppositions philosophiques non explicitées. Ces présuppositions amalgamaient une philosophie réaliste du « bon sens », qui oppose le monde objectif au monde subjectif comme deux réalités étanches, et un agnosticisme théorique emprunté à Kant, qui niait toute possibilité d'atteindre celui-là par celui-ci.

Un tel illogisme sépare irrémédiablement le sujet de l'objet. Jung avait cependant souligné leur interdépendance. Dans l'interprétation des rêves il avait, non sans succès, attiré l'attention sur l'analyse au niveau du sujet. Mais il ne parvenait plus à l'uni-

1. Abstrait ne signifie pas inexistant ou irréel! Des réalités abstraites peuvent être non seulement psychiquement réelles, comme Jung le maintient à juste titre, mais aussi ontologiquement vraies. Par réalités abstraites, nous entendons les réalités qui, en psychologie tout aussi bien qu'en philosophie, sont postulées à partir de l'observation compréhensive des phénomènes ou proposées comme des hypothèses explicatives.

2. *Einleitung in das Wesen der Mythologie*, pp. 142-143 (1941).

3. H. Trüb, ancien disciple de Jung, s'est séparé de son maître. Il lui reproche d'exclure de sa thérapie l'élément de la « rencontre » humaine. Nous croyons que le grief, formulé assez confusément par Trüb, vise en fait l'identification de l'homme concret à la psyché abstraite. Cfr H. TRÜB, *Heilung aus der Begegnung*, pp. 30-34 et 78-82.

fier avec celle au niveau de l'objet. Ce même illogisme privait le symbole, que Jung avait excellemment distingué du signe, de tout contenu ontologique et de toute valeur objective. Toujours ce même illogisme a élargi démesurément les archétypes et le *Selbst* jusqu'à vider ces possibilités pures et ces concepts-limites de tout contenu. L'énergie psychique, qui était tout en toutes choses, n'était en elle-même plus rien.

Jung était assez raisonnable pour ne pas s'endurcir dans cet illogisme. En atténuant sa prise de position méthodologique, qu'il qualifie dès lors de « phénoménologique », il lui fut possible de développer les enrichissements qu'apportait son souci de la synthèse. L'interaction réelle et indéniable du sujet et de l'objet, la portée véritable du symbole comme voie d'accès à des mondes qui étaient à jamais fermés à la pensée scientifique et technique, et le sens propre des représentations de la gnose, de l'alchimie et des religions les plus disparates ont été mis en pleine lumière par ses recherches.

On regrette d'autant plus que Jung n'ait pas été à même de revoir sa prise de position fondamentale, quant à ses présuppositions philosophiques peu ou pas fondées. Il aurait pu le faire dans la perspective hylémorphiste d'Aristote ou dans la perspective d'une phénoménologie métaphysique, qui n'est certainement pas étrangère à sa pensée.

Il n'est pas moins déplorable que, jusqu'à ce jour, aucun des critiques, qui ont tâché d'approfondir l'œuvre de Jung, n'ait suivi cette voie, si ce n'est M. Boss en un ou deux points. A cause du but que nous nous sommes assigné, notre étude critique doit se limiter à signaler les résultats, tant positifs que négatifs, obtenus par Jung. Elle doit le faire plus en particulier par rapport aux problèmes pratiques et théoriques de la religion, auxquels nous consacrerons exclusivement notre seconde partie.

*CHAPITRE V*

# LA PSYCHOLOGIE DE LA RELIGION

Il est vraiment exceptionnel qu'un psychologue accorde à la religion le rôle prépondérant que Jung lui a dévolu. Dans notre premier chapitre nous avons déjà signalé en passant le caractère « religieux » de la psychologie analytique. Maintenant que notre examen approfondi de ses vues fondamentales et notre critique serrée de ses présuppositions ont été menés à bien, nous pourrons consacrer toute notre attention à sa problématique religieuse.

Cette problématique religieuse s'est déjà fait jour dans les premiers écrits de Jung. Mais, peu à peu, elle envahit tout le champ de ses investigations. Il n'est donc pas étonnant que plusieurs auteurs, tant catholiques que protestants, aient voulu en préciser la portée exacte. Les plus importants parmi eux sont V. von Gebsattel, J. Goldbrunner, G. Frei et V. White, d'une part, et M. Frischknecht, H. Schaer et F. Sierksma, d'autre part. De plus, il nous faut mentionner les noms de C. L. Tuinstra, M. Buber et Edw. Glover.

Hélas, les jugements portés par ces différents auteurs sont plutôt discordants, pour ne pas dire contradictoires. D'un ton résigné, mais non sans malin plaisir, Jung constate qu'il a été gratifié des jolis noms « non seulement de gnostique et d'agnostique, mais aussi de théiste et d'athée, de mystique et de matérialiste[1] ». Selon lui, des jugements aussi discordants et des condamnations aussi contradictoires lui donnent le droit de leur opposer en bloc une fin de non recevoir. Il serait cependant injuste de ramener les divergences d'opinion indéniables à des préjugés purement subjectifs des critiques en question. Tous, en effet, alignent un nombre imposant de textes, tirés des œuvres de Jung, qui militent en faveur de leur interprétation.

La cause réelle de leurs appréciations contradictoires doit être

1. *Religion und Psychologie*, p. 468 (1953).

cherchée ailleurs. Ou bien ils se sont bornés à l'analyse d'une seule œuvre ou d'une seule période dans la production volumineuse de Jung ; ou bien ils ont esquissé toute l'évolution de la pensée jungienne dans un article fort court ou un chapitre fort succinct. Dans les deux cas, ils ont été contraints de mettre en évidence les aspects qui cadraient avec leurs vues. Du coup, il leur était impossible de nous livrer une vue d'ensemble de l'évolution de Jung.

Sierksma et Schaer se sont contentés de faire le relevé des enrichissements qu'apportait la phénoménologie psychologique. Mais ils n'ont guère tenu compte de la prise de position agnostique des premières publications et de ses répercussions inévitables dans les ouvrages ultérieurs. Frischknecht, par contre, malgré la documentation étendue dont il fait montre, ne relève que les textes agnostiques de Jung. White étudie à fond quelques problèmes qui sont étroitement liés à la problématique religieuse de Jung, mais il n'analyse pas le développement historique de sa pensée religieuse. Dans l'édition définitive de son livre, intitulé *Individuation*, J. Goldbrunner atténue sensiblement son reproche de psychologisme, qu'il avait proféré sans ménagement dans l'édition partielle et provisoire, publiée en 1940. Mais il ne considère jamais les œuvres de Jung éditées après 1944. Un livre aussi important que *Psychologie und Alchemie*, bien que mentionné dans la bibliographie, n'intervient même pas dans son exposé. L'étude admirablement nuancée de V. von Gebsattel est exclusivement consacrée aux trois conférences que Jung a réunies dans *Psychologie und Religion*. Le livre de Tuinstra, paru en 1933, ne pouvait de ce fait s'inspirer que d'une petite partie des publications de Jung. Les contributions de M. Buber et d'Edw. Glover ne comportent qu'une dizaine de pages. Bien qu'elles fournissent des corrections fort pertinentes, elles ne sauraient épuiser le sujet. Gebh. Frei enfin nous présente des extraits fort intéressants de lettres que Jung lui a envoyées. Mais ces extraits ne reflètent forcément que les idées de Jung au moment même où elles ont été rédigées (1944 à 1948). Il nous faut donc les confronter avec les écrits des périodes antérieures.

Nous voulons éviter à tout prix le danger que présente l'analyse d'un seul aspect des vues de Jung ou d'un seul moment de sa lente et longue évolution. Nous reprendrons donc dans ce chapitre le procédé éprouvé de la perspective chronologique, que nous impose l'échelonnement des œuvres de Jung tout au long d'une carrière scientifique de plus d'un demi-siècle. Cette méthode nous permettra d'apprécier à leur juste valeur tant les vues jungiennes elles-mêmes que les jugements portés en l'occurrence et de les unifier sans leur faire violence. Dans cet examen nous omettrons une fois de plus toute critique qui pourrait être formulée, à bon droit d'ailleurs, à partir d'une attitude religieuse ou dogmatique déterminée, afin de décrire en toute objectivité la courbe de l'évolution de Jung. Ce faisant, nous constaterons comment Jung lui-même s'efforce de ne méconnaître aucun élément, qui s'est présenté à lui au cours de ses recherches et de ses observations. Jung s'enorgueillit d'être un homme de science qui ne néglige aucun fait d'expérience. Suivons donc son sillage, non seulement pour dépister quand et pourquoi il a dévié, si déviation il y a, mais bien plus pour pénétrer à sa suite dans les nouveaux domaines dont il a fait la découverte.

Pour plus de clarté nous distinguons trois périodes dans l'évolution de Jung. La première englobe les articles, parus entre 1905 et 1912, qui trahissent l'influence incontestable de Freud. Elle culmine dans la première publication de grande envergure : *Wandlungen und Symbole der Libido*, qui annonce la seconde période. Cette seconde période comporte essentiellement les livres plus courts consacrés à l'exposé des vues psychologiques de Jung. Ils sont déjà parsemés de considérations qui ont trait à la religion. La troisième période comprend les publications volumineuses d'après-guerre, dans lesquelles Jung nous livre le résultat de ses recherches au sujet des symbolismes les plus divers et, en particulier, au sujet du symbolisme religieux. Le recueil, intitulé *Psychologie und Religion*, qui reproduit les conférences faites à la Yale-University en 1937, forme le lien qui unit les deux dernières périodes.

## *Un point de départ psychanalytique peu orthodoxe*

Jung n'est pas un indifférent. Dès son jeune âge le mystère l'a fasciné. Un souvenir de jeunesse, qu'il a relaté dans une de ses œuvres, jette une vive lumière sur son état d'âme.

Son père, qui était pasteur protestant, l'a préparé personnellement à la confirmation en lui expliquant le catéchisme. Ces leçons ennuyaient le petit Carl à mourir. Un jour, en feuilletant le livret en quête d'un paragraphe intéressant, il était tombé sur les pages qui traitaient de la Trinité. Intéressé autant qu'intrigué, il attendit avec impatience le moment où cette matière serait abordée. « Quand enfin l'heure tant désirée arriva, mon père dit simplement : « Nous passerons ce paragraphe, car je n'y comprends rien moi-même ». A ce moment mon dernier espoir s'est évanoui[1]. » Les répercussions de ce petit incident marqueront de longues années. Ce n'est que cinquante ans plus tard, que Jung aura repris assez de confiance pour se risquer à une étude personnelle de la Trinité. Entre temps s'effectuera un processus de revalorisation psychologique sinon religieuse. Car le fait est indéniable : les premiers textes de Jung, consacrés à la religion, sont nettement freudiens. Or si Jung a repris avec une telle facilité les vues du maître de Vienne, c'est qu'elles correspondaient en grande partie à ses propres convictions.

Il suffit de relire la conclusion de la brochure *Die Bedeutung des Vaters für das Schicksal des Einzelnen*, citée plus haut[2], pour y retrouver tous les éléments essentiels d'une réduction psychanalytique implacable. Fidèle en tout point à Freud, Jung y définit la religion comme une « sublimation » de la sexualité infantile. Celle-ci se fixe sur les parents, en particulier sur le père. Dès que l'enfant avance en âge, la censure s'oppose à la manifestation directe de ce lien sexuel. Obligée d'emprunter un masque, la fixation au père se présente comme une tendance vers Dieu et un asservissement à Lui. Il n'est donc pas étonnant que l'analyse révèle, dans ce Dieu, l'image du père lui-même. La prétendue « objectivité » de cette représentation n'est donc qu'une méprise et une illusion, qui se présentent non seulement dans les cas individuels, mais aussi dans toute l'histoire de l'humanité.

Cet accord parfait avec Freud ne sera pas de longue durée. Dès que Jung aura établi sa théorie de la libido énergétique, qui fait abstraction de toute qualité, sexuelle ou autre, il n'y aura plus moyen de concevoir la religion comme « rien d'autre que des désirs sexuels inadmissibles, refoulés d'abord et sublimés ensuite... Un tel raisonnement correspondrait en physique à une explication de ce genre-ci : puisque l'électricité est produite par une cascade, qui a été captée et dérivée par une conduite d'eau dans des turbines, elle n'est somme toute qu'une cascade atrophiée par la culture. Cette argumentation, qui sied parfaitement à un appel en faveur de la préservation des beautés naturelles, est dépourvue de toute rigueur scientifique[3] ».

L'évolution lente mais progressive du jugement, que Jung porte sur la religion, procède de son souci très réel de ne négliger aucun fait d'expérience. Il constate que les religions ont contribué à la formation de la culture occidentale, non seulement en ce qui

1. *Ueber die Archetypen des kollektiven Unbewussten*, pp. 193-194 (1934).
2. Cfr p. 49.
3. *Ueber das Unbewusste*, p. 543 (1918).

concerne les valeurs intellectuelles mais aussi en ce qui concerne les valeurs morales. Le christianisme a élaboré une morale supérieure, et, après l'effondrement de l'empire romain, il a été pendant de longs siècles le bastion de la civilisation. « C'est aller à l'encontre de toute méthodologie scientifique que de rejeter ces résultats de la religion comme des phénomènes d'auto-suggestion[1]. »

A la suite de Salomon Reinach, Jung considère le christianisme comme une des sectes nées de l'engouement du monde gréco-romain pour les religions à mystère. Ces religions devaient leur succès au fait qu'elles réagissaient violemment contre l'immoralité et la décadence générales. « Le sens du christianisme et du mithracisme est clair. Ils se proposaient la domestication des instincts bestiaux. Dans l'apparition brusque et la diffusion impétueuse des deux religions, éclate l'indicible sentiment de délivrance qui s'est emparé des premiers convertis... Mais notre époque ne connaît plus les tempêtes de libido qui déferlaient sur la Rome des Césars. Nous ignorons fatalement ce besoin de communauté chrétienne faute d'en comprendre le sens... Pendant deux millénaires le christianisme a fait son œuvre, en construisant infatigablement des murailles de refoulement qui nous cachent la vue de notre état de péché. Les mouvements élémentaires de la libido nous sont inconnus, car ils se déroulent dans l'inconscient et c'est pourquoi la foi, qui les combattait, est devenue froide et insipide... On nie la brutalité de la nature humaine et, de par le fait même, on ravale la puissance de la religion. Celui qui en pleine conscience oppose la religion à ses péchés conscients pose un acte auquel on ne peut refuser l'épithète de grandiose, quand on tient compte de l'histoire. Voilà au moins de la saine religion. La transformation inconsciente de l'érotisme en religion, par contre, doit être rejetée comme une pose sentimentale dépourvue de toute valeur éthique[2]. »

Jung accepte la religion en tant que valeur psychologique et la distingue nettement de la sublimation, dans les dernières phrases de la citation précédente. Si actuellement elle s'est rendue superflue, grâce à l'éducation du sentiment occidental pendant près de deux millénaires, il n'y a aucune raison pour la mépriser. Mais l'idéal de l'homme moderne n'en reste pas moins bien défini : la religion est d'autant plus admirable qu'elle parvient plus vite à se rendre inutile. « Ce serait vraiment la voie idéale vers l'affranchissement moral et la parfaite liberté, si l'homme pouvait vouloir, sans contrainte, ce qu'il doit faire de toute façon.

1. *Wandlungen und Symbole der Libido*, p. 69 (1911).
2. *Wandlungen und Symbole der Libido*, p. 68-71.

Il agirait par pur bon sens et serait libéré de la croyance illusoire au symbole religieux. C'est l'illusion qui, au sein d'une croyance positive à un mythe religieux, nous maintient infantiles et, par suite, moralement inférieurs. Certes, elle a eu une valeur indéniable pour la culture et sa splendeur est immortelle, mais elle ne suffit plus à l'homme qui aspire à l'autonomie éthique. Le danger éthique de l'attitude infantile est constitué par la croyance au symbole parce qu'elle dirige la libido vers une réalité illusoire. Le simple rejet, la négation du symbole n'y remédie pas, parce que l'attitude fondamentale reste la même. Or, le danger ne provient pas de l'objet mais de notre disposition infantile... A mon avis, la croyance devrait être remplacée par la compréhension. Nous conserverions ainsi la beauté du symbole tout en étant libérés des conséquences accablantes de la soumission à la foi. On se guérirait et de la croyance et de l'incrédulité grâce à la psychanalyse[1]. »

Malgré les nuances apportées ultérieurement, ce cri du cœur retentira encore en sourdine dans plusieurs œuvres de Jung. Il est l'expression d'un vœu, dont la réalisation semble à Jung lui-même quasi-impossible. Aussi nous met-il en garde contre des démarches précipitées. Ce n'est pas sans appréhension qu'il préconise cet affranchissement de l'homme : « Quiconque abandonne ou rejette le christianisme et la morale chrétienne, parce qu'il est rebuté par l'inconsistance philosophique et historique de la dogmatique chrétienne et par le vide religieux de la personne de Jésus, dont nous ignorons tout, et de sa doctrine religieuse, cet amalgame de sagesse talmudique et hellénique, va se heurter fatalement au vieux problème de la luxure. De nos jours, l'individu se sent encore entravé par l'hypocrisie de l'opinion publique. Mais qu'arriverait-il le jour où les hommes trouveraient ridicule ce masque de vertu, le jour où ils auraient conscience de s'épier comme des bêtes féroces ? Il se pourrait alors qu'une ivresse de dépravation s'emparât de l'humanité[2]... »

En prenant connaissance des textes que nous venons de citer, le lecteur ne doit pas s'attacher aux nombreuses affirmations qui ont trait à la personne historique et religieuse du Christ. Jung les emprunte à la théologie protestante contemporaine. En fait elles obnubilent ses propres vues, qui seules nous intéressent. Jung s'applique vraiment à reconnaître le rôle positif des religions. Il est vrai que leur rôle est essentiellement transitoire à ses yeux et qu'il n'a de sens que s'il aboutit à l'autonomie morale.

1. *Wandlungen und Symbole der Libido*, pp. 225-226 (1911).
2. *Wandlungen und Symbole der Libido*, p. 222.

Il n'en reste pas moins que la religion n'est plus stigmatisée comme une phénomène névrotique sans plus. C'est là un pas en avant. En sa qualité de chercheur empirique consciencieux, Jung constate que la religion a exercé une influence salutaire. Dans le passé elle a domestiqué la vie instinctive. Aujourd'hui encore elle est capable d'en faire autant. Et Jung se demande si la poursuite de l'autonomie morale, qu'il avait proposée comme idéal à l'homme pleinement adulte dans *Wandlungen und Symbole der Libido*, ne serait pas fatale aux masses. Car ces dernières ne sont pas encore parvenues au déploiement total de leurs capacités intellectuelles et morales. Ne faut-il donc pas préconiser pour elles une « sublimation », qui « transforme insensiblement la tension érotique en un sentiment élevé de poésie religieuse »? La réponse de Jung ne tarde guère : « On aurait tort de s'attaquer imprudemment à cette opinion et de vouloir imposer à tout prix le fanatisme de la vérité[1] ».

S'agit-il donc bien de se réjouir du compliment ambigu : « Tout porte à croire que la religion chrétienne a fait son temps, après avoir brillamment accompli sa délicate mission biologique[2] »? Ne doit-on pas signaler qu'il y a une contradiction flagrante à la base même de cette conception? N'est-il pas absurde de prétendre qu'une religion, en tant qu'erreur, ait fondé la pensée occidentale, et, en tant qu'illusion, ait façonné sa haute morale?

Jung a prévu cette objection. Bien volontiers, il nous concède que ce n'est pas l'erreur comme telle qui engendre la vérité, ni l'illusion comme telle qui donne vie à la réalité. Il maintient cependant que l'erreur positive, qui porte en religion par exemple sur l'existence historique de l'Homme-Dieu et sur l'existence objective de Dieu, cache en elle une âme de vérité psychologique. En l'occurrence, cette vérité n'est autre que la tendance de l'homme à dépasser le stade instinctif de l'inconscient. La projection de cette tendance dans les symboles du Christ et de Dieu fait que l'erreur objective contient une réalité subjective. L'homme qui a cru suivre le Christ et se soumettre à Dieu, n'a fait que déployer ses virtualités latentes grâce à une heureuse méprise. « Le mythe religieux est indiscutablement une des institutions humaines les plus grandioses et les plus importantes... Les symboles religieux, tout trompeurs qu'ils soient, sont psychologiquement vrais, car ils servent de ponts, qui conduisent à toutes les conquêtes de l'humanité[3]. » Et Jung ajoute en note : « Il s'agit de réaliser impi-

1. *Wandlungen und Symbole der Libido*, p. 61 (1911).
2. *Wandlungen und Symbole der Libido*, p. 74.
3. *Wandlungen und Symbole der Libido*, p. 224.

toyablement le point de vue de la théorie de la connaissance fixé par Kant. Et cela, non seulement pour la théorie, mais, ce qui plus est, pour la pratique ».

Dans les derniers textes cités nous nous heurtons aux présuppositions kantiennes de Jung, que nous avons déjà signalées au chapitre précédent. L'approche empirique du phénomène religieux avait permis à Jung de revaloriser le rôle historique des religions. Mais il n'échappe pas pour autant à l'emprise de Kant. Bien plus, Jung pousse à bout l'opposition kantienne de la réalité transcendante de l'objet, inaccessible à la raison, et du phénomène, directement perçu par elle. Là où Kant pose l'existence de l'objet comme postulat de la raison pratique, Jung veut éliminer radicalement toute transcendance. Cette prise de position, qui déborde de toutes parts la compétence propre de la psychologie, se manifeste, selon les circonstances, d'une façon plus ou moins voilée. Nous ne signalons que quelques textes des plus caractéristiques. « Du point de vue analytique et historico-psychologique, l'idée d'une divinité créatrice mâle n'est qu'un dérivé de l'imago paternelle. Son but est de remplacer en tout premier lieu le transfert paternel infantile, maintenant suranné, en facilitant le passage du cercle étroit de la famille au cercle plus large de la société humaine[1]. » « Psychologiquement parlant, la divinité n'est autre chose que la projection d'un complexe représentatif, qui, selon le degré de religiosité de l'individu, est doté d'une certaine tonalité affective. Par conséquent, le dieu doit être considéré comme le représentant d'une certaine somme d'énergie ou de libido, qui, par suite d'une projection, se présente comme un objet. En fait, elle agit du fond de l'inconscient, où elle se trouve refoulée[2]. »

Comme Jung a pris la précaution, dans les deux textes qui précèdent, de formuler sa position du point de vue analytique et psychologique, nous voulons croire qu'il s'abstient de toute incursion dans le domaine ontologique. Mais ailleurs, il nous dit que seul le point de vue analytique et psychologique est pertinent. Il dénie catégoriquement toute réalité objective à la personne divine du Christ. « Ce qui est divin dans le mystère du Christ est l'universellement humain. Tout dieu... est impersonnel et universellement valable. Le Christ est un « esprit », comme l'atteste clairement la toute première tradition chrétienne[3]. » Dans ce texte-ci et dans d'autres qui lui font écho, Jung étale sa pensée au grand jour. Le divin ne recouvre que ce qui n'est pas individuel.

1. *Wandlungen und Symbole der Libido*, p. 47 (1911).
2. *Wandlungen und Symbole der Libido*, p. 60.
3. *Wandlungen und Symbole der Libido*, pp. 324-325.

Il représente ce qui est universellement valable, autant dire ce qui est universellement humain. Dieu est tout ce qui dans l'homme dépasse le moi. Comme Jung ne considère que le fait de cette immanence, le divin ne saurait être à ses yeux qu'une réalité psychique universelle ou « collective ».

A quelles conclusions aboutit donc l'examen des principales idées développées dans *Wandlungen und Symbole der Libido* au sujet de la religion?

D'une part, Jung s'attache à démontrer le rôle positif que les religions à mystère en général et le christianisme en particulier ont joué dans l'histoire. D'autre part, il refuse à ces mêmes religions toute valeur objective ou absolue. Cette double conclusion provient d'un gros effort de Jung pour saisir de façon plus exacte le véritable rôle de la religion — rôle qu'il jugeait méconnu par la théorie psychanalytique de la sublimation.

Jung se proposait de corriger et de compléter les opinions de Freud parce qu'il constatait les mérites indéniables de la religion tant dans le passé que dans le présent. C'était là une donnée empirique irrécusable, qui est trop souvent perdue de vue. Jung cependant y ajoute une thèse philosophique, qu'il emprunte à Kant. L'agnosticisme théorique de ce dernier, qui sépare le phénomène directement perçu de la réalité ontologique de l'objet comme tel, a été opposé par Jung au réalisme de Freud, qui semblait identifier l'énergie comme telle avec la sexualité. L'agnosticisme que Jung reprit à Kant est à son tour atténué par son expérience de psychologue. Jung comprend fort bien qu'il ne suffit pas de mettre en évidence le caractère illusoire ou irréel d'un phénomène psychique pour expliquer ce phénomène et, encore moins, pour le supprimer. Tout phénomène psychologique qui se présente de façon régulière et générale, doit avoir un sens psychologique. Il est donc pour le moins psychologiquement vrai. Même quand il admet que la divinité n'est qu'une projection de contenus inconscients, Jung exigera une raison psychologique suffisante, qui explique le sens de cette projection. Ce qui se présente partout et toujours, est dominé par une nécessité intérieure. Jung établit cette règle dès les premières pages de son étude : « Quand une opinion est aussi ancienne et aussi universellement répandue, elle doit être vraie de façon ou d'autre. Si elle n'est pas réellement (absolument) vraie, elle sera pour le moins psychologiquement vraie[1] ».

1. *Wandlungen und Symbole der Libido*, p. 5 (1911). G. Bachelard reprend ce principe à Jung, dans la forme incisive que voici : « Des opinions aussi absurdes objectivement, doivent avoir une cause psychologique profonde ». G. BACHELARD, *La psychanalyse du feu*, p. 66.

Deux présuppositions majeures sous-tendent les observations empiriques de Jung. D'une part, l'agnosticisme le plus absolu, comme principe philosophique, et, d'autre part, la certitude de la vérité psychologique de tout phénomène généralisé, comme principe psychologique. Ces présuppositions régissent et déterminent le sens et le rôle de la religion dans la synthèse élaborée par Jung pendant sa première période et formulée dans *Wandlungen und Symbole der Libido.*

On ne saurait rien objecter contre le principe psychologique que Jung a introduit. Mais le principe philosophique, qu'il présente comme une donnée de sa science empirique, demande des éclaircissements. Il semble bien qu'en fait Jung ait considéré ce principe philosophique comme une certitude proprement scientifique. Le postulat du caractère inconnaissable de l'objet comme tel lui paraissait être confirmé par l'étude empirique de l'imago, du symbole et du mythe, qui semblaient déformer le monde objectif par des apports subjectifs. De plus, ce postulat libérait du coup ses recherches de toute ingérence de la part de la philosophie et de la théologie. N'était-il pas à craindre, en effet, que ces deux disciplines lui imposent des normes étrangères à sa science ? Pour cette raison, Jung ne se contente pas d'affirmer que le psychologue ne peut et ne sait parler que de ce qu'il découvre par sa méthode à lui et qu'il doit s'abstenir de tout jugement absolu concernant la réalité ontologique de son objet[1]. Il fait un pas de plus et maintient que toute connaissance de l'objet comme tel est absolument *(überhaupt)* impensable. Par là, il quitte décidément le domaine de la psychologie et donne tête baissée dans l'erreur que commettent tant d'hommes de science. Frappés par l'efficacité de leur méthode empirique à l'intérieur même de leur science, ils n'ont plus d'yeux pour les méthodes de caractère ontologique.

Pareille négation du bon droit de la philosophie et de la théologie ne manque cependant pas d'être déconcertante. Très tôt déjà, Jung s'est convaincu du caractère spécifique et irréductible de la fonction religieuse. Dès 1917, il en parle comme d'une véritable instance psychique. En 1921, il reprend la même idée[2]. En 1924 enfin, il nous communique son opinion en répondant sans ambages

1. Cette thèse, que Jung a toujours défendue, ne saurait guère être contestée. Il est hors de doute que le psychologue ne saurait parler que de ce qu'il a observé et pour autant qu'il l'a observé. En terminologie classique on formule cette thèse en disant que l'objet formel de la psychologie est l'homme en tant qu'être psychique. L'aspect ontologique, dans ce cas, appartient à l'objet matériel, mais échappe comme tel au regard du psychologue, qui doit se garder d'en parler.

2. *Die Psychologie der unbewussten Prozesse*, p. 116 (1917). *Psychologische Typen*, p. 447 (1921).

à la question suivante : « La science peut-elle être certaine que le phénomène de l' « instinct religieux » est inexistant ? Est-il possible d'admettre que le phénomène religieux est toujours une fonction dérivée, provenant d'un refoulement de la sexualité ? Y a-t-il moyen d'indiquer des peuples ou des races, qui ne sont pas atteints par un tel refoulement insensé ? Mais si l'on n'est pas en état d'indiquer des races ou, au moins, des tribus, qui sont parfaitement libérées de tout phénomène religieux, je ne vois pas comment on justifie la thèse selon laquelle le sentiment religieux, loin d'être originel, ne serait qu'un refoulement de la sexualité[1]... » Une remarque aussi pertinente inspire aussitôt une seconde question : comment est-il possible de concevoir la religion comme une fonction irréductible, si elle ne se réfère pas à une réalité objective ? Cette question fera l'objet de notre paragraphe suivant.

Bien que parti de la psychanalyse, Jung, impressionné par ses observations, reconnaît bientôt un rôle positif au christianisme. Mais il voudrait que ce rôle soit temporaire, parce qu'il l'estime trompeur. Il exige, ou mieux, il souhaite que le règne de l'autonomie morale puisse remplacer l'ère de l'illusion symbolique. Examinons donc de plus près comment il conçoit ce rôle psychologique du symbole religieux.

### *La signification psychologique de la religion*

Vers 1920, Jung se voit acculé, par ses investigations sur le terrain religieux, à un problème apparemment insoluble. D'une part, il ne veut plus considérer la religion comme un pur épiphénomène ou comme une simple sublimation. D'autre part, il n'accepte pas que la religion se réfère à une divinité objective et personnelle.

Comme on pouvait s'y attendre, Jung se mettra en quête d'un moyen terme. Sa « synthèse » présente la religion comme une fonction psychologique irréductible mais qui doit aboutir à l'autonomie morale. Cette synthèse, en tout point conforme à la tactique habituelle de Jung, prétend unifier les deux points de vue opposés, qui s'affrontaient dans le jugement porté sur l'objectivité de la religion, en les affirmant tous deux au niveau psychologique. Faut-il s'étonner dès lors que les défenseurs des deux positions antagonistes se soient ligués contre Jung ? Aussi s'efforcera-t-il, pendant cette seconde période, de démontrer le bien-fondé de

1. *Analytische Psychologie und Erziehung*, pp. 35-36 (1924).

son hypothèse psychologique et de ses nombreuses implications.

Pour apprécier à leur juste valeur les démarches successives de la pensée jungienne, nous ne pouvons perdre de vue la perspective qu'il s'est choisie dans *Wandlungen und Symbole der Libido*[1]. Il s'y inspire des études consacrées par Frobenius aux mythes du héros solaire. Selon Jung, ces mythes seraient des travestissements du dynamisme essentiel de l'énergie psychique dans la régression et la progression.

Frobenius[2] avait ramené tous les mythes solaires à un schéma fort simple. Tout comme le soleil, qui surgit à l'orient, le héros progresse vers le point culminant de sa carrière. Mais ce mouvement ascensionnel retombe inévitablement. Tout comme le soleil, le héros est dévoré par le monstre marin du couchant. Englouti par ce monstre, le héros s'acharne à le vaincre jusqu'à ce qu'il touche un des organes vitaux. Entretemps la « traversée nocturne » *(Nachtmeerfahrt)* le reconduit à l'orient. Rejeté par le monstre, le héros revit avec le soleil et reprend à nouveau sa course vers le zénith.

Jung se jette avec avidité sur ce schéma. Mais fidèle avant tout à sa conception de la formation des symboles et des mythes, que nous avons décrite plus haut, il considère les motifs solaires comme des expressions imagées d'une réalité subjective ou psychique, qui s'inspirent d'une donnée objective, notamment le cours du soleil. Le héros solaire n'est qu'un symbole du dynamisme propre à la libido. Ce dynamisme est dominé par un rythme à deux temps. Tant que l'énergie se déploie sans encombre, grâce à l'adaptation facile de l'afflux énergétique aux circonstances concrètes, on parle de progression. Mais cette adaptation au monde ambiant peut aussi être entravée. Il arrive fréquemment que l'homme lui-même s'y oppose ou que des circonstances imprévues empêchent sa réalisation. La libido ne trouve plus son exutoire normal et se voit obligée de s'amasser dans l'inconscient. Dans ce cas on parle de régression. Comme la conscience a bloqué toute issue, la libido, accumulée dans l'inconscient, s'y attache à l'une ou l'autre structure psychique. Ces structures ou complexes présentent des traits archaïques ou infantiles, parce qu'ils appartiennent à l'inconscient. Il n'est donc pas étonnant que les symboles dans lesquels la régression s'exprime, présentent les symptômes d'une déchéance ou d'une dégénérescence. En fait, c'est

1. Signalons en passant que tous les sujets, que Jung approfondira dans la suite de sa carrière, se retrouvent déjà explicitement mentionnés dans ce livre, qui, malgré sa construction chaotique et ses déficiences méthodologiques, n'en reste pas moins l'œuvre la plus importante de Jung.
2. L. FROBENIUS, *Das Zeitalter des Sonnengottes.*

là une apparence trompeuse. Les symboles qui surgissent de l'inconscient sont tous orientés par l'apport énergétique vers un développement ultérieur. Et les traits archaïques, inhérents à ces symboles, n'empêchent nullement que le processus dans son ensemble soit un enrichissement qui déclenchera une nouvelle progression.

Pour Jung les mythes du héros solaire ne sont que des descriptions objectivantes, c'est-à-dire des descriptions sous forme de projections, du rythme à deux temps de l'énergie psychique. Le voyage avec le char du soleil exprime la progression, la traversée nocturne par contre la régression. L'énergie, qui se désintéresse du monde extérieur, est symbolisée par le héros, englouti par le dragon ou le monstre marin. La traversée nocturne et ses multiples péripéties représentent les efforts de l'adaptation au monde psychique inconscient, où la libido s'est retirée. Le héros réussit à amputer un des organes vitaux, c'est-à-dire l'énergie qui a activé l'inconscient. Par là, il remporte la victoire sur le monstre et en sort, accompagné en général de tous ceux que le monstre de l'inconscient avait englouti, pour réapparaître à la lumière de la conscience[1].

L'étude comparée des parallèles mythologiques jette, d'après Jung, une vive lumière sur la personne du Christ. Ce dernier, tout comme Mithra, représenterait, sous un affublement différent, le même héros solaire. Le Christ, lui aussi, symboliserait la libido, qui par delà la mort engendre la vie. Parce qu'il concrétise l'énergie psychique d'une façon particulièrement saisissante, les fidèles cherchent en la personne du Christ un exemple auquel se conformer. Sans s'en rendre compte, ils reconnaissent en lui la projection idéale de l'énergie psychique, qui est à l'œuvre au tréfonds de leur être. Ils se soumettent à sa personne, qu'ils croient être objective, parce qu'elle n'est en fait que la partie la plus précieuse d'eux-mêmes[2].

La régression, nous l'avons déjà dit, n'est nullement une dégénérescence pour Jung. Elle est un développement provenant d'une incursion dans l'inconscient. Force lui est de se déguiser sous un accoutrement archaïque ou infantile, parce que l'étape qui en sortira n'est pas encore pleinement réalisée. Elle ne manifeste son sens objectif qu'à celui qui discerne le revêtement symbolique

1. *Die Psychologie der unbewussten Prozesse*, p. 123 (1917).
2. Il est impossible de faire, en quelques lignes, l'inventaire du matériel énorme que Jung a amassé pour confirmer sa thèse. De plus, il devrait être passé au crible d'une critique sévère. Nous signalons cependant, à titre d'exemple, deux traits qui jouent un rôle de premier plan dans cette étude comparée. Le Christ meurt, passe trois jours aux Enfers et ressuscite. Pour cette raison, la liturgie et les écrits des Pères le célèbrent comme le « soleil invincible »: « sol invictus ».

de cette projection. Il va de soi que « le symbolisme religieux érigé en système » — c'est ainsi que Jung définit les religions supérieures — n'est qu'une étape en vue de l'autonomie morale, procurée par la psychologie scientifique. Une telle évolution, qui passe du symbole religieux à l'autonomie morale, se réalise tout autant dans l'histoire de l'humanité que dans celle de l'individu, qui récapitule dans son évolution personnelle celle de l'humanité tout entière.

Afin de préciser ses idées et de leur assurer une base scientifique, Jung se réfère à la distinction qui oppose les archétypes aux instincts. Ces deux réalités font partie de l'homme. Mais les instincts sont aux antipodes des archétypes. Ceux-là sont l'expression de l'aspect biologique, ceux-ci de l'aspect « spirituel ». Comme l'ensemble de ces aspects constitue les dispositions humaines, ils engendrent un état de conflit qui n'est que « l'expression et peut-être même la source de cette tension que nous désignons comme l'énergie psychique[1] ». Pour bien faire, cet état de conflit doit céder le pas à une sage régulation des instincts biologiques par les archétypes spirituels. Nous retrouvons ici, revêtue d'une terminologie scientifique, la même idée que dans *Wandlungen und Symbole der Libido* au sujet de la signification de la religion. Jung l'apprécie en tant qu'éducatrice du sens moral. En traitant des archétypes, nous avons mis en évidence les raisons qui empêchent Jung d'attribuer la genèse des archétypes à la seule éducation. Mais comme les archétypes sont à l'œuvre dans l'inconscient, ils sont fatalement projetés. Les archétypes qui ont été tout d'abord projetés sur les parents, donnent bientôt naissance à un être qu'on a depuis toujours nommé « Dieu » et que « la science appelle *énergie*[2] ».

Grâce à la distinction entre l'archétype et l'instinct, qui se complètent tout en s'opposant, Jung peut répondre par la négative à la question : « Est-il possible d'admettre que le phénomène religieux soit toujours une fonction dérivée ? » La religion, c'est-à-dire la soumission à la divinité, qui n'est autre chose qu'une projection des archétypes de l'inconscient, est une fonction irréductible qui n'a rien à voir avec l'instinct, sublimé ou non.

Jung accepte donc l'existence d'une « fonction religieuse[3] », qui est orientée vers une réalité, dont la projection a été appelée Dieu, depuis des temps immémoriaux. En fait, elle est la réalité

1. *Ueber die Energetik der Seele*, p. 89 (1928).
2. *Ueber die Energetik der Seele*, p. 93.
3. C'est à dessein que nous évitons l'emploi du terme fort malencontreux d'« instinct religieux », dont Jung se sert fréquemment comme synonyme de « fonction religieuse ».

psychique des archétypes, dont l'homme se sent dépendant. Il s'ensuit que la religion se trompe quant à la réalité de son soi-disant objet ; mais aussi qu'elle est psychologiquement vraie, pour autant qu'elle exprime les dispositions les plus fondamentales de l'homme. Le symbolisme religieux viendra en aide à ceux qui, faute d'un déploiement moral intégral et d'une grandeur d'âme personnelle, restent enlisés dans leurs projections. Ils se contentent « d'une pratique religieuse dans le cadre d'une religion « collective » donnée, qui facilite à bien des gens une vie utile et active ». Mais ils n'atteindront jamais « une vie religieuse vraiment personnelle, qui diffère du tout au tout des religions « collectives » existantes[1] ».

Après cette introduction générale, nous avons à considérer en détail comment la revalorisation de la fonction religieuse a été élaborée en trois points précis. D'abord nous examinerons les vues de Jung au sujet de la genèse historique de l'idée de Dieu. Par après nous analyserons quels processus psychiques ancrent la religion dans la personne individuelle. Enfin nous consacrerons un exposé aux formes « collectives », que les religions dogmatiques supérieures imposent à la vie religieuse de leurs adeptes.

### *La genèse historique de l'idée de Dieu*

Jamais nous ne pouvons perdre de vue que les observations directes de Jung, ses études comparées et ses vues les plus significatives, se rapportent exclusivement à l'homme « moderne », c'est-à-dire à l'homme qui a vécu dans les cultures supérieures d'Europe et d'Asie, pendant les trois derniers millénaires.

Jung a cependant séjourné trois fois, pendant un temps assez considérable, au milieu de peuplades primitives. Il se proposait d'y étudier de plus près leurs dispositions psychiques et leurs us et coutumes, leurs conceptions morales et leurs vues intellectuelles. En tant que pierres de touche pour ses propres jugements, portés sur l'homme moderne, ces contacts ont été fructueux, sans aucun doute. Mais il serait absurde de vouloir établir une théorie cohérente à partir des quelques articles et conférences — en tout et pour tout elles comportent une centaine de pages — que Jung nous a laissés comme fruit de ses séjours en Afrique et en Amérique.

L'étude de la psychologie des primitifs n'a apporté qu'un bien faible appoint à la problématique religieuse de la psychologie

1. *Ueber die Energetik der Seele,* p. 99 (1928).

analytique. Il se limite à deux points. Tout d'abord Jung croit découvrir dans les différentes expressions pré-animistes une confirmation de la diffusion universelle de la conception énergétique ou dynamique de la psyché, et de sa théorie selon laquelle l'idée de Dieu n'est qu'une projection de l'énergie psychique, opérant dans l'inconscient. Ensuite, il allègue les croyances primitives aux « esprits » et aux « âmes », comme un exemple saisissant de la projection de complexes collectifs ou individuels dans des êtres immatériels.

Dans un chapitre spécial de son livre *Ueber die Energetik der Seele*, Jung énumère les expressions aussi multiples que variées dont se servent les primitifs de tous les continents : wakanda (Dakotas), oki, (Iroquois), manitou (Algonquins), wong (tribus de la Côte d'Or), chirunga (tribus de l'Australie du Nord), mana (tribus de la Mélanésie), etc. Toutes ces expressions désignent uniformément une force qui se manifeste tant dans les êtres vivants que dans les êtres inanimés. Dépourvue de tout caractère spécifique, cette force se fait jour dans tout « ce qui est actif ». Jung rejette, par conséquent, l'opinion de Tylor qui personnifiait cette force et en faisait une « âme ». Selon lui, l'idée fondamentale du stade pré-animiste, le « mana », doit être rendue par le terme actuel d'énergie. « Cette diffusion quasi universelle de la conception primitive de l'énergie[1] » démontrerait que les considérations sur le dynamisme des phénomènes psychiques sont corroborées par les observations que l'homme a faites dès les âges les plus reculés. A l'origine cette énergie était directement perçue comme une force indifférenciée. Par après seulement, cette saisie directe a été remplacée par des indications symboliques qui donnèrent naissance aux âmes et aux esprits. Les premières sont le fruit d'une abstraction, qui isole l'énergie des objets qui en étaient porteurs ; les secondes d'une projection, qui isole l'énergie des sujets dont elle provient.

Jung nous dit explicitement que les conceptions du « mana » ne comportaient aucune connotation religieuse. Il pense cependant que par leur évolution progressive vers les idées des âmes et des esprits, l'énergie est bien à la base des représentations actuelles de Dieu, « sinon comme la condition ultime et unique, du moins comme une condition nécessaire et déterminante[2] ». Les âmes et les esprits sont nés, dans la pensée primitive, des expériences « du rêve, de l'hallucination et de la démence[3] ». Ces trois expé-

1. *Ueber die Energetik der Seele*, p. 111 (1928).
2. *Ueber die Energetik der Seele*, pp. 100-101.
3. *Ueber die Energetik der Seele*, p. 207 (1919).

riences poussaient le primitif à accepter l'existence d'êtres immatériels qui dominaient et orientaient sa vie, tout en échappant à son contrôle. Comme la psychologie a ramené le rêve, l'hallucination et la démence à l'activité de complexes inconscients qui se sont détachés de la conscience, une seule conclusion s'impose. Les âmes et les esprits sont les expressions projetées de complexes psychiques d'ordre collectif ou individuel.

De ce court exposé, bien schématique, il ressort malgré tout que Jung ne s'est adonné aux recherches « historiques » concernant la genèse de l'idée de Dieu, que dans un but intéressé. Il s'y réfère pour autant qu'elles l'aident, directement ou indirectement, à mettre en évidence ses propres vues psychologiques. Dans ce but il invoque, en particulier, les théories de Tylor, qu'il étoffe de données pré-animistes. Aussi notre critique, qui portera sur deux points de l'exposé que nous venons de faire, vise beaucoup moins Jung lui-même que les ethnologues sur les données et les théories desquels il se base.

Nous cherchons vainement dans l'exposé des idées de Jung une structuration quelconque des nombreuses tribus et peuplades qui sont réunies pêle-mêle sous la même dénomination de « primitifs ». Aujourd'hui tous les ethnologues reconnaissent que les représentants des cultures anciennes ont une conception bien plus nuancée de la divinité que ne le pensaient l'animisme et le pré-animisme. Il est impossible de parler en connaissance de cause de l'origine, du développement et des changements dans leurs conceptions, tant qu'on n'a pas élaboré une structuration des différents groupes de primitifs, basée sur des critères scientifiques qui ne sont plus sujets à caution[1].

Faute d'une structuration raisonnée, les théories animistes et pré-animistes ont dû faire appel à un postulat en vue de classer les données éparses concernant les forces-mana, les ancêtres, les âmes et les esprits. Ce postulat n'est autre que celui de l'évolution du simple au composé. Il va de soi que toute science est étayée par des postulats. Tant que ces postulats n'entrent pas en conflit avec les données ou la méthode de la science, il n'y a pas à y redire. Malheureusement, le développement actuel de l'ethnologie infirme en tous points le postulat de l'évolution progressive du simple au composé. En effet, l'ethnologue, pour autant qu'il lui est encore possible d'atteindre le passé à travers les primitifs qui survivent encore — ne faudrait-il pas dire, qui sont encore en

1. Il ne nous est pas possible de démontrer ici comment il faut procéder pour établir une telle structuration. Il suffit de renvoyer aux publications fort nombreuses qui défendent ou attaquent l'école historico-culturelle en ethnologie.

train de disparaître? — se heurte à des conceptions et des pratiques religieuses fort complexes. Elles opposent toutes un démenti flagrant à cette prétendue « simplicité » primitive. Mais le postulat n'est pas seulement intenable en pratique. En théorie il s'avère tout aussi insuffisant. Comment veut-on découvrir ce qui est « simple » si on ne s'inspire pas d'une preuve historique ou d'un à priori quelconque? De quel droit déclare-t-on que le « mana », ce concept fort complexe de la pensée magique, est plus simple que le Dieu unique du monothéisme, qui présente, à n'en pas douter, une structure bien moins complexe et intriquée que le panthéon polythéiste?

Cette critique s'applique en tout premier lieu aux théories animistes et pré-animistes des ethnologues. Mais elle vaut aussi pour toutes les applications que Jung fait de leurs données. N'oublions cependant pas que Jung est avant tout psychologue. S'il s'intéresse à des problèmes d'ethnologie, ce n'est qu'en amateur. Ce qui l'y attire, ce sont les confirmations éventuelles de ses vues psychologiques. Hélas, une telle attitude ne favorise guère l'objectivité impartiale, qui seule permet de s'attaquer aux données peu certaines et aux problèmes fort ardus avec lesquels l'ethnologue est aux prises. Le psychologue devrait donc se garder de toute incursion dans le domaine ethnologique à moins qu'il ne se soit armé d'une circonspection sans défaillance. Même alors, il ne pourra jamais se substituer à l'ethnologue. Les opinions, émises sur les primitifs de n'importe quel groupe culturel ou de n'importe quel stade de l'évolution, ne sauraient présenter une réelle valeur pour le psychologue que si elles procèdent d'une étude approfondie non seulement du comportement mais aussi de la mentalité de ces primitifs. Théoriquement cette tâche n'est pas irréalisable. Mais jusqu'ici aucune psychologie des profondeurs n'a affronté ce travail d'hercule, qui suppose une connaissance rare de deux domaines des plus vastes de la science actuelle.

Somme toute, notre excursion ne nous a livré qu'un maigre butin. Revenons donc au sujet plus immédiat de la psychologie analytique : l'homme moderne. Ici aussi nous ne pouvons sous-estimer les difficultés. Car le développement et l'évolution de l'idée de Dieu dans l'individu est un processus des plus complexes. Il n'est guère facile de déterminer exactement ses différents stades, sans les fausser. Les cultures supérieures y ajoutent encore un nombre appréciable d'éléments, consciemment introduits par l'éducation ou inconsciemment imposés par l'influence du milieu. Souvent ils entravent et déforment le développement spontané plus qu'ils ne le favorisent.

### *L'évolution de l'idée de Dieu dans l'individu*

Jung reste fidèle aux vues de Freud pour autant qu'il conçoit la vie sentimentale ou affective de l'enfant axée avant tout sur les parents. Dans sa forme modérée, cette affirmation n'est guère contestable. Nous reconnaissons volontiers avec la psychologie du bon sens que les liens, qui unissent l'enfant aux parents, sont d'un autre ordre que ceux qui l'unissent à ses frères et sœurs et, a fortiori, que ceux qui l'uniront à la vaste société dans laquelle il entrera en quittant la famille.

Ces liens, que Freud prétendait sexuels, Jung les déclare affectifs. Et bien que les deux psychothérapeutes admettent qu'ils donnent lieu à une projection, toutes leurs explications ultérieures diffèrent à cause de cette divergence initiale. Jung ne pense pas avoir le droit d'accorder au père et à la mère réels, toute l'imago que les enfants se forment d'eux. Plus haut, nous avons exposé en détail, que Jung attribue aux archétypes un rôle prépondérant dans la constitution de ces images parentales. Tant que l'imago n'est pas démentie par l'expérience concrète, il n'est guère facile de déceler leur apport. Dès que l'enfant grandit, il doit, par la force des choses, se séparer de son monde d'enfant — qu'on pourrait à juste titre appeler son monde des parents — pour suivre le cours normal de son évolution vers une vie indépendante d'adulte. C'est alors que les composantes archétypiques, projetées jusque là sur ses parents, le confrontent avec un problème ardu. D'une part, les éléments projetés lui appartiennent en propre. Il ne saurait donc les rejeter impunément. D'autre part, ces éléments étaient jusque là projetés sur d'autres. Il ne voit donc pas comment il saurait les reprendre comme son bien propre.

Le mécanisme, qui préside au détachement des éléments archétypiques de leur premier objet, nous est clairement accessible dans la résorption du transfert pendant le traitement psychothérapeutique. Pour dépasser le transfert, le patient, qui a repris une attitude infantile ou ne s'en est jamais dégagé, doit se libérer de la fixation aux parents, qu'il avait réactivée dans son attachement au médecin, en projetant sur celui-ci son imago parentale.

Il faudra tout d'abord que le patient prenne conscience de sa projection. Sinon il ne sera pas à même de voir qu'il attribue au thérapeute une personnalité que son inconscient a élaborée. Dès lors, il pourra adopter une attitude réelle vis-à-vis de son médecin. Mais en ce moment même un autre danger le guette : celui de l'« inflation ». En effet, le fait de découvrir que l'imago a été façonnée par l'inconscient, conduit presque fatalement, par contre-coup, à l'introjection pure et simple de cette imago. Le patient considère comme son propre bien toutes les qualités dont il avait d'abord revêtu ses parents, puis son médecin. A ses propres yeux, il s'érige en sur-homme et en prophète[1].

L'alternative : projection sur une autre personne ou introjection dans le moi, se présente aussi chez l'adolescent qui se libère des attaches aux parents. En général, cette alternative est esquivée par un compromis. Les composantes inconscientes et archétypiques de l'imago parentale sont projetées hors du monde humain. Dans ce compromis, qui réapparaît partout et toujours, Jung reconnaît « la cause psychologique, pour laquelle les hommes ont toujours eu besoin de diables et n'ont jamais su se passer de dieux ». Aussi affirme-t-il avec force que « l'idée de Dieu est une fonction d'ordre irrationnel ; en tant que telle, elle est absolument nécessaire mais indépendante de l'existence objective de Dieu[2] ».

Dans la pratique, le psychothérapeute devra tenir compte de la nécessité où sont bien des hommes de projeter les composantes archétypiques dans des entités métaphysiques. Cela ne présente aucun inconvénient, si du moins il reste conscient de leur véritable nature et de leur signification cachée. D'une part, il doit affirmer que « les dieux ne peuvent et ne sauraient mourir[3] ». D'autre part, il doit savoir que toute affirmation de leur existence objective est et reste dénuée de sens. De la sorte, il lui sera possible de saisir le rôle exact des archétypes inconscients, sans les refouler et sans les projeter dans l'absolu. L'homme, qui s'assimile cette vérité psychologique, est tout aussi éloigné de la foi candide des enfants que de l'incrédulité prétentieuse des hommes qui n'ont pas atteint la véritable maturité. Il dépasse tout aussi bien le stade de la projection que celui de l'introjection, pour accéder à une plénitude, qui se soumet consciemment aux réalités inconscientes.

Sans hésiter, Jung a opté pour cette signification psychologique de l'idée de Dieu. Une telle option s'accorde bien avec son acharnement à défendre la valeur psychologique des religions. Elle y introduit d'ailleurs un facteur nouveau, qui, petit à petit, réclamera toute son attention. Ce facteur n'est autre que le *Selbst*.

Ce que représente ce *Selbst* et quelle est sa nature, en dernière analyse, Jung ne saurait nous le dire. Il proclame à grands cris qu'il ne veut à aucun prix aller au-delà des données que l'obser-

1. Au cas, où la fixation au père ou à la mère était de caractère négatif, l'introjection aura un même résultat mais en sens opposé. La patient s'attribue les qualités négatives et se considérera comme un être malfaisant ou un homme perdu.
2. *Das Unbewusste im normalen und kranken Seelenleben*, p. 103 (1926).
3. *Das Unbewusste im normalen und kranken Seelenleben*, p. 105.

vation lui fournit. Mais cette observation scientifique lui apprend toutefois que le *Selbst* comprend tout autant un au-delà qu'un en-deçà de la conscience. Le moi n'est évidemment pas le centre de ce *Selbst*, puisque « le moi n'intervient pas dans la production de ces expériences (surgissant de l'inconscient) et n'est même pas doué de la pénétration nécessaire pour les comprendre. Le moi ne saurait être que leur victime... ou le réceptacle de la grâce divine[1] ». Bien que ce *Selbst* se manifeste parfois dans des formes qui semblent se référer à « une conscience qui n'est pas la nôtre », il ne nous est guère possible de préciser sa nature. « Tant que nous ne disposons pas d'autres moyens pour nous assurer de l'existence d'une conscience transcendante, nous devons reconnaître notre incertitude[2]. » Ce *Selbst* est donc une réalité psychique nécessaire mais inconnaissable. « Ici le problème passe dans un domaine extra-humain qui, de tout temps, a été désigné par un des noms divins[3]. »

Les considérations précédentes attestent que les premières affirmations rencontrées sous la plume de Jung, n'ont pas changé pour l'essentiel, bien que des observations de plus en plus nombreuses aient incité Jung à préciser sa pensée. L'idée de Dieu reste donc une projection, inévitable au stade primitif et infantile, qui transforme les éléments archétypiques en entités métaphysiques. Une seule attitude sied à l'homme, parvenu à la maturité : il doit percer à jour cette projection et voir comment elle procède de l'inconscient collectif, dont la nature lui est à jamais impénétrable. Cet inconscient abyssal, Jung le nomme *Selbst* pour bien montrer qu'il n'est pas dupe de Dieu, « car jamais la raison humaine ne sera en état de résoudre la question de l'existence de Dieu[4] ».

De nombreux textes, à peu près identiques, jalonnent l'œuvre de Jung. Nous n'en citons qu'un seul, particulièrement virulent : « Un esprit, qui n'est pas sorti de l'infantilisme, conçoit les dieux comme des êtres métaphysiques, c'est-à-dire doués d'une existence propre, ou bien il les considère comme des inventions de la fantaisie ou de la superstition. Mais l'esprit dépasse ses limites quand il affirme l'existence métaphysique des dieux. Cette assertion est tout aussi présomptueuse que l'opinion selon laquelle ils ont été inventés de toutes pièces, car ils sont indubitablement des personnifications de forces psychiques[5]... » Ailleurs Jung lance

1. *The integration of the personality*, p. 16 (1939).
2. *The integration of the personality*, p. 16.
3. *Wirklichkeit der Seele*, p. 204 (1932).
4. *Das Unbewusste im normalen und kranken Seelenleben*, p. 105 (1926).
5. *Aufsätze zur Zeitgeschichte*, pp. 11-12 (1936).

une pointe en passant : « L'énergie est-elle Dieu ou Dieu est-il énergie? Cela m'importe peu, le fait demeurant inconnaissable en tout état de cause[1] ».

Jusqu'ici nous ne parvenons cependant pas à saisir exactement pourquoi Jung, qui distingue à bon droit l'idée de Dieu de son existence objective, nie si catégoriquement cette dernière.

Dans une conférence sur « la psychologie analytique et ses rapports avec l'œuvre poétique », reproduite dans *Seelenprobleme der Gegenwart*, il nous donne une excellente considération méthodologique. Parlant de l'œuvre d'art, il répète avec insistance que l'analyse psychologique ne peut en aucun cas pénétrer l'essence de l'art. Elle peut déceler tout au plus les influences extérieures et intérieures qui déterminent son mode de paraître. « Une distinction du même genre s'impose dans le domaine de la religion. Là aussi, l'étude psychologique ne peut considérer que le phénomène émotionnel et symbolique de la religion. De la sorte elle ne touche aucunement son essence même, qu'il est impossible d'atteindre de cette façon. S'il en était autrement on pourrait traiter non seulement la religion mais aussi l'art comme une subdivision de la psychologie[2]. »

Ce texte concis, remarquablement clair et rigoureusement exact, ne peut pourtant susciter qu'un enthousiasme modéré. La lucidité, dont Jung vient de faire preuve, ne l'empêche nullement de formuler peu après une négation catégorique de Dieu qui, sans être justifiée par la psychologie, empiète incontestablement sur le domaine philosophique. Un tel amalgame d'authentique sagesse psychologique et de pénétration méthodologique, d'une part, et d'inconcevables contresens métaphysiques, d'autre part, s'exprime parfois de façon déconcertante, comme dans le texte suivant : « L'idée de Dieu est une fonction psychologique absolument nécessaire, de nature irrationnelle. Elle n'a rien à voir avec l'existence de Dieu comme telle. Cette dernière question est insoluble pour l'intelligence, car il est exclu à tout jamais d'avancer une preuve de son existence. Une telle preuve serait d'ailleurs superflue, puisque l'idée d'un être divin tout-puissant est partout présente, sinon dans la conscience, du moins dans l'inconscient. Elle est en effet un archétype. Je crois donc qu'il est plus sage de reconnaître consciemment cette idée de Dieu, car sinon autre chose usurpe sa place, en général, quelque chose de peu pertinent et de fort bête... Notre intelligence sait depuis

1. *Wirklichkeit der Seele*, pp. 22-23 (1931).
2. *Seelenprobleme der Gegenwart*, p. 41 (1921).

longtemps qu'il n'y a pas moyen de penser Dieu comme il faut et, encore moins, de se représenter qu'il existe et comment il existe[1]...»

Pourquoi Jung nie-t-il avec un tel acharnement l'existence objective de Dieu ? Il semble bien qu'il n'y ait qu'une seule réponse plausible. L'intransigeance de Jung provient de son souci de rester indéfectiblement fidèle aux méthodes éprouvées de sa science. En étudiant les œuvres de la première période, nous avons déjà signalé qu'il avait invoqué l'agnosticisme théorique de Kant, non sans l'étendre à la raison pratique, pour préserver ses conclusions « empiriques » de toute emprise de la philosophie ou de la théologie. Dans les publications nettement psychologiques de la seconde période, Kant n'est plus guère mentionné. L'agnosticisme, que Jung lui avait emprunté, ne disparaît pourtant pas. Parfois même il s'étale dans de véhémentes diatribes. Cela est plus particulièrement le cas, quand Jung s'en prend à un adversaire réel ou fictif, qui veut minimiser ou anéantir les résultats de la psychologie analytique en se référant à la métaphysique ou à la théologie.

Dans cet ordre d'idées, certaines considérations au sujet du « fondement psychologique de la croyance aux esprits » ne nous semblent pas dépourvues d'intérêt. N'est-il pas frappant que Jung ne rejette pas sans plus l'existence des esprits : « A dessein, j'omets d'examiner la question de savoir si les esprits existent réellement... Non pas parce que je rejette à priori cette question comme déraisonnable, mais parce que je ne suis pas à même de mettre en avant des expériences convaincantes[2] ». Ses observations, en fait de pathologie, lui ont par contre fourni d'innombrables cas où les esprits n'avaient d'autre existence que celle que leur prêtait la psyché morbide des patients. Il est fort compréhensible que Jung, instruit par ces observations, ait en horreur tout jugement d'existence objective.

Dans l'étude, à laquelle nous avons emprunté la citation précédente, Jung décrit le processus psychologique de la conversion de Paul de Tarse. Voici comment il conclut : « Pour des raisons de probité intellectuelle, nous ne pouvons expliquer le cas de Paul de façon métaphysique[3]. Sinon nous serions contraints d'expliquer de la même façon, tous les cas similaires — et ils sont légion — qui se présentent chez nos patients[4] ». Ce texte ne

1. *Das Unbewusste im normalen und kranken Seelenleben*, pp. 103-104 (1926).
2. *Ueber die Energetik der Seele*, p. 223 (1919).
3. Jung entend dire, sans aucun doute, que nous ne pouvons soustraire le cas de Paul à la psychologie en le présentant comme un « miracle », qui irait à l'encontre ou se déroulerait en dehors des lois normales de la vie psychique.
4. *Ueber die Energetik der Seele*, p. 211 (1919).

démontre-t-il pas clairement que Jung, tenaillé par une peur presque instinctive, veut éliminer du domaine psychologique toute interférence de la philosophie et de la théologie? Il craint apparemment que la moindre infiltration ne s'enfle jusqu'à devenir un torrent dévastateur qui balaie toute sa psychologie. Jung met un point final à son étude, en soupirant avec résignation : « Il me semble que la science doit s'imposer cette limitation (au seul domaine psychologique). Nous n'avons que trop de raisons pour n'accorder à notre intelligence qu'une portée bien limitée. Mais tant que nous nous servons d'elle comme instrument, nous sommes obligés de travailler en hommes de science et de rester fidèles aux données de l'expérience, à moins que nous n'ayons des preuves irréfutables de son insuffisance[1] ».

Ce texte est révélateur : c'est la méfiance vis-à-vis de l'intelligence et de ses défaillances qui inspira à Jung une confiance exagérée dans l'observation empirique. Mais cette attitude, fort répandue dans le monde des sciences empiriques, nous explique pourquoi le psychologue, féru de science exacte, a défendu avec une conviction fougueuse ses exagérations métaphysiques.

Pendant toute sa seconde période, Jung reste donc absolument fidèle à son agnosticisme. Il déclare cependant que la religion est « psychologiquement vraie », parce qu'elle est « un rapport vivant avec les phénomènes psychiques, qui ne dépendent pas de la conscience mais se situent à l'arrière-plan ténébreux de la psyché. Bon nombre de ces phénomènes se présentent à l'occasion d'activités conscientes, mais jamais ils ne sont suscités par un effort conscient. D'autres semblent surgir spontanément, sans qu'on puisse leur assigner une cause dans le conscient[2] ». Les religions collectives, pour autant qu'elles sont l'expression de ces activités inconscientes, jouent elles aussi un rôle positif dans la psychologie de l'individu.

### *Le rôle psychologique des religions dogmatiques*

Pour Jung, les confessions — c'est ainsi qu'il désigne de préférence les religions supérieures à cause de l'importance qu'elles attachent à leur profession de foi — sont des « expériences religieuses primitives, codifiées et transformées en dogmes[3] ». Les dogmes sont, à ses yeux, des formes particulières du « symbole ». Les symboles dogmatiques expriment, pour qui s'en sert le pre-

1. *Ueber die Energetik der Seele*, p. 224 (1919).
2. *Das göttliche Kind*, pp. 89-90 (1940).
3. *Psychologie und Religion*, p. 16 (1937).

mier, une réalité psychique intensément vécue. Chaque fois qu'un homme génial et foncièrement religieux réussit à découvrir un symbole exceptionnellement adapté et chargé de sens, il trouve des disciples empressés. Ne met-il pas à leur disposition une idée de Dieu, bien élaborée, coulée dans des rites appropriés et des formules dogmatiques toutes faites ? Ne les aide-t-il pas à conduire leur énergie psychique par des chemins tracés à l'avance ? Ne leur offre-t-il pas l'occasion d'effectuer, sans effort et sans danger, la transposition de leur projection parentale ? Il suffit de reprendre les rites et les représentations pour éviter toute confrontation immédiate avec l'activité des archétypes. « Le symbole dogmatique protège l'homme d'une expérience de Dieu sans intermédiaire[1]. »

Le symbole, qui a nom dogme, est doté d'une double valeur positive. D'une part, il se substitue à la confrontation sans intermédiaire avec l'inconscient. Or, la pratique démontre qu'une telle confrontation dépasse la force psychique de la plupart des hommes et n'est jamais sans péril. D'autre part, il fait droit aux composantes inconscientes de la vie psychique, bien que ce soit sous forme de projection.

Jung pense découvrir un exemple saisissant du double rôle, qu'assume le symbole, dans la vie de Niklaus von der Flüe, le « pacificateur » suisse, qui a été canonisé en 1947. Ce « confédéré » de race, paysan, père de dix enfants, conseiller municipal, juge en temps de paix et général en temps de guerre, quitta sa femme et ses enfants, alors qu'il avait atteint l'âge de cinquante ans, pour se consacrer comme ermite *(Waldbruder)* à la contemplation. Sa retraite ne l'empêcha point d'exercer une influence appréciable sur la vie politique : il fut un conseiller écouté par les grands de ce monde, tant à l'intérieur qu'à l'extérieur de son pays.

Après son départ, d'effrayantes visions s'abattirent sur notre ermite. Il tâcha d'en déceler la signification « à l'aide d'un livre écrit et illustré par un mystique allemand, afin d'exprimer en des formes tangibles son expérience première. C'est là ce que j'appelle l'élaboration du symbole. A la réflexion, Bruder Klaus conclut qu'il avait contemplé la Trinité elle-même ». Cependant l'expérience originelle de ses visions présentait un tout autre caractère. Dans son extase, il avait contemplé un visage ravagé par une colère terrible. Cette vue terrifiante avait déformé les traits

1. *Ueber die Archetypen des kollektiven Unbewussten*, p. 187 (1934). Dans la terminologie jungienne, l'expérience immédiate de Dieu n'est autre chose que la confrontation directe avec l'inconscient, qui n'est pas « collective » mais purement individuelle.

du visionnaire à tel point que tous ceux qui le regardaient étaient saisis de frayeur à leur tour.

Cette vision terrifiante, « qui, sans préparation dogmatique et sans commentaire exégétique, avait déchiré, comme un éclair, le ciel serein de la pensée religieuse inoffensive de ce Suisse robuste, a demandé un long processus d'adaptation avant qu'elle ne soit conçue comme une vision de la Trinité ». Le dogme « en ces temps-là, était encore un roc solide ». Par là il a pu suppléer aux déficiences personnelles : « il sauvegarda au moins une partie de cette expérience terrible dans la belle ordonnance de la représentation trinitaire ». Que se serait-il passé si Bruder Klaus s'était attaché à la réalité sinistre de sa vision pour en découvrir la signification? Aurait-il été à même d'élaborer une nouvelle représentation de Dieu? Ou aurait-il sombré dans la démence, écrasé par le poids d'une révélation qui dépassait ses forces? Jung répond évasivement mais non sans amertume : en tout cas, le cher Bruder Klaus ne s'en serait pas tiré à bon compte. « Il serait devenu non pas un saint mais un hérétique, qui aurait probablement fini sa vie sur le bûcher[1]. »

Le symbole dogmatique fait donc fonction de garde-fou lors de l'assimilation d'une expérience religieuse authentique. Mais s'il garantit une réelle sécurité, il n'est pas sans imposer un lourd tribut. Le fait d'accepter des représentations religieuses toutes faites, va inévitablement de pair avec un appauvrissement progressif de l'expérience religieuse authentique. Le contenu du dogme s'amenuise au fur et à mesure que cette expérience recule dans le passé. Aux yeux de Jung, l'affaiblissement des religions est toujours dû à une désagrégation pareille. Les symboles, qui assurent la paix de l'âme à de nombreuses générations de fidèles, se vident peu à peu. Enfin — parfois après des siècles, si pas après des millénaires — on constate avec terreur qu'ils ont perdu toute signification. Jamais on ne s'était posé de question à leur sujet, pas plus qu'au sujet des arbres de Noël qu'on décorait ou des œufs de Pâques qu'on cachait. « En fait, les images archétypiques exercent une telle fascination qu'on oublie de demander ce qu'elles signifient. Que les dieux meurent de temps à autre est dû au fait qu'on découvre leur « insignifiance » foncière. On se rend compte que ce sont des objets inutiles, façonnés de main d'homme dans la pierre ou le bois. En réalité, l'homme découvre simplement que jusque là il n'avait eu aucune idée au sujet de ces images[2]. »

1. Cfr *Bruder Klaus*, passim, et *Ueber die Archetypen des kollektiven Unbewussten*, pp. 186-187 (1934). Toutes nos citations sont empruntées à ces deux pages.
2. *Ueber die Archetypen des kollektiven Unbewussten*, p. 189 (1934).

D'après Jung, les religions dogmatiques empruntent leur valeur au fait qu'elles tirent leur origine d'une expérience authentique et directe — expérience qu'elles expriment sous forme de projections. Pour cette raison, il répudie les prétentions ridicules du « siècle des lumières », qui s'imaginait que « les religions avaient été inventées par la raison astucieuse. Comme si, un beau jour, quelqu'un s'était avisé de créer de toutes pièces un dieu et d'autres dogmes afin de décevoir par cette fantaisie, réalisatrice de désirs, l'humanité toute entière[1] ». Cependant, cette représentation symbolico-dogmatique n'a de sens que pour autant qu'elle permet à des réalités psychiques de s'exprimer. Le jugement que Jung porte sur « les grands systèmes philosophiques de l'Orient » vaut en conséquence, de toutes les religions dogmatiques de l'Occident. « Métaphysiquement, il n'y a rien à comprendre, mais bien psychologiquement. Pour cette raison, j'ôte aux choses leur aspect métaphysique, pour en faire des objets de la psychologie. Je parviens ainsi à retirer d'elles quelque chose de compréhensible et je me l'approprie. De plus, j'apprends à connaître les conditionnements et processus psychologiques, qui auparavant étaient contenus dans les symboles et se refusaient à l'intelligence. Mon admiration pour les grandes philosophies de l'Orient ne saurait être mise en doute. Mais mon respect pour leur métaphysique est nul : car je les soupçonne de n'être que des « psychologies symboliques », auxquelles on ne pourrait faire un tort plus grand que de les prendre à la lettre[2] ».

Jung est donc convaincu du rôle psychologique des confessions ou des religions dogmatiques. Cette conviction lui prescrit un respect prudent à leur égard pendant le traitement psychothérapeutique des patients qui se confient à lui. Nous avons vu qu'il s'est demandé dès les débuts, si « le fanatisme de la vérité » était bien de mise partout et toujours. Bientôt il énoncera comme principe que le psychothérapeute doit guider le patient, qui invoque son aide, dans la voie de ses convictions religieuses. La portée exacte de cette règle de conduite sera étudiée à fond dans notre chapitre suivant, alors que nous traiterons des rapports de la psychothérapie et de la théologie pastorale.

א

Toutes les publications examinées jusqu'ici reflétaient une attitude relativement uniforme. Les précisions, fournies en bien

1. *Wirklichkeit der Seele*, pp. 219-220 (1934).
2. *Das Geheimnis der goldenen Blüte*, p. 57 (1929).

des points délicats, ne sont pas démunies d'intérêt, mais elles n'ont apporté aucun changement essentiel dans la prise de position jungienne.

Aux yeux de Jung les religions ont toujours constitué une valeur psychologique positive, ne fût-ce que comme pis-aller utile voire souhaitable. La domestication des instincts et le développement de la culture consciente, voilà les deux bienfaits qu'elles ont dispensés à de nombreuses générations et dont nous bénéficions encore aujourd'hui. Ces deux bienfaits commandent le respect, mais ne peuvent supprimer la clairvoyance critique. Or, si le sens psychologique des religions épuise leur raison d'être, il est normal de préférer à leur égard la lucidité de l'adulte, qui ne se laisse pas détourner de sa tâche d'homme par ses jouets d'enfant, alors même qu'il considère avec attendrissement le « mécano », qui a déterminé sa vocation d'ingénieur, ou le cahier de dessins à recopier, qui a éveillé ses aptitudes artistiques.

D'autre part, Jung se rend parfaitement compte des limites de sa science psychologique. Elle ne peut émettre ni une négation catégorique ni une affirmation absolue au sujet de la vérité objective de la religion et de l'existence de Dieu. A bon droit, il restreint le champ de ses investigations à la seule idée de Dieu. Mais pour une raison jamais avouée, qui semble n'être que sa crainte de voir la philosophie et la théologie s'ingérer dans sa science empirique, il réaffirme sans cesse l'impossibilité de connaître quoi que ce soit de Dieu, de son existence et de sa nature. Au début, il justifie sa position en invoquant Kant, tout en étendant l'agnosticisme théorique à la pratique elle-même. Il en vient donc à l'affirmation catégorique d'un agnosticisme absolu, qui ne se justifie nullement par les données de sa science.

En conséquence, nous accordons aux critiques, qui n'ont considéré que les œuvres de Jung parues avant 1940, que leur verdict d'agnosticisme est pleinement motivé. Pour les deux premières périodes, nous reprenons volontiers l'appréciation du Dr J. Goldbrunner, qui caractérise Jung, avec plus de nuances encore, comme un positiviste agnostique[1]. Jung est positiviste, parce qu'il n'accepte que les méthodes empiriques qui s'inspirent presque exclusivement de celles utilisées en sciences naturelles. Jung est agnostique, parce qu'il rejette toute méthode extra-psychologique et réduit en conséquence toute métaphysique à une projection fatale mais indue de réalités psychiques.

Par ailleurs, nous comprenons que d'autres critiques, qui

1. Cfr J. GOLDBRUNNER, *Individuation*, pp. 167-168.

voyaient d'un mauvais œil la revalorisation positive des religions dans le pur domaine psychologique et discernaient fort bien que l'agnosticisme jungien n'était qu'une prise de position arbitraire, ont jugé plus sage de démasquer Jung comme un « croyant inconscient », qui renouvelait l'orgueilleuse tentative des gnostiques, tout en prétendant n'être que psychologue. Il ne nous semble pas que ce second jugement soit incompatible avec le premier. Il interprète d'un point de vue matérialiste et athée, ce que le premier envisage du point de vue croyant et théiste.

Nous concluons donc. Toute la sympathie que les efforts de Jung en vue d'une revalorisation psychologique des religions peuvent et doivent nous inspirer, ne saurait nous empêcher de souligner avec vigueur l'agnosticisme absolu et gratuit qu'il a affiché dans toutes ses œuvres jusqu'aux années 1935-1940.

### *Au-delà de l'agnosticisme*

De tout temps la problématique religieuse a sollicité l'attention de Jung. Mais, alors même qu'elle n'est absente d'aucun de ses livres, il n'y a qu'une seule publication de sa main qui en parle ex professo. *Psychologie und Religion*, qui reproduit le texte légèrement remanié et amplifié de ses trois conférences faites à la Yale University en 1937, nous offre le résumé de toutes ses vues précédentes. Il est superflu de nous arrêter une fois de plus à la signification psychologique de la religion ou à la distinction entre la représentation de Dieu et l'existence objective de Dieu. Heureusement, ce livre n'est pas seulement un inventaire quelque peu systématique du passé. Il ouvre des perspectives sur une évolution prochaine. Pour la première fois, Jung y analyse les caractéristiques de la fonction religieuse comme telle.

### *Le numineux*

Jung parle des réalités psychiques avec abondance, mais il les définit avec parcimonie[1]. Jusqu'ici il ne nous a livré qu'une seule définition de la religion. Elle est à ses yeux « le rapport vital avec les processus inconscients, qui échappent à l'emprise de la conscience et se passent dans les profondeurs ténébreuses de la

1. Dans ses *Psychologische Typen*, Jung a rédigé, pour la première et pour la dernière fois, des définitions. Mais les quelque soixante définitions demandent plus de cent pages de texte. La définition la plus courte comporte une demi-page, la plus longue dix pages entières! Jung a pris la précaution d'ajouter à son titre, *Definitionen*, un sous-titre approprié : *Begriffliche Umschreibungen.*

psyché[1] ». Définition qui mérite à peine ce nom, puisqu'elle n'est, somme toute, qu'une approximation bien vague. Que signifie exactement ce « rapport vital » dans son contexte et de quels processus inconscients s'agit-il? Sur ces deux points *Psychologie und Religion* nous apporte quelques éclaircissements, dont nous examinerons, en tout premier lieu, les bases empiriques.

Comme tout thérapeute, Jung a été frappé par le fait que certains rêves ou certaines images oniriques impressionnent le rêveur de façon extraordinaire. Même après le réveil, une fascination mystérieuse en émane. Parfois il ne s'agit que d'un seul motif onirique fort captivant, plus souvent d'un épisode intensément vécu ou d'une voix qui adresse au rêveur de sévères reproches, de dignes avertissements ou de nobles exhortations. Ces rêves impressionnants sont souvent bagatellisés par la conscience critique, qui s'insurge contre leur contenu apparemment banal ou absurde. M. Boss relate un rêve de ce genre[2]. Une femme de 36 ans reçoit en rêve la visite d'un professeur de physique, universellement connu. Cet homme de science, fort âgé, est ankylosé à tel point qu'il ne marche plus qu'avec la plus grande peine. Mais son esprit est encore des plus pénétrants et des plus lucides. En donnant ses cours de physique il répète par exemple la phrase extraordinaire : « S'il y avait une porte à ce local, je sortirais au grand air ». Pendant le rêve, cette phrase revêtait une signification bouleversante. Mais, plus la rêveuse y réfléchissait, après s'être réveillée, plus elle la trouvait banale.

Si on veut déceler la portée réelle d'un tel motif onirique, on ne peut pas river son attention au seul fragment isolé. On doit le considérer dans l'ensemble de la vie du rêveur. Ainsi, la phrase « banale » du professeur de physique retrouve tout son sens, du moment que nous savons que la rêveuse est une femme formée aux disciplines académiques. Fière de son intelligence et de ses connaissances techniques, elle a réduit toute sa vie à l'étude des choses du seul point de vue des sciences naturelles. N'est-il pas d'une importance capitale pour une personne aussi ankylosée dans sa vie intellectuelle, de trouver une issue dans l'espace exigu de son existence physico-scientifique et de sortir au grand air?

Le fait que des rêves aussi impressionnants se présentaient, était un premier avertissement pour Jung. Bientôt, il nota, dans des thérapies qui se prolongeaient, comment ces rêves significatifs se cristallisaient autour de certains centres affectifs ou archétypes. Dans les dessins spontanés, plus encore que dans les rêves, il

1. *Das göttliche Kind*, p. 89 (1940).
2. M. Boss, *Der Traum und seine Auslegung*, pp. 153-154.

était frappant de voir comment les patients étaient fascinés par le jeu des variations et des contrastes, hauts en couleur, que présentaient les motifs particulièrement chargés de sens. Jung constatait en même temps que certaines expressions symboliques évoluaient en général d'après des règles fixes. Autant que possible, il s'abstenait d'influencer ses patients. Il se contentait de rechercher après coup la signification des symboles donnés[1]. Tôt ou tard, tant pendant l'analyse qu'en dehors d'elle, un rêve ou un dessin se présentait, qui exprimait aux yeux étonnés du rêveur ou du dessinateur, dans une impressionnante vue d'ensemble, la synthèse de toutes ses tendances. Souvent le résultat coïncidait avec une période d'équilibre stable dans le développement psychique. La production de l'inconscient marquait un temps d'arrêt. Même s'il n'était pas définitif, il se présentait comme un jalon sur une route fort longue ou un plateau bien abrité au beau milieu d'une pente fort raide.

Dans son livre *Psychologie und Religion*, Jung décrit en détail un tel rêve et apporte une documentation fort riche à l'appui de son interprétation[2]. Mais bien des années auparavant, il avait déjà communiqué d'autres rêves du même genre, en guise de commentaire de l'individuation. Il avait relaté, entre autres, l'expérience d'une de ses patientes, qui avait eu une « fantaisie visuelle ou vision » qu'elle avait décrite comme suit : « Je gravissais une montagne. Bientôt j'atteins un plateau, où je vois sept pierres rouges devant moi, sept de chaque côté et sept derrière moi. Je m'efforce de soulever les quatre pierres les plus proches. De la sorte je découvre que ces pierres étaient les socles de quatre statues de dieux, qui étaient enfouies sens dessus dessous dans le sol. Après les avoir dégagées, je les dresse de telle façon que je me trouve au centre. Tout à coup les quatre statues s'inclinent vers le milieu et se touchent du front : elles forment une tente au-dessus de ma tête. Je m'affaisse et dis : « Écrasez-moi s'il le faut. Je suis à bout de forces ». Alors je remarque qu'il s'était formé un cercle de flammes autour des quatre statues. Après un certain temps, je me relève et je renverse les quatre statues. Là où elles touchent terre, quatre arbres surgissent. Ensuite, des flammes bleues

1. *Psychologie und Alchemie*, p. 70 (1944). Dès 1926, Jung nous avertit dans *Die Beziehungen zwischen dem Ich und dem Unbewussten :* « Je souligne expressément que ma méthode thérapeutique ne consiste pas à susciter des représentations excentriques chez mes patients. Je constate seulement que des cas se présentent où un tel développement a lieu... sans que je les engage dans cette voie » (p. 179).

2. *Psychologie und Religion*, pp. 117-135 (1937). Ce rêve, ainsi que la série à laquelle il appartient, ont été commentés dans l'étude *Traumsymbole des Individuationsprozesses*, publiée dans l'*Eranos-Jahrbuch 1935*. Un commentaire plus étendu a paru dans *Psychologie und Alchemie* (1944).

s'élèvent du cercle de feu, qui s'attaquent à la frondaison des arbres. Je me dis : « Cela doit prendre fin ; je dois entrer moi-même dans le feu, afin que le feuillage ne brûle pas ». J'entre dans le feu ; les arbres disparaissent et le cercle de feu n'est plus qu'une grande flamme bleue qui me soulève de terre[1] ».

Tous ces rêves, d'où émane une étrange fascination, présentent une même caractéristique. Dépourvus de cohérence logique ou de signification clairement perçue, ils ne s'adressent pas à l'intelligence. Néanmoins, leur symbolisme mystérieux et leur signification pressentie satisfont pleinement l'homme, parce qu'il sent instinctivement qu'en eux il s'approche d'un mystère, — un mystère qui le domine et auquel il doit se soumettre pour trouver le véritable repos de l'âme, même si sa première manifestation dans la sphère consciente a été terrifiante et bouleversante.

Toutes ces caractéristiques, que nous venons d'analyser, ont été observées par Jung dans le courant du développement psychique d'un grand nombre de patients. Avec le temps, Jung a eu l'occasion de rassembler des données concernant des personnes, dont l'analyse avait pris fin depuis longtemps ou qui n'avaient jamais été en traitement, mais qui avaient malgré tout passé par les mêmes expériences. Jung ne vit qu'une seule solution pour expliquer ces indices convergents. Le développement psychique de l'individuation, qu'il avait suivi de jour en jour auprès de ses patients, était un phénomène universellement humain. A travers les rêves et l'imagination active, l'inconscient collaborait avec la conscience pour conduire l'homme à la plénitude du déploiement psychique. Les nombreux parallèles, fournis par les œuvres littéraires et les documents historiques, confirmaient son hypothèse, puisqu'ils décrivaient, eux aussi, les mêmes processus psychiques et symboliques. Les marques distinctives de toutes ces expériences ne variaient guère : partout et toujours elles subjuguaient par leur fascination irrésistible et leur mystère bouleversant ceux qui en étaient favorisés.

L'activité des archétypes dans l'individuation se manifestait donc dans les observations de Jung avec les mêmes caractéristiques que R. Otto a décrites, dans son étude consacrée à la phénoménologie du sacré, comme les « moments » du numineux. Il s'agit notamment du sentiment de dépendance, de la majesté, de l'élément d'énergie, du mystère, du fascinant[2]... Jung voit

1. *Die Beziehungen zwischen dem Ich und dem Unbewussten*, pp. 177-178 (1926).
2. Cfr R. Otto, *Das Heilige*, pp. 5-50. Jung ne nous dit nulle part jusqu'où va son accord avec les descriptions phénoménologiques de R. Otto. A en juger d'après

dans cette conformité inattendue de ces données psychologiques, tirées de l'expérience, avec les descriptions de R. Otto, une preuve irréfutable en faveur de l'identification de la fonction religieuse et du « rapport vital avec les archétypes ». En partant donc de ses observations comme base empirique, il s'inspire des descriptions d'Otto pour mettre en avant une définition à la fois plus nette et plus dense de la fonction religieuse.

Le religieux est une fonction irréductible pour autant qu'il est l' « expression spontanée d'un état psychique toujours le même et partout présent[1] ». L'expérience religieuse ne tire donc pas son essence de son contenu objectif, qui varie en fait à l'infini, mais bien d'un jugement de valeur subjectif, qui présente son contenu comme le médiateur ou le symbole de la valeur suprême que l'homme doit se proposer[2]. Il va de soi qu'un tel jugement de valeur revêt la forme d'une expérience personnelle. Il ne saurait suffire de décréter arbitrairement ou d'établir rationnellement, par déduction logique ou par induction scientifique, peu importe, qu'un contenu donné représente la valeur suprême, pour réaliser du coup une attitude religieuse. Le numineux n'est pas posé, il s'impose. La conscience subit son action bien plus qu'elle ne la provoque. Le numineux comme tel subjugue l'homme, indépendamment de sa volonté[3].

Pour cette raison, les doctrines religieuses, tout aussi bien que le consentement universel, attribuent l'activité du numineux à une cause située en dehors de l'individu. En tant qu'homme de science, qui ne veut nullement extrapoler ses observations empruntées au domaine psychique, Jung ne se croit pas en droit de faire ce même pas. En conséquence, il confère à cette instance un nom nouveau : le *Selbst*, et la décrit, en faisant abstraction de toute considération extra-psychologique, comme la totalité psychique qui, tout en dépassant et en débordant le moi conscient, l'englobe et en constitue le fond impénétrable. C'est pourquoi il définit la religion comme « l'attitude de la conscience qui a été transformée par l'expérience du numineux[4] » ou, en d'autres mots, comme l'attitude de la conscience qui s'est soumise à la

son exposé, dans *Psychologie und Religion*, il ne s'agit que d'un acquiescement global. Il semble bien par exemple qu'il affaiblit le « sentiment de l'état de créature » *(Das Kreaturgefühl)*, à l'encontre de la thèse explicite de R. Otto, jusqu'à le ramener au sentiment de dépendance de Schleiermacher.

1. *Psychologie und Religion*, p. 175 (1937).
2. *Psychologie und Religion*, p. 114.
3. Jung n'entend pas dire que l'homme ne peut pas prendre position vis-à-vis du numineux, mais uniquement qu'il ne l'a pas en son pouvoir. C'est de là que provient effectivement le sentiment de dépendance.
4. *Psychologie und Religion*, p. 115 (1937).

totalité psychique, pour autant que celle-ci se manifeste comme la valeur suprême de l'homme.

Le numineux, qui de par sa nature même se manifeste exclusivement dans une expérience personnelle, est conçu par Jung, de même que par Otto, comme irrationnel. Le bon droit d'une telle expérience ne saurait être corroboré par des arguments de pure logique. On ne prouve pas le religieux, on l'éprouve. « Il n'y a pas moyen de discuter l'existence de l'expérience religieuse, parce qu'elle est absolue, (c'est-à-dire immédiate). On peut tout au plus affirmer qu'on ne l'a jamais eue. Le contradicteur répliquera : " Je regrette infiniment, mais moi je l'ai éprouvée. " Et la discussion sera close[1]. »

Ce caractère irrationnel n'est pas pour déplaire à Jung. Il cadre fort bien avec son empirisme. N'avait-il pas vérifié combien de patients passaient par cette expérience du numineux, qu'il n'avait nullement provoquée? N'avait-il pas constaté que cette expérience conférait à leur vie un sens élevé et une beauté sereine? Aussi se sent-il enclin à des concessions magnanimes : « Celui qui passe par là peut dire tranquillement : « C'était une grâce de Dieu... Peu importe ce que le monde pense de l'expérience religieuse. Celui qui l'a éprouvée, possède un trésor inestimable et une source qui dispense un sens élevé à la vie[2]! » Pour cette raison, Jung a toujours été attentif, dans sa pratique de thérapeute, aux symboles qui surgissent de l'inconscient dans les rêves, les fantaisies, les dessins, etc. Il était fermement convaincu que, tôt ou tard, une lumière éblouissante jaillirait de leurs ténèbres.

Ces symboles, de provenance inconsciente, chargés d'une tonalité affective strictement personnelle, ne peuvent pas être confondus avec des dogmes. Ces derniers se constituent au moment où l'expérience elle-même est remplacée par la foi en cette expérience authentique et directe du numineux. « La reproduction de l'expérience originelle est devenue un rite et une institution immuables[3]. » La valeur spécifique et indéniable du succédané dogmatique lui vient donc de l'expérience qui est à son origine et lui confère, en psychothérapie, une valeur qui dépasse de loin celle d'une théorie scientifique, tant qu'il s'agit de donner un sens à la vie. Tout dogme, en effet, qui se rapporte à une expérience authentique exprime « en une image, comme celle de l'Homme-Dieu, de la croix, de la naissance virginale,

1. *Psychologie und Religion*, p. 188 (1937).
2. *Psychologie und Religion*, pp. 188 et 190.
3. *Psychologie und Religion*, p. 16 et aussi p. 80.

de la conception immaculée, de la Trinité, etc., une totalité de nature irrationnelle[1] », nous pourrions tout aussi bien dire : un mystère inaccessible à la raison. Le symbole en tant qu'explication de la vie, l'emporte sur la théorie scientifique qui ne parviendra jamais à détrôner les confessions ou à supplanter les dogmes. La théorie scientifique, toute pénétrante qu'elle soit, est par nature strictement rationnelle. L'élimination de tout élément irrationnel constitue sa raison d'être. Elle ne saurait donc exprimer que la conscience, en se servant de concepts abstraits. Le dogme, par contre, décrit, si l'on peut ainsi dire, le processus vital de l'inconscient de façon bien plus adaptée par exemple « dans le drame du péché, de l'expiation, du sacrifice et de la rédemption[2] ».

Dans le paragraphe final de *Psychologie und Religion*, Jung n'a pas craint d'appeler l'expérience du numineux « une grâce de Dieu ». Le dogme lui aussi y est présenté comme une valeur vitale, « à laquelle s'attaquent des imprudents et des fous, mais non pas ceux qui ont souci de l'âme[3] ».

Dans le ton attendri de cette conclusion on perçoit à peine le lointain écho des négations brutales et catégoriques, proférées dans *Wandlungen und Symbole der Libido*. Or, comme c'est le ton qui fait la chanson, bien des critiques, surtout parmi les psychologues, se sont laissé convaincre que Jung remettait en honneur la religion, voire même le dogme. Ils n'ont pas complètement tort. Ce ton modulé à plusieurs reprises pourrait un beau jour transformer la chanson elle-même. Il est indéniable en effet que l'opposition radicale de Jung évoluait lentement mais sûrement. Après avoir accepté le rôle historique de la religion, il lui reconnaissait une authentique valeur psychologique. Le caractère numineux de l'individuation, enfin, transposait la fonction religieuse dans les sphères les plus élevées du *Selbst*. Cette ascension n'était-elle pas assez spectaculaire pour justifier toutes les espérances ?

Les théologiens, par contre[4], tant protestants que catholiques, non contents de concessions qui n'affectent que des points d'importance secondaire, en ce qui les concerne, ont violemment réagi contre ce « bréviaire » de la pensée religieuse de Jung. Sans perdre de vue le changement plutôt affectif dans le ton des affir-

1. *Psychologie und Religion*, p. 84 (1937).
2. *Psychologie und Religion*, pp. 85-86. Cfr aussi *Symbolik des Geistes*, p. 364 (1948).
3. *Psychologie und Religion*, p. 190.
4. Notons cependant que V. von Gebsattel a fait d'expresses réserves dans son étude finement nuancée, publiée dans son recueil *Christentum und Humanismus*.

mations, nous devons répéter avec eux qu'aucune thèse essentielle de Jung n'a varié jusqu'ici. Il répète qu'il ne parle que de la représentation de Dieu, bien sûr ; mais aussi que nous n'avons aucun moyen de connaître les causes dernières. Il souligne, avec un certain attendrissement, l'importance des confessions et du dogme, mais les qualifie de succédanés de l'expérience religieuse immédiate ou « personnelle ».

Jung n'en a pas moins fait un pas décisif dans ce livre. Jusqu'ici la religion n'avait été qu'un stade à dépasser au plus vite dans le développement de l'individu et du groupe afin de parvenir au plein épanouissement de l'autonomie morale. Dorénavant, la religion, en tant qu'expérience authentique du numineux, est non seulement une étape nécessaire dans le développement de l'homme, mais le couronnement même du déploiement total. Et, pour autant que les formes codifiées des dogmes et des rites confèrent à l'homme une expérience indirecte, elles l'aident à participer au numineux, sans qu'il doive s'exposer à des risques ou fournir des efforts qui le dépassent.

La revalorisation de la religion qui s'étale au grand jour dans *Psychologie und Religion*, annonce vraiment une nouvelle période. Cependant l'agnosticisme y est maintenu. Examinons donc pourquoi Jung a consacré son attention au symbolisme religieux dans ses grandes œuvres d'après-guerre.

### *Symbolisme religieux et symbolisme alchimique*

Depuis 1935, Jung est accaparé par l'étude du symbolisme religieux. Auparavant il avait déjà accepté d'écrire des commentaires psychologiques de textes vénérables, comme le Bardo-Thodol, méditations tibétaines sur la mort et la réincarnation, et les Tai I Gin, un texte taoiste du Yoga chinois. Mais il avait entrepris ces études comparatives à la requête d'autres savants et les textes analysés, venant de lointains pays orientaux, n'avaient pas de rapports directs avec la psychologie religieuse de l'Occident. Depuis lors, c'est au symbolisme chrétien, et même spécifiquement catholique, qu'il s'intéresse personnellement. Les prières rituelles de la Messe, les credos trinitaires, le poisson (ἴχθυς) comme symbole du Christ, la révolte et la soumission de Job, les terreurs de l'Apocalypse, feront l'objet de ses patientes recherches comparatives [1].

1. Plus haut nous avons déjà signalé que tous ces sujets avaient été effleurés dans *Wandlungen und Symbole der Libido*.

Dans quel but Jung s'est-il adonné à cette étude du symbolisme religieux? Est-ce vraiment l'aspect religieux qui l'attirait, ou bien était-il fasciné par ce symbolisme, riche et varié, dont l'analyse promettait d'être fort instructive? Sans hésitation, nous devons opter pour la seconde possibilité. Cela semble d'autant plus plausible que, peu auparavant, Jung avait fait du symbolisme de l'alchimie un sujet d'étude de prédilection.

Jung ne s'est engagé dans cette nouvelle voie qu'après bien des hésitations. Le livre de Silberer[1] n'était pas parvenu à le convaincre de la signification psychologique des expressions hermétiques de l'alchimie, dont il ignorait pratiquement tout. Près de quinze ans plus tard, des observations personnelles, qu'il a consignées dans une communication faite à l'*Eranos-Tagung* de 1933 et intitulée *Zur Empirie des Individuationsprozesses*, modifièrent ses vues. Les dessins symboliques, par lesquels une patiente, ignorant tout de l'alchimie, exprimait son processus psychique, ressemblaient à s'y méprendre aux illustrations si caractéristiques, qui accompagnent les descriptions des processus prétendus chimiques dans les traités des alchimistes[2]. Jung voulait en avoir le cœur net et se mit à l'étude de cette science abstruse. Lentement il s'est familiarisé avec les conceptions de cette chimie pré-scientifique. Plus il avançait, plus il se sentait convaincu du parallélisme entre les descriptions des expériences alchimiques et les différentes étapes du processus d'individuation.

Dans la plupart des traités, le point de départ est invariablement la matière première au stade de la « nigredo ». C'est là un symbole approprié pour exprimer l'inconscient qui comprend à l'état indifférencié et chaotique toutes les virtualités. Le déroulement du processus alchimique va de la désintégration (putrefactio, mortificatio, calcinatio) à la production de la substance blanche ou « albedo », en passant par l'unification des opposés (coniunctio ou matrimonium). Cette description exprime, sous forme de métaphore, la confrontation avec les différents archétypes, tels que l'ombre, l'anima ou l'animus, etc. qui doivent être intégrés par l'attitude consciente. Le résultat final des procédés alchimiques est décrit par les auteurs comme une escarboucle ou une rose, qui toutes deux expriment le stade de la « rubedo », ou comme un homoncule — cet être ailé et hermaphrodite, doué d'un corps, d'une âme et d'un esprit — ou encore comme la pierre philosophale qui transforme en or tout métal, même le plus vil. Tous

1. H. SILBERER, *Probleme der Mystik und ihrer Symbolik* (1914).
2. Cette même série de dessins a été publiée à nouveau dans *Gestaltungen des Unbewussten* (1950). Le commentaire y a été considérablement étendu.

ces symboles s'appliquent fort bien aux qualités de la psyché unifiée. Jung pense donc que l' « opus » des alchimistes ne doit pas être conçu comme une suite d'expériences chimiques, mais bien comme une série « de processus psychiques, exprimés sous des termes pseudo-chimiques[1] ». Ces termes l'intéressent parce qu'ils ont « comblé les abîmes d'ignorance (concernant les processus chimiques) en entassant des motifs mythologiques et ont compensé l'inconnu par des projections mythiques[2] ».

Nous comprenons aisément la valeur que prit aux yeux de Jung la découverte du sens psychologique attribué au symbolisme alchimique. Il se trouvait nanti par là d'un langage symbolique, extrêmement développé, abondamment décrit et richement illustré, du processus de l'individuation. L'alchimie, ainsi comprise, lui fournissait en tout premier lieu un ample matériel comparatif. Ensuite, elle mettait à sa disposition un moyen de contrôle, indépendamment de ses propres vues psychologiques. Enfin, elle attestait la présence universelle des processus psychiques, que Jung a tâché de dégager scientifiquement. Pour cette triple raison, il a entrepris une étude patiente de ces textes à première vue indéchiffrables et passablement absurdes pour qui ne jette qu'un coup d'œil furtif sur leurs illustrations fantaisistes.

L'intérêt que Jung manifeste pour le symbolisme alchimique, est donc d'inspiration psychologique. Nous devons en dire autant de l'intérêt qu'il porte au symbolisme religieux. Les nombreuses références au symbolisme alchimique dans les études consacrées à la Trinité, à la messe, au Christ, etc. sont là pour vaincre les derniers doutes. Il n'y a donc pas lieu de parler d'un véritable intérêt religieux chez Jung. Tout au plus peut-on dire qu'il apprécie la religion pour autant que jaillit en elle une source intarissable de symboles.

Nous devons reconnaître que l'intérêt psychologique est capital sinon déterminant pour Jung. Mais ne devrait-on pas ajouter que la religion représente une valeur bien plus élevée que l'alchimie? Toutes deux, elles nous livrent une abondance de symboles, fort originaux et chargés de signification. Mais la religion n'est-elle pas l'expression d'une fonction irréductible, comme nous l'avons constaté plus haut, alors que l'alchimie n'est qu'un symbolisme sans plus?

La distinction faite entre l'alchimie et la religion est valable. Mais gardons-nous d'aller trop vite en besogne. Cette distinction recèle une ambiguïté, dont Jung fait trop peu de cas. La religion,

1. *Psychologie und Alchemie*, p. 333 (1944).
2. *De Sulphure*, p. 27.

comme fonction irréductible, c'est-à-dire comme expérience du caractère numineux des archétypes et du *Selbst*, est située à un tout autre niveau que l'alchimie. Par contre, la religion sous sa forme dogmatique et « confessionnelle », qui projette les contenus psychiques dans des symboles collectifs, appartient au même niveau. Le lecteur de Jung doit se souvenir à tout moment que le sens du mot religion est équivoque. Le symbole religieux qui, en tant que dogme, constitue l'être même d'une confession, n'est en fait qu'un succédané de l'expérience directe et personnelle. L'expérience religieuse authentique, par contre, n'est que la saisie directe du caractère numineux du *Selbst*. Il s'ensuit que le symbolisme religieux est une expression du numineux, dont la valeur ne diffère en rien de celle du symbolisme alchimique, puisque tous deux sont constitués par des projections d'un même ordre. La religion dogmatique et l'alchimie ne diffèrent pas dans leur être foncier, mais uniquement par la forme spécifique de leurs symboles.

### *La foi en Dieu*

Jusqu'ici nous nous sommes contentés d'analyser les découvertes empiriques de Jung dans le domaine religieux.

Jung ne s'étonnait nullement que de pareilles découvertes fussent inadmissibles pour les champions du matérialisme qui considéraient la religion comme un épiphénomène ou comme la sublimation pure et simple d'un instinct. Mais quel ne fut pas son étonnement quand il constata que les croyants eux-mêmes lui adressaient des critiques tout aussi violentes. « Quand je démontre que l'âme est, de par sa nature même, douée d'une fonction religieuse (Tertullien : « anima naturaliter christiana » ), le théologien me prend par le bras et m'accuse de psychologisme[1] ! » s'écriait-il, non sans amertume, en se détournant des critiques, tant protestants que catholiques, qui attaquaient les vues qu'il avait exposées dans *Psychologie und Religion.*

Plus haut nous avons étudié en détail le mécanisme des synthèses proposées par Jung. Chacune de ces synthèses prétendait réconcilier les adversaires en présence sur le terrain neutre de la psychologie. Malheureusement, cette manœuvre avait pour résultat de mécontenter les adversaires qui se sentaient également méconnus. La revalorisation psychologique des religions, tentée par Jung, se heurtera, elle aussi, aux contradictions tant des croyants

1. *Psychologie und Alchemie*, p. 26 (1944).

que des incroyants. Les deux partis se dressent contre ce sentiment religieux subjectif, que les uns jugent d'une objectivité insuffisante et les autres d'une subjectivité exagérée. Une fois de plus, Jung est pris entre deux feux.

Dans cette situation peu confortable, Jung s'est débattu avec énergie. Il a non seulement protesté contre les accusations d'athéisme, de psychologisme et de gnosticisme formulées par M. Frischknecht, V. von Gebsattel et M. Buber, mais, qui plus est, il s'est efforcé de mieux délimiter quelle était sa position. Grâce à ses efforts, Jung est parvenu à éliminer bon nombre d'ambiguïtés. Dans une prise de position définitive, il lui a été possible de préciser le bon droit de son attitude scientifique vis-à-vis des religions et d'accepter le bon droit du point de vue religieux du croyant. Le témoignage explicite et circonstancié de ce pas décisif se trouve dans une étude qui fait partie du volume intitulé *Psychologie und Alchemie*. Comme une déclaration de principe, cette étude se trouve en tête du premier des tout grands livres de Jung publiés coup sur coup depuis 1944. Elle porte un titre significatif : *Einleitung in die religionspsychologische Problematik der Alchemie* (introduction à la problématique psycho-religieuse de l'alchimie).

Afin de rechercher la place qui convient à l'alchimie dans la psychologie religieuse, Jung commence par préciser, comme il se doit, sa position psychologique devant la religion. Une fois de plus, il affirme que sa seule prétention est d'être psychologue, c'est-à-dire observateur empirique. Il répète que sa science ne parle que de la représentation de Dieu, dont le symbolisme révèle bien plus l'homme qui parle de la divinité que la divinité dont il parle. A plusieurs reprises, il souligne qu'en postulant un archétype de la représentation de Dieu, il n'entend nullement produire une preuve de son existence objective.

Cette insistance peut paraître superflue et fastidieuse. Elle est pourtant justifiée par certaines oppositions tenaces à son égard. Des psychologues, incroyants pour la plupart, lui reprochaient sa revalorisation psychologique des religions, en prétendant que son hypothèse de l'archétype divin visait l'établissement d'une preuve scientifique de l'existence de Dieu. Jung se défend, à bon droit, contre ce reproche immérité. Le psychologue n'est pas philosophe : dire qu'un archétype, doté de caractéristiques numineuses, se manifeste dans l'inconscient n'équivaut pas, en bonne logique, à affirmer l'existence de Dieu.

Cette distinction, le lecteur s'en souvient, n'est pas nouvelle chez Jung. Dès 1937, il avait déclaré : « Bien qu'on m'ait souvent appelé philosophe, je ne suis en fait qu'un homme de science qui se fie uniquement à l'expérience[1] ». La véritable nouveauté de l'introduction doit être cherchée dans le fait que Jung reconnaît sans ambages le bien fondé du point de vue religieux du croyant.

Si c'était là une phrase dite en passant, on ne pourrait la mettre en évidence comme démenti à ses affirmations antérieures. Mais Jung approfondit la question. Après avoir redit que la psychologie comme telle ne prouve pas l'existence de Dieu, — et pourquoi lui faire grief de cette impuissance qu'elle partage avec toutes les sciences empiriques et positives, qu'elles soient mathématiques ou physiques, chimiques ou biologiques ? — il ajoute aussitôt que la psychologie n'exclut nullement l'existence de Dieu. Bien au contraire, semble-t-il dire : « Quand j'affirme comme psychologue que Dieu est un archétype, j'indique par là un « type » dans la psyché. Tout le monde sait que type dérive de « τύπος », qui signifie coup, empreinte *(Einprägung)*. Le mot archétype suppose donc lui-même quelqu'un ou quelque chose qui frappe *(ein Prägendes)*. Mais la psychologie comme science doit se borner à son objet... Même si elle posait Dieu comme cause hypothétique, elle postulerait implicitement la possibilité d'une preuve de l'existence de Dieu. Ce faisant, elle dépasserait de façon inexcusable sa compétence. La science ne saurait être que science. Une profession de foi scientifique est radicalement impensable[2] ».

Mais pourquoi Jung garde-t-il dans son vocabulaire psychologique le terme de Dieu? En voici la raison, qui est relativement simple. Quand nous découvrons dans les analyses psychologiques la présence d'un archétype, qui s'exprime dans un symbolisme analogue aux représentations religieuses les plus répandues de la divinité, il est normal de le dénommer Dieu. La psychologie se sert donc de ce terme dans un sens spécifique et technique.

La portée technique que Jung attache au mot Dieu, impose au lecteur croyant une tâche doublement délicate. Pour lui, en effet, ce mot se réfère tant au « Dieu réel » qu'au « Dieu absolu ». La psychologie, par contre, fait abstraction de ces deux aspects. Le lecteur croyant doit donc se rappeler, tout au long de sa lecture, que le Dieu, dont parlent les études psychologiques de Jung, est une notion abstraite qui comprend tout aussi bien Allah, Purusha et Tao que le « vrai Dieu ». En d'autres termes, le mot Dieu est un équivalent pour toutes les représentations différentes de la divinité, telle qu'elle a été conçue un peu partout à travers

1. *Psychologie und Religion*, p. 9 (1937). Cfr aussi *Seelenprobleme der Gegenwart*, p. 371 (1926).
2. *Psychologie und Alchemie*, pp. 27-28 (1944).

l'histoire mouvementée de l'humanité. De plus, ce lecteur ne peut pas perdre de vue que Jung ne parle même pas de la réalité ontologique de cette divinité, mais uniquement de la répercussion qu'elle a eue dans la psyché humaine et qui se retrouve dans l'expérience du numineux et dans les expressions symboliques des représentations divines[1]. Les difficultés inhérentes à une telle abstraction sont à l'origine des nombreux malentendus, qui dominent mainte interprétation des analyses religieuses de la psychologie analytique. Hélas, la terminologie confuse de Jung n'a pas peu contribué à entretenir ces malentendus[2], alors même qu'il substitue le terme technique de *Selbst* au mot fort ambigu de *Dieu*.

L'application défectueuse de l'abstraction, que nous venons d'analyser, n'empêche cependant pas qu'elle soit pleinement justifiée. Il ne nous est donc pas impossible d'être d'accord avec Jung, quand il dit : « Le point de vue religieux met l'accent sur le cachet qui frappe l'empreinte. La psychologie comme science, par contre, met l'accent sur le « τύπος » ou l'empreinte qui seule lui est accessible. Le point de vue religieux comprend le typos comme activité du cachet ; le point de vue scientifique, par contre, comme le symbole d'une réalité *(Gehalt)* inconnue et inconnaissable. Or, comme le typos est plus complexe et moins déterminé que le contenu religieux explicite, la psychologie se voit obligée par son matériel empirique de nommer le typos par un terme qui n'est pas lié aux circonstances de temps, de lieu et de milieu... C'est ce qui m'a incité à donner à l'archétype en question le nom psychologique de *Selbst*[3] ».

Sous la pression de critiques souvent violentes, Jung est parvenu à se libérer de son opposition déraisonnable contre les méthodes non-psychologiques et à délimiter la portée exacte de sa méthode. Tâchons de mettre encore mieux en lumière ce double approfondissement de la position méthodologique de Jung.

La publication la plus importante consacrée au symbolisme religieux est sans conteste *Aion*. Elle traite non seulement du *Selbst*, cette donnée centrale de la psychologie analytique, mais de plus elle respecte scrupuleusement les limites de la méthodologie psychologique. Encore une fois, Jung y compare ses analyses psychologiques avec les procédés du critique d'art, comme il l'avait déjà fait vingt ans plus tôt[4]. « Les parallèles que je viens

1. Préface de Jung, dans V. WHITE, *God and the Unconscious*, p. XVII (1952).
2. Dans notre dernier chapitre nous signalerons une fois de plus cette difficulté, à l'occasion du livre *Antwort auf Hiob*.
3. *Psychologie und Alchemie*, pp. 33-34 (1944).
4. Cfr p. 122, la citation tirée de *Seelenprobleme der Gegenwart*, p. 41 (1921).

d'établir entre le Christ et le *Selbst*, ne sont que des considérations psychologiques. Il ne s'agit pas du tout d'une incursion dans le domaine métaphysique. » « En principe, mon intention et ma méthode ne se proposent nullement de faire plus que ne font les interventions de l'historien de l'art, qui tâche d'établir quelles influences ont joué dans la réalisation d'une représentation déterminée du Christ[1]. » Comme Jung se rend parfaitement compte que cette méthode l'expose à des malentendus pénibles — car elle peut facilement donner l'impression « de réduire le symbole du Christ à une image psychologique du *Selbst*[2] » — il termine en précisant encore une fois la portée de sa méthode : « La psychologie, comme on vient de le dire, n'est pas à même d'établir des conclusions métaphysiques. Elle sait uniquement constater que le symbolisme de la totalité coïncide avec celui de la représentation de Dieu. Mais elle n'est pas plus en état de prouver que l'image de Dieu se réfère à Dieu, que de démontrer que le *Selbst* remplace Dieu[3] ».

Les limites que Jung impose à sa méthode psychologique font ressortir la valeur spécifique de la métaphysique et de la théologie. Mais ici encore nous devons nous garder d'un enthousiasme intempestif. Avant tout il est nécessaire de scruter attentivement les énoncés de Jung. Dans son étude, intitulée *Psychologie und Alchemie*, il était frappant de voir comment il opposait toujours à son point de vue psychologique, le point de vue religieux du « croyant ». Ce point de vue comprend, dans sa pensée, tant la métaphysique que la théologie. Ne nomme-t-il pas d'un seul trait « les preuves métaphysiques ou autres convictions religieuses[4] »? De même, il fait des « énoncés de la foi » le synonyme des « énoncés métaphysiques[5] ». Dans *Aion* aussi, il explique l'expression « le domaine de la métaphysique » en ajoutant aussitôt « c'est-à-dire, de la foi[6] ». Le point de vue religieux du croyant, que Jung daigne enfin reconnaître, appartient selon lui au domaine de la « foi », c'est-à-dire de ce que l'on accepte comme vrai grâce à une certitude subjective. « Le croyant est donc libre d'expliquer l'origine de ces représentations (religieuses) par une considération métaphysique à sa convenance. La raison, par contre, qui s'en tient aux principes de l'explication scientifique, ne saurait en faire autant[7]. » Puisque la métaphysique

1. *Aion*, pp. 106 et 107 (1951).
2. *Aion*, p. 9.
3. *Aion*, p. 287.
4. *Psychologie und Alchemie*, p. 28 (1944).
5. *Psychologie und Alchemie*, p. 50.
6. *Aion*, p. 106 (1951). Cfr aussi *Antwort auf Hiob*, p. 8 (1952).
7. *Psychologie und Alchemie*, p. 28 (1944).

appartient, selon Jung, au domaine de la foi, il signale en passant que « la vérité d'un énoncé métaphysique ne saurait pas plus être démontrée que réfutée », — à partir de données scientifiques, bien entendu[1].

Cette prise de position nous confirme que Jung est un chercheur empirique incorrigible. Toute certitude, qui n'est pas assise sur une base scientifique et empirique, revêt à ses yeux le caractère d'une acceptation librement consentie et d'une conviction personnellement acquise. Une telle conception, à vrai dire plus que fruste, de la métaphysique, de la théologie et de la foi, ne lui facilite pas la défense de ses propres positions contre les attaques des critiques. La plupart du temps, Jung évite de répondre directement à leurs griefs. Il se contente de répéter qu'on ne comprend pas combien ses prétentions sont modestes et il se plaint amèrement du tort qu'on lui fait en lui attribuant des visées qui ne cadrent guère avec son point de vue empirique. Toutes les controverses qui se sont engagées et toutes les correspondances qui ont été publiées, montrent combien il est malaisé pour Jung de saisir la portée exacte d'une méthode autre que la sienne[2]. N'avons-nous pas vu plus haut que l'agnosticisme, si longtemps et si ardemment professé par Jung, n'était pas tellement une prise de position métaphysique, qu'un mécanisme de défense presque instinctif en vue de sauvegarder le bon droit de sa méthodologie scientifique.

Si donc nous reconnaissons que, dès 1944, Jung n'a plus méconnu le bon droit du point de vue religieux du croyant, nous ne pouvons pas perdre de vue qu'il ne sait comment distinguer au juste la métaphysique, la théologie et la foi. Ces trois domaines, fort différents quant à leur nature, sont rangés sous la seule rubrique du « point de vue religieux ». Ce dernier comprend tout ce qui reste en dehors du domaine de la psychologie et dont l'homme de science empirique ignore tout. Est-il étonnant dès lors que Jung, peu familiarisé avec ce point de vue, se soit toujours montré réticent devant une confrontation avec l'inconnu.

En soi, il n'est pas tellement important qu'un psychologue empirique soit au courant de la métaphysique et de la théologie et qu'il discerne en quoi ces deux disciplines diffèrent de la foi. Mais si ce psychologue choisit précisément le symbolisme religieux comme objet de prédilection de ses études, un danger très réel le guette. Il s'expose à compromettre sa propre science par son

1. *Psychologie und Alchemie*, p. 50 (1944).
2. Cfr la controverse avec M. Buber dans *Merkur*, mai 1952, et la correspondance avec H. Haberlandt dans *Wissenschaft und Weltbild*, février 1953.

ignorance des disciplines qui ont étudié depuis des siècles les mêmes matériaux. Ce danger ne fait que croître quand ce chercheur empirique aboutit à des conclusions qu'il se croit en droit d'opposer aux vues de ces disciplines.

Par son ignorance de la métaphysique et de la théologie, Jung nous contraint à des réserves. Par là nous ne voulons nullement dénigrer sa personne ou son œuvre. Il avoue lui-même cette ignorance sans fausse honte. Parfois il va jusqu'à exprimer de façon touchante le désir d'y remédier par une collaboration efficace : « Au lieu de critiques peu pertinentes, je voudrais avoir un collaborateur catholique qualifié qui corrigerait, avec compétence et bienveillance, ma terminologie théologique inadéquate[1] ». Et dans l'avant-propos au livre de son ami, le théologien V. White O. P., Jung redit sa joie et sa reconnaissance « parce que la collaboration, que j'ai attendue et souhaitée depuis de longues années, s'est enfin réalisée[2] ».

De telles déclarations, dont la sincérité ne peut être mise en doute, révèlent combien Jung est soucieux de faire droit au point de vue religieux. Nous concédons volontiers que sa connaissance insuffisante de la théologie, de la métaphysique et de la foi faussera, malgré lui, les solutions qu'il apporte aux problèmes dont nous parlerons dans la suite. Mais nous ne pouvons oublier que Jung aborde ces problèmes avec un réel désir d'estimer à leur juste valeur les phénomènes religieux.

L'attitude fondamentale de Jung est celle du chercheur infatigable. Au début, il a rejeté, de façon radicale, toute valeur religieuse. Bientôt cependant, il a été de plus en plus impressionné par le rôle indiscutable que la religion a joué dans l'élaboration de la civilisation occidentale et dans le développement psychique de la personne humaine. Pendant de longues années Jung n'a entretenu aucun contact avec une communauté religieuse. Ses connaissances du dogme et de la foi sont celles d'un autodidacte. La pratique religieuse, ses répercussions psychologiques et ses déformations regrettables ne lui ont été accessibles que dans ses patients. Est-il donc étonnant que Jung se soit accroché à tel point à sa pensée psychologique et scientifique qu'il s'y est enlisé plus qu'il ne le voulait ? Ne devons-nous pas admirer bien plus que ses observations empiriques l'aient aidé à franchir, en tant de points, les obstacles qu'opposait une pensée, somme toute, fort étriquée à ses débuts ?

Depuis 1935, Jung a prouvé par ses publications quelle impor-

1. Lettre de Jung, dans V. WHITE, *God and the Unconscious*, p. 260 (1944).
2. Préface, dans V. WHITE, *God and the Unconscious*, p. XVI (1952).

tance revêtaient à ses yeux les représentations dogmatiques. Mais aussitôt il ajoutait qu'il ne lui était pas donné de « croire ». Jamais, répétait-il, il n'avait été à même d'accepter ce qu'il ne comprenait pas. Pour cette raison, il s'est acharné à l'étude psychologique du dogme, afin de lui découvrir un sens acceptable. Est-il bien certain que Jung ne savait pas croire parce qu'il n'avait pas reçu en partage la grâce de la foi, comme il l'insinue à plusieurs reprises? Ne serait-ce pas que la pensée scientifique l'aît accaparé à tel point qu'il jugea toute foi inacceptable? Si cette dernière supposition est exacte, Jung aurait exprimé son propre choix quand il témoigne des alchimistes médiévaux : « A l'opposé de l'Église, ils préféraient s'adonner à la recherche qui conduit à la connaissance, plutôt que de posséder la vérité par la foi[1] ».

א

L'analyse attentive de l'évolution progressive de la pensée religieuse de Jung nous permet de prendre position vis-à-vis des jugements discordants qui ont été portés sur son attitude.

En tout premier lieu, nous devons attester que Jung dit vrai quand il prétend, après avoir reconsidéré son activité d'un demi-siècle : « Jamais je n'ai nié l'existence de Dieu »[2]. Il serait injuste d'accuser Jung d'athéisme au sens strict.

L'agnosticisme, que Jung n'a cessé d'afficher pendant ses deux premières périodes, a été rejeté depuis qu'il a reconnu le bon droit du point de vue religieux. Bien sûr, on peut lui reprocher une conception défectueuse de la métaphysique. Mais il n'est guère possible de nier qu'il ne révoque plus en doute le droit qu'a le croyant d'accepter, pour des raisons religieuses, l'existence de Dieu et la possibilité où il est de connaître sa nature.

Il est moins aisé de répondre à une troisième objection. Ne faut-il pas avouer que Jung ne s'est pas libéré du « psychologisme »? Jung lui-même a repoussé avec indignation cette objection. Mais on ne peut pas oublier qu'il définit le psychologisme à sa façon. Il désigne par là toute théorie qui réduit la religion à n'être que la transformation ou la sublimation d'un instinct. Il va de soi qu'au regard de cette théorie la religion est essentiellement inauthentique. Jung reproche à Freud de verser dans une telle aberration. Et aussitôt il ajoute que son attitude est foncièrement différente. Loin de ramener la fonction religieuse à un autre instinct, Jung la déclare irréductible[3]. D'autre part,

1. *Psychologie und Alchemie*, p. 59 (1944).
2. Lettre de Jung, dans V. White, *God and the Unconscious*, p. 258 (1944).
3. Cfr *Das Geheimnis der goldenen Blüte*, p. 59 (1929) et *Antwort auf Hiob*, p. 159 (1952).

il est certain que les critiques qui attaquent le « psychologisme de Jung », se réfèrent aux disciples du maître pour prouver leurs allégations[1]. En ce qui concerne Jung il faut dire qu'il s'est donné bien de la peine pour échapper au « psychologisme », du moins pendant sa dernière période. Cependant son ignorance de la métaphysique et son incompétence en matière religieuse ont souvent desservi ses bonnes intentions. Par conséquent, il n'est que trop aisé d'interpréter son idée à rebours, d'après le point de vue qu'on choisit. Des disciples de Jung ne se sont pas fait faute d'exploiter les ambiguïtés du maître pour s'orienter résolument vers un psychologisme intégral. Pour eux, Dieu n'est qu'une réalité psychique alors même qu'ils la disent irréductible. Personnellement nous sommes convaincus que Jung ne va pas jusque là, mais les textes de sa main ne sont pas assez clairs pour trancher définitivement cette question[2].

Jung n'est pas un athée. Il n'est pas non plus un agnostique. Il est, avant tout, un chercheur empirique scrupuleusement fidèle à sa science. Dans ces circonstances il était presque fatal qu'il donnât l'impression de verser dans le psychologisme. L'aspect religieux, en effet, qui l'a fasciné de plus en plus, était mis au centre de son intérêt scientifique. Seule une formation spéculative poussée à fond lui aurait permis de délimiter avec soin sa position par rapport à la théologie, à la philosophie et à la foi.

Son intérêt réel pour l'aspect religieux, d'une part, et son étude autodidactique des problèmes les plus ardus de la théologie et de la philosophie, d'autre part, ont incité Jung à tenter la confrontation de la religion avec la psychologie. Dans la pratique cette confrontation lui a inspiré un respect profond pour les religions, même dans leurs formes dogmatiques. Mais en théorie, elle l'a amené à critiquer des points qui ont été résolus depuis longtemps par la théologie et la philosophie.

Dans nos deux chapitres suivants, nous examinerons de plus près ces problèmes. Notre étude sera singulièrement facilitée par le fait que nous en sommes venus à mieux comprendre l'évolution de la pensée religieuse de Jung, à mieux situer les différents jugements qui ont été portés sur elle, et à mieux saisir les problèmes théoriques et pratiques avec lesquels son expérience de thérapeute l'a mis en contact.

1. Cfr von Gebsattel, *Christentum und Humanismus*, p. 49 et, plus encore, Ph. Dessauer, *Bemerkungen zum Verhältnis von Psychotherapie und Seelsorge*, pp. 129-130.

2. Dans un entretien personnel, Jung nous a décrit son attitude religieuse de façon bien nette, en disant : « Il est évident que Dieu existe, mais pourquoi me demande-t-on toujours de prouver son existence par des arguments de psychologie ».

*CHAPITRE VI*

# PSYCHOTHÉRAPIE ET DIRECTION SPIRITUELLE

Pendant de longs siècles la direction spirituelle a été l'apanage exclusif des prêtres et des religieux. Ce n'est que depuis le début de ce siècle qu'un changement s'est opéré. Le psychothérapeute s'est chargé petit à petit de cette direction, que des patients de plus en plus nombreux sont venus lui réclamer. Il n'est donc pas étonnant que le directeur de conscience ressente l'intervention du psychothérapeute comme une ingérence profane dans le domaine religieux qui, en droit, lui est réservé. Ses réticences seront d'autant plus tenaces que le psychothérapeute s'intéressera plus à la religion. Le fait que le thérapeute s'inspire d'une toute autre méthode que le prêtre, ne désarme pas les objectants. Nous avons vu pourquoi et comment Jung s'est consacré à la problématique religieuse de ses patients. Ses recherches en ce domaine ont suscité chez un grand nombre de directeurs spirituels une extrême défiance, qu'ils ont affichée ouvertement. Elle n'est nullement compensée par l'accueil favorable que quelques admirateurs leur ont réservé. Jung a beau se présenter comme médecin, en général on le soupçonne d'avoir des visées secrètes qui dépassent de beaucoup les buts avoués de sa psychothérapie.

La plupart des directeurs spirituels connaissent par expérience leur impuissance devant les troubles psychiques. Pour cette raison, ils cherchent une solution commode qui attribue au thérapeute et au prêtre des domaines nettement différents. Cette solution élégante exclut toute ingérence et rend toute collaboration superflue. Les « malades » sont inexorablement renvoyés au médecin, tandis que le prêtre se réserve jalousement ceux qui sont en bonne santé. Pareille démarcation radicale des domaines respectifs est justifiée de préférence par un appel à la distinction entre le naturel et le surnaturel. Celui-là ressortit au médecin, celui-ci au prêtre.

Le malheur veut que cette solution, toute élégante qu'elle

soit, est peu efficace. Elle perd de vue que les « malades » et les « bien portants » ne constituent pas deux catégories nettement distinctes et que le naturel et le surnaturel sont deux réalités qui se superposent en s'interpénétrant. L'interaction de la psychothérapie et de la direction spirituelle est donc inévitable. Le refus, dans ce cas, de toute collaboration engendre fatalement un antagonisme.

Pour éviter un tel antagonisme, nous examinerons dans ce chapitre quelle est la véritable nature des rapports entre la psychothérapie et la direction spirituelle. Nous n'envisageons ici que la thérapie telle qu'elle est pratiquée par Jung et la direction spirituelle telle qu'elle est conçue par l'Église catholique. Au chapitre précédent nous avons considéré les conceptions religieuses de Jung, indépendamment de tout critère extérieur au sujet. Dorénavant nous aurons à les confronter avec la pratique et l'enseignement de l'Église. Ce faisant nous prendrons position vis-à-vis de Jung d'un point de vue déterminé. Nous y sommes contraints, par la position même de Jung, plus encore que par nos convictions personnelles. Car, en parlant des dogmes et des rites dans ses œuvres, Jung traite de préférence des usages et des doctrines spécifiquement catholiques, telles que la confession et la messe, l'Assomption et la Trinité[1]. Il va de soi que dans toutes ses recherches Jung se propose de mettre en valeur la portée psychologique et non pas le contenu objectif de ces rites et de ces représentations.

Nous devons donc avant tout délimiter avec soin ce qui oppose la psychothérapie à la direction spirituelle. Nous le ferons en commentant le rapprochement classique établi entre l'analyse et la confession. Ensuite nous tâcherons de mieux saisir la portée de la psychothérapie jungienne en examinant le but qu'elle se propose et les moyens dont elle se sert pour l'atteindre. Enfin nous esquisserons, comme complément à notre première partie, un programme de collaboration éventuelle entre le directeur de conscience et le psychothérapeute.

### *Confession et analyse psychologique*

Disons tout de suite que nous rejetons tous les rapprochements qui se fondent uniquement soit sur une similitude extérieure, soit sur une mauvaise interprétation des réalités en présence.

1. Jung ira même jusqu'à dire que la thèse de la « privatio boni » est une « sentence commune » de l'Église catholique. (Préface dans V. White, *God and the Unconscious*, pp. xviii-xix.)

L'identification de l'analyse psychologique et de la confession constitue l'exemple typique d'une telle confusion.

Au début, Jung s'est récrié devant un pareil rapprochement, qui lui semblait injurieux pour la psychothérapie[1]. Mais au fur et à mesure qu'il reconnaît dans les religions « les grands systèmes psychothérapeutiques du passé », il s'intéresse de plus en plus à la confession. Bientôt il affirmera sans hésiter : « La psychanalyse est un développement logique de la confession... Ma méthode, comme celle de Freud, est bâtie sur la pratique de la confession[2] ».

En fait, cette affirmation perd complètement de vue tout ce qui est essentiel à la confession et à l'analyse, pour ne rapprocher que des éléments de structure accessoires. Sans doute, l'aveu détaillé des péchés est requis par une décision formelle de l'Église. Mais peut-on dire que c'est là vraiment l'élément essentiel de la confession sacramentelle ? L'élément indispensable que la confession requiert dans le pénitent est la contrition sincère de ses fautes, qu'il énumère pour autant qu'il les connaît et les a commises de propos délibéré. Cette contrition sincère des fautes confessées constitue, avec les paroles de l'absolution prononcée par le prêtre au nom du Christ, l'acte sacramentel et entraîne le pardon. Ce pardon, lui, est essentiellement sacramentel : de soi il ne détermine aucun changement psychologiquement décelable dans les dispositions du pénitent[3].

En psychothérapie, par contre, le médecin traitant ne s'occupe guère des fautes conscientes, mais bien des tendances inconscientes qui engendrent un conflit dont le patient ne parvient pas à saisir l'origine. Seul le désordre psychique, qui en résulte, est manifeste. L'absence de toute motivation causale adéquate dans la conscience psychique lui donne l'aspect d'un corps étranger dépourvu de sens : c'est le foyer même de la névrose. Il est donc essentiel de mettre à nu, grâce à l'analyse des rêves, des associations ou des dessins spontanés, la motivation psychique de ces désordres névrotiques, afin de les réintégrer et d'orienter le développement personnel en accord avec les dispositions du patient.

La confession et l'analyse s'opposent donc. La première pardonne les actes délibérément et consciemment mauvais, dont on se repent. La seconde restitue à la conscience des tendances

1. *Wandlungen und Symbole der Libido*, p. 295 (1911).
2. *Le Yoga et l'Occident*, pp. 327-328 (1936).
3. Nous avions déjà rédigé ce chapitre quand il nous a été donné de prendre connaissance de la conférence, intitulée *The Analyst and the Confessor*, que V. White a reproduite dans son livre *God and the Unconscious*. On y trouve, aux pages 165-169, une étude fouillée des ressemblances et des différences entre la confession et l'analyse. Le raisonnement que suit V. White et les conclusions auxquelles il aboutit ne diffèrent en rien des nôtres.

inconscientes, pour lesquelles on ne saurait être responsable. Si nous passons sous silence ces différences radicales touchant le but, l'objet et le résultat de la confession et de l'analyse et que nous les rapprochons parce qu'elles ont en commun l'élément structurel de l'aveu, nous quittons le terrain de la phénoménologie, fondée sur le rapprochement de structures identiques par leur sens. Car le sens de l'aveu sacramentel ne coïncide guère avec le sens de l'aveu psychothérapeutique. C'est pour cette raison que nous ne pouvons nous rallier à la conclusion de Jung, là où il déclare : « Le prototype de toute cure analytique de la psyché se trouve dans l'aveu de la confession[1] ».

Le péché comme tel, cet acte consciemment mauvais, n'engendre pas de névrose et la confession, en tant que pardon sacramentel des péchés, est incapable de guérir la névrose, même sous sa forme bénigne. L'analyse, par contre, ne s'attarde guère aux péchés formels. Ils ne deviennent intéressants pour elle qu'au moment où leur méconnaissance ou leur refoulement occasionne une dissociation psychique.

Il va de soi que nos distinctions radicales doivent être nuancées dans la pratique. Jusqu'ici nous avons uniquement parlé de péchés formels, c'est-à-dire pleinement conscients et délibérés, et de l'acte sacramentel comme tel, qui fait abstraction de l'élément psychique que nous retrouvons dans tout acte humain. Le pénitent qui s'agenouille au confessionnal y trouvera normalement un certain réconfort moral et psychique, qui peut être attribué au fait qu'il avoue sa faute. Mais ce réconfort n'est ni le but de la confession ni son essence. Or, en soulignant cette signification psychologique de la confession au détriment de son caractère sacramentel, on supprime sa raison d'être. Dès lors tout rapprochement phénoménologique est privé de valeur.

Pour illustrer notre position théorique, appliquons les principes à des cas pratiques, d'ailleurs fictifs.

Un homme recherche délibérément des satisfactions sexuelles qui lui sont défendues. Comme il est croyant, il sait qu'il commet des péchés qui doivent être confessés. Il se conforme à cette exigence, en regrettant peut-être que le plaisir ne lui soit pas impunément accessible. Tout son conflit est limité au plan conscient : il y a contradiction entre son devoir et sa recherche d'une satisfaction personnelle. Du moment que le devoir l'emporte en lui, la confession pourra pardonner son péché. Elle ne supprimera pas pour autant son penchant au plaisir sexuel ni les réper-

1. *Seelenprobleme der Gegenwart*, p. 5 (1929).

cussions qu'entraîne son acte. Il se pourra que des faiblesses et des péchés répétés se présentent, mais la confession sera là pour confirmer la précellence du devoir. Il se peut naturellement aussi que le pécheur rejette la confession, qui exige une contrition sincère, pour s'adonner sans regret efficace à son mauvais penchant. Dans toute cette évolution, dominée par un conflit conscient entre péché et devoir, il n'y a pas lieu de parler de névrose. Même les péchés répétés et délibérément admis dans la seconde éventualité, qui créeront une habitude invétérée, n'enlèvent rien au consentement et à la responsabilité. Il est hors de doute que nous avons affaire à un pécheur, lui-même en conviendra ; mais il serait absurde de le considérer comme un névrotique ou un obsédé sexuel. Un traitement analytique, appliqué à cet homme, se révélera inopérant parce qu'il ne s'agit pas d'une causalité inconsciente qu'il faut déceler, mais uniquement d'une décision volontaire et libre qu'il faut changer.

Tout autre sera le diagnostic à établir et la thérapie à suivre, dans un second cas. Extérieurement il peut ne différer en rien du cas précédent, bien qu'il lui soit diamétralement opposé. Un homme recherche des satisfactions sexuelles, entraîné par une force qui semble le dépasser et qui est déclenchée par des stimulants qui n'ont apparemment aucun rapport avec la sphère érotique. C'est le cas par exemple chez le « fétichiste ». Tout aussi croyant que le premier, il est convaincu de la gravité de son acte et en fait l'aveu en confession. Il se sent déchiré par le conflit entre ce qu'il croit être son devoir et les actes répétés qui s'imposent à lui à l'encontre de sa volonté. La confession, loin de l'aider, augmente son désespoir à cause de son apparente inefficacité psychologique. Il sombre dans son obsession, qu'il prend pour un péché. Pour lui, la confession se révèle absolument inopérante et pour cause. L'analyse doit être faite, afin de déterminer l'origine de son obsession et de lui permettre de juger objectivement ce qu'il pense être son péché.

Ces deux cas fictifs sont naturellement des cas extrêmes. Il est rare que l'habitude consciente et délibérée ne contienne aucune trace névrotique, tout comme il est exceptionnel d'avoir affaire à une névrose qui supprime toute liberté. C'est la raison pour laquelle le névrosé pourra trouver de l'aide au confessionnal, surtout si le confesseur est un prêtre compréhensif et un connaisseur de l'âme humaine; tout comme le pécheur pourra trouver un réconfort auprès du psychothérapeute, en particulier si celui-ci est un homme de haute valeur morale. Il n'est donc pas absurde de rapprocher le prêtre et le thérapeute quand on les considère sous l'angle de leurs qualités humaines générales ; mais dès qu'on envisage la confession et l'analyse dans leur réalité spécifique, nous ne pouvons les identifier pour une particularité qui leur est commune.

Cette distinction radicale nous semble d'autant plus importante que le névrosé, tout aussi bien que le pécheur, est tenté d'exploiter une telle confusion. Fréquemment le névrosé est convaincu que son péché (ou ce qu'il considère comme tel) est la cause de son désordre psychique. Or il pense pouvoir s'en délivrer automatiquement par la confession, sans qu'il doive payer de sa personne pour intégrer le conflit inconscient. Malheureusement, il se rend compte, tôt ou tard, que cette ruse est inopérante : la confession-automate — dans lequel on glisse un péché pour qu'en sorte un pardon — ne fonctionne guère. Et voilà qu'il est confirmé dans une certitude terrible : son état échappe à tout contrôle. Le pécheur lui aussi se réfugie souvent dans cette confusion, en se disant que son péché, loin d'être libre, est une fatalité qui s'empare de lui. Voilà qu'il a trouvé le prétexte pour s'y adonner sans frein. Si le prêtre et le psychothérapeute ne voient pas clairement de quoi il s'agit dans ce double drame, il leur sera impossible de venir en aide à leurs patients ou à leurs pénitents comme il convient. L'excellence de la méthode employée ne garantit le succès que si elle est appliquée selon les règles de l'art.

Notre fin de non-recevoir opposée à l'identification de la confession et de l'analyse psychique n'exclut pas toute possibilité de collaboration entre le prêtre et le thérapeute. Au contraire, elle nous permet de délimiter les domaines spécifiques des deux thérapies de l'âme. En évitant toute ambiguïté et toute ingérence indue, nous sommes à même de reconnaître le caractère propre et de la confession et de la psychothérapie. Elles s'efforcent toutes deux de remédier à une détresse de l'homme. Elles le font toutes deux en demandant qu'il envisage son état réel. Mais la première s'adresse au pécheur qui doit se repentir de son péché conscient ; la seconde, au névrosé qui doit intégrer un conflit inconscient.

### *La « Weltanschauung » du psychothérapeute*

Jung distingue, du moins en principe, la tâche du psychothérapeute de celle du directeur spirituel. Ne reconnaît-il pas, en toute sincérité, qu'il renvoie, autant que possible, ses patients au prêtre, dès que leur équilibre psychique est suffisamment rétabli[1] ? En pratique, il s'est malheureusement trouvé devant un dilemme des plus pénibles : ou bien il lui fallait abandonner un grand nombre de ses patients, qui refusaient de s'adresser à un directeur spirituel, ou bien il était forcé d'assumer, ne fût-ce qu'en partie, le rôle de ce dernier.

D'une part, Jung avait constaté qu'une attitude foncièrement religieuse était requise en vue d'un rétablissement psychique durable : « Parmi tous mes patients, qui avaient dépassé l'âge de trente-cinq ans, il n'y en a pas eu un seul, dont le problème fondamental n'était pas celui de l'attitude religieuse. En dernière analyse, tous étaient devenus malades du fait qu'ils avaient perdu ce que les religions vivantes ont de tout temps donné à leurs fidèles. Aucun n'a été vraiment guéri, tant qu'il n'avait pas retrouvé une attitude religieuse...[2] »

D'autre part, il remarqua bien vite qu'un grand nombre de ces patients, dont les difficultés portaient, consciemment ou inconsciemment, sur l'attitude religieuse, s'adressaient à lui parce qu'ils n'avaient pas trouvé la compréhension qu'ils cherchaient, auprès de leur conseiller spirituel[3].

Ces patients contraignirent le thérapeute « à dépasser les cadres de la médecine somatique et de la psychiatrie » et à « pénétrer dans des domaines que seuls les prêtres et les philosophes avaient défrichés jusque là[4] ». Comme médecin, Jung ne se croyait pas en droit de renvoyer un malade sans avoir essayé tous les remèdes. « Ma tâche de médecin consiste à aider mes patients à la conquête d'un art de vivre personnel. Je ne puis donc pas m'ériger en juge de leurs décisions dernières, car je sais par expérience que toute contrainte, si légère soit-elle, ne réalise en fin de compte qu'un obstacle à l'expérience dernière et définitive : celle de l'affrontement solitaire du *Selbst*. L'homme doit déjà être seul pour se rendre compte de ce qui le porte, quand il ne parvient plus à se maintenir par ses propres forces. C'est la seule expérience qui lui donne une assise inébranlable. Bien volontiers, je laisserais cette tâche peu facile au théologien, si bon nombre de mes patients ne venaient pas tout justement de chez lui. Ils auraient dû rester au sein de la communauté religieuse, mais ils se sont détachés

1. *Grundsätzliches zur praktischen Psychotherapie*, pp. 78-79 (1935).
2. *Die Beziehungen der Psychotherapie zur Seelsorge*, p. 16 (1932).
3. Le directeur expérimenté sait que Jung dit vrai. Il ajoutera cependant aussitôt qu'il connaît un nombre au moins égal de cas, où des patients s'adressent au prêtre parce que le psychothérapeute les a déçus. Nous reviendrons à cette question dans la troisième partie de ce chapitre.
4. *Grundprobleme der Psychotherapie*, p. 20 (1951).

de l'arbre comme une feuille morte et cherchent maintenant des attaches dans la cure psychothérapeutique[1]. »

Cette attitude pratique de Jung n'est point nouvelle. Déjà en 1930 il se demandait : « Que faire quand on ne voit que trop clairement de quoi souffre le patient ? Il ne connaît pas l'amour, mais seulement la sexualité ; il ne connaît pas la foi, parce que la vérité l'effraie ; il ne connaît pas l'espoir, parce que le monde et la vie l'ont déçu ; il ne connaît pas la sagesse, parce qu'il n'a pas trouvé de sens à sa vie. Plusieurs patients instruits refusent catégoriquement de se rendre chez le théologien. Ils ne veulent pas même entendre parler du philosophe. Il est d'ailleurs fort difficile de s'imaginer un système ou une vérité qui donne ce dont le malade a besoin pour vivre : la foi, l'espérance, l'amour et la sagesse. Ces quatre acquisitions suprêmes de l'effort humain sont autant de grâces qu'on ne saurait ni apprendre ni enseigner. Car elles sont rattachées à une condition irrationnelle, qui se soustrait à l'arbitraire humain : elles sont soumises à l'expérience. On ne « fait » pas des expériences : elles se font. Il y a moyen de s'y préparer. C'est là tout ce qui est en notre pouvoir[2] ».

Les deux textes précédents peuvent donner lieu à de fort belles considérations. Mais les critiques de la psychologie analytique les stigmatiseront avant tout comme des aveux, fort prudents et entourés de multiples justifications, de ce qu'ils soupçonnent être le but réel de Jung : rendre à ceux qui ont perdu la foi dogmatique, une religion nouvelle d'un ordre supérieur, qui ne serait autre que sa psychologie elle-même.

L'objection n'est pas sans fondement. Cependant Jung s'est toujours insurgé contre elle. A juste titre, il souligne que jamais il n'a exercé de pression sur les convictions religieuses et dogmatiques de ses patients. Jamais il ne leur a fait violence[3]. Les croyants, nous dit-il, n'ont plus besoin de mon aide dès qu'ils sont libérés de leur trouble psychique. Mais cela n'est pas le cas « chez tous ceux — et ils sont nombreux — pour qui la lumière de la foi s'est éteinte, pour qui le mystère a disparu et pour qui Dieu est mort[4] ». A toutes ces personnes, qui constituent la majorité de ses patients, Jung veut restituer la possibilité même d'une

1. *Psychologie und Alchemie*, p. 48 (1944).
2. *Die Beziehungen der Psychotherapie zur Seelsorge*, pp. 11-12 (1932).
3. Pour autant qu'il nous a été donné de connaître la pratique de Jung, nous devons témoigner qu'il a été toujours fidèle à ce qu'il appelle avec prédilection son « objectivité ». Il est incontestable que certains disciples ne se sont pas fait scrupule de se départir de cette « objectivité ». Mais on ne saurait rendre Jung responsable de leurs aberrations.
4. *Psychologie und Religion*, p. 161 (1937). Cfr *Psychologie und Alchemie*, pp. 56-57 (1944).

prise de position religieuse — ce qui est tout autre chose que d'établir un nouveau credo ou un nouveau culte. Non sans impatience, Jung rétorque à ses critiques, qui lui reprochent d'être un novateur religieux : « Un aveuglement tragique empêche ces théologiens de voir qu'il ne s'agit plus de prouver l'existence de la lumière, mais bien de rendre la vue à des aveugles, qui ne soupçonnent même plus qu'il y a quelque chose à voir. On devrait enfin se rendre compte qu'il est sans utilité de célébrer et de prêcher l'excellence de la lumière, quand personne n'est à même de la percevoir. Il est donc de première importance d'apprendre aux hommes l'art de la vision... Comment on y parviendrait sans psychologie, m'est, à vrai dire, une énigme[1] ».

Là où le théologien échoue pour quelque raison que ce soit, Jung se propose de venir en aide à ses patients afin qu'ils puissent découvrir le tréfonds de leur être et adopter une attitude qui s'y accorde. Cette attitude, Jung la nomme religieuse à cause de ses caractéristiques concrètes. La psychologie elle-même n'est donc nullement une religion. Elle permet cependant aux incroyants de se rendre compte des valeurs religieuses fondamentales et de les sauvegarder.

Voyons donc plus en détail quelle est l'attitude que Jung suppose chez le psychothérapeute afin qu'il puisse contribuer au déploiement total du patient, déploiement qui culmine dans une prise de position religieuse.

Il faut tout d'abord souligner que Jung se rend parfaitement compte de l'interférence inévitable de la personne du psychothérapeute dans la cure elle-même : « On s'est trop longtemps imaginé que la psychothérapie pouvait être appliquée de façon purement « technique », comme un livre de recettes culinaires, une méthode opératoire ou un procédé pour la fabrication de couleurs. N'importe quel médecin peut appliquer toutes les techniques médicales, quel que soit son jugement personnel sur le patient et quelles que soient ses propres théories psychologiques ou même ses convictions philosophiques ou religieuses. La psychothérapie ne souffre pas pareil procédé. Qu'il le veuille ou non, le thérapeute se trouve engagé avec toutes ses idées préconçues, tout aussi bien que le patient... Ce n'est pas la technique qui est décisive, mais en tout premier lieu la personne qui s'en sert... L'objet de la méthode n'est ni une préparation anatomique privée de vie, ni un abcès, ni un corps chimique, mais la totalité de la personne souffrante. Ce n'est pas la névrose qui est l'objet de la

1. *Psychologie und Alchemie*, pp. 26-27 (1944).

thérapie, mais l'homme qui souffre de la névrose. Une névrose cardiaque par exemple ne provient pas du cœur, mais bien de la psyché du malade. Elle ne provient pas non plus de l'un ou de l'autre coin obscur de l'inconscient, comme beaucoup de psychothérapeutes affectent encore de le croire, mais bien de la vie, tant objective que subjective, menée par un homme pendant des années et des décades avec la totalité de son être. Cette totalité ne comprend pas seulement sa vie psychique individuelle, mais tout autant sa vie familiale et sociale[1] ».

Actuellement, les médecins eux-mêmes insistent volontiers sur la nécessité de ne pas appliquer un traitement « technique » aux malades. On ne peut que les en féliciter. En ce qui concerne la psychothérapie cependant, la remarque de Jung est vitale. Que le psychothérapeute le veuille ou non, il est entraîné tôt ou tard « dans une confrontation entre un moi et un toi... Il arrivera fatalement que non seulement le patient, mais aussi le médecin sera contraint d'entrer dans le processus lui-même[2] ».

Cette certitude, découlant de la pratique thérapeutique, impose au médecin de la psyché une probité foncière. Il faudra tout d'abord qu'il soit lui-même un homme intégré, qui ait conscience du rôle que joue en lui son inconscient. Comment reconnaîtrait-il sinon d'où proviennent et où tendent les réactions inconscientes, celles de son patient et les siennes propres ? C'est ce qui a incité Jung à exiger, avec une fermeté inébranlable, que tout psychothérapeute ait été analysé au préalable[3]. « Le médecin en effet est tout autant en analyse que le patient. » Il doit donc avoir mené à bien la tâche qu'il impose à son patient. Il doit avoir dépassé l'infantilisme et avoir intégré ses tendances inconscientes. « Tous ces leit-motivs psychothérapeutiques sont autant d'exigences morales, qui culminent dans une seule et même vérité : soyez tels, que vous désirez que soit votre influence... Ce n'est pas ce dont on est convaincu, mais bien le fait que l'on soit convaincu, qui de tout temps a été efficace[4]. »

Pour Jung, la vocation du thérapeute est avant tout une vocation à une vie morale absolument sincère. Elle seule lui permettra de communiquer aux autres de sa propre plénitude. Une personnalité intégrée, réalisée grâce à l'analyse didactique et grâce à la part active prise dans toutes celles que l'on fait passer à d'autres,

1. *Zur gegenwärtigen Lage der Psychotherapie*, pp. 2-3 (1934).
2. *Psychologie und Alchemie*, p. 17 (1944).
3. D'après Jung, Freud n'aurait exigé l'analyse didactique que sur ses instances. Cfr *Seelenprobleme der Gegenwart*, p. 33 (1929).
4. *Seelenprobleme der Gegenwart*, p. 34 (1929).

constitue l'idéal du psychothérapeute. Cet idéal, Jung le désigne de préférence par le mot de « *Weltanschauung* ».

Nous avons vu plus haut ce que Jung entendait par *Einstellung* ou orientation de la personnalité. C'est la coordination des contenus psychiques par un but spécifique, qui les unifie. « On parle de *Weltanschauung*, au véritable sens du mot, du moment qu'on fait un effort sérieux pour formuler cette orientation, c'est-à-dire du moment qu'on se met devant les yeux pourquoi et dans quel but on agit et vit de la sorte[1]. » Et Jung précise ce que ceci comporte exactement pour le psychothérapeute : « Avoir une *Weltanschauung* signifie se former une image du monde et de soi-même, savoir ce qu'est le monde et ce que je suis. Prise au pied de la lettre, cette exigence est exagérée. Personne n'est à même de savoir ce qu'est le monde ni ce qu'il est lui-même. Mais *cum grano salis*, cela veut dire : la meilleure connaissance possible. La meilleure connaissance possible exige le savoir et déteste les opinions non justifiées, les affirmations arbitraires et les décisions autoritaires. Elle recherche les hypothèses fondées, sans oublier jamais que tout savoir est limité et sujet à l'erreur. La *Weltanschauung* est hypothèse et non pas article de foi[2] ».

Nous voyons réapparaître dans les textes cités la conception fondamentale que Jung s'est faite du rôle de l'hypothèse dans le travail scientifique. Mais ici il l'applique non pas à la recherche théorique mais à l'attitude pratique dans la cure analytique. Nous voyons donc qu'en pratique la *Weltanschauung* jungienne est bien moins une prise de position philosophique qu'une décantation de ses observations empiriques.

Comme telle, la *Weltanschauung* que doit se former tout psychothérapeute, détermine une attitude de réceptivité devant chaque nouvelle observation. Tout en se servant de son expérience personnelle, acquise grâce à une analyse didactique et enrichie par les analyses successives de ses différents patients, il doit se garder de tout dogmatisme, qui établit une fois pour toutes des vérités toutes faites soit pour l'interprétation soit pour l'orientation du processus psychique. Son expérience passée doit tout aussi bien diriger l'analyse présente, que se soumettre à son contrôle. Elle doit accepter d'être corrigée voire renversée, si l'observation actuelle le demande. « La psychothérapie est, somme toute, une interaction dialectique entre le patient et le thérapeute. Elle est une confrontation de deux totalités psychiques, dans laquelle tout savoir n'est qu'instrument. Le but est la transformation de

1. *Seelenprobleme der Gegenwart*, p. 300 (1931).
2. *Seelenprobleme der Gegenwart*, p. 303.

la personne et non pas un changement connu à l'avance ; son seul critère est la disparition de l'identification avec le moi. Aucun effort du médecin ne provoque cette expérience. Il peut tout au plus aplanir le chemin et obtenir du patient une attitude, qui opposera le moins de résistance à cette expérience déterminante [1]. »

Puisque l'attitude du thérapeute doit s'accorder à l'évolution du patient, il est fatal que cette attitude évoluera, elle aussi, selon le rythme du traitement en cours. Au début de l'analyse, une aide directe est requise. Tout patient est malade pour autant qu'il ne parvient plus à s'orienter dans le monde objectif et subjectif. Le thérapeute se charge en un certain sens du fardeau trop lourd qui écrase le patient. Il porte ce fardeau avec lui, non pas en vue de l'en décharger définitivement, mais afin de lui permettre de reprendre haleine et de refaire ses forces. C'est là le sens du transfert au début de la cure : il doit reconstituer la personnalité ou le moi du malade. Mais on ne peut pas perdre de vue que ce transfert n'est justifié que si le thérapeute s'applique à le résoudre dès que la possibilité s'en présente. A cette suppression du transfert la psychothérapie jungienne attache une grande importance. Dès que le malade a repris des forces, c'est à lui d'affronter la lutte. Puisque l'apport personnel du patient est dorénavant capital, le rôle du psychothérapeute se réduit à celui du spectateur intéressé, de l'arbitre intègre et du manager intelligent. En cette triple qualité, il doit rester en dehors du combat. « Ce que je vise est la réalisation d'un état d'âme dans lequel mon patient commence à « expérimenter » avec ses dispositions *(Wesen)*, parce que plus rien en lui n'est ankylosé ou désespérément figé... Je me suis imposé comme règle de ne jamais anticiper sur le développement de mes patients. Je ne me donne pas d'autre peine que celle de faire prendre conscience de ce développement dans toute sa plénitude, de telle façon que ressorte la signification suprapersonnelle qui s'y cache [2]. »

Il n'y a donc pas de certitude dogmatique — que ce soit celle de l'origine sexuelle de la névrose ou celle de l'absolue vérité d'une confession — qui puisse présider à l'attitude du psychothérapeute. La *Weltanschauung* que sa pratique lui dicte est celle de la réceptivité inconditionnée à l'égard de l'évolution personnelle de l'homme qu'il aide à découvrir et à déployer sa propre vie. Le psychothérapeute ne peut prendre acte que des certitudes qui procèdent d'une telle réceptivité. Comme tous les cas, que Jung a pu observer jusqu'à leur plein épanouissement, aboutis-

1. *Das Geheimnis der goldenen Blüte*, p. 32 (1929).
2. *Seelenprobleme der Gegenwart*, pp. 103-104 (1929).

saient au même résultat, notamment la découverte par le patient d'un sens personnel à sa vie, Jung avance, comme une certitude empirique, que la vie a un sens et que la vie individuelle a un sens individuel.

Dans cette brève esquisse de l'attitude idéale du psychothérapeute, nous découvrons les vues les plus nobles et les buts les plus humains. Comme Jung se base uniquement sur ses observations empiriques, il ne lui est pas possible d'élever ses conclusions au niveau d'un jugement absolu. Lui-même s'en félicite, parce que ces conclusions lui semblent beaucoup plus fondées que toute considération philosophique ou métaphysique. Mais quiconque désire juger l'homme non seulement en tant qu'être psychique mais aussi en tant qu'être ontologique, doit attacher de l'importance à la philosophie. Il lui est donc impossible d'éluder la question suivante : la *Weltanschauung* du psychothérapeute est-elle acceptable quand nous considérons l'homme comme un être en quête d'une valeur absolue?

Tant que le psychologue se cantonne dans sa spécialisation, ses méthodes et ses conclusions ne ressortissent qu'à sa compétence. Cette règle de saine méthodologie ne saurait être révoquée en doute. L'attitude que Jung demande de tout psychothérapeute est inévitable si on ne veut pas se perdre dans un à priori, qui risque fort de dénaturer l'observation impartiale. En ce qui concerne la religion elle-même, on ne voit pas qu'il puisse y avoir de dissentiment de principe. La foi est un acte libre. Elle n'est digne de ce nom que si le sujet y parvient par une soumission personnelle et non par pure désappropriation. En ce sens un missionnaire ne fait du travail utile que s'il conduit ses néophytes à un acte de foi personnel, en d'autres mots quand il les aide à se convertir et non pas quand il les convertit. A plus forte raison, le psychothérapeute — qui, s'il est croyant, sera personnellement convaincu de la valeur objective et absolue de sa foi — ne peut-il imposer à son patient cette foi du dehors. Il n'a même pas le droit de jeter le trouble dans son esprit. Les malades qui frappent à sa porte, sont en quête d'un rétablissement psychique. Ce serait faute grave de sa part que de se prévaloir de la situation privilégiée, qu'il occupe tout au long du traitement, pour inculquer à son patient des vérités que son état subjectif ne saurait assimiler.

Nous n'acceptons pas qu'un médecin prescrive à son malade incroyant les derniers sacrements. Ne devrions-nous pas dire du psychothérapeute, qui tenterait une réforme religieuse de son patient sans qu'elle soit dictée par l'évolution intérieure de celui-ci, qu'il se révèle bien piètre psychologue?

Tant que nous nous cantonnons dans le domaine psychothérapeutique, il n'y a aucune raison qui nous fasse rejeter l'attitude de Jung. Il est cependant hors de doute que plusieurs de ses disciples affichent un athéisme militant, en se prévalant des vues du maître. Cette considération nous incitera à la prudence dans la pratique. Mais pareilles déviations de la position de Jung ne sauraient supprimer notre accord de principe.

En guise de conclusion à notre examen de la *Weltanschauung*, que Jung a décrite avec une prédilection marquée, nous citons un texte qui résume admirablement l'ensemble de ses vues : « Si le médecin veut diriger le développement psychique d'un patient, il doit rester en contact intime avec lui. Ce contact ne se réalise point, quand le thérapeute condamne. Qu'il le fasse ouvertement et bien haut, ou en son for intérieur et sans proférer de paroles, n'y change rien. Et le contraire — notamment, le fait de donner raison en tout au patient — le laisse tout aussi démuni. Une telle sympathie est tout aussi néfaste qu'une condamnation. Le contact véritable ne se réalise que grâce à une *objectivité sans préjugé*... Ce que j'ai en vue n'est pas une attitude intellectuelle ou abstraite. C'est quelque chose de très humain, comme qui dirait un respect devant le fait, devant l'homme qui souffre de ce fait, devant l'énigme d'une vie pareille. L'homme vraiment religieux possède cette attitude. Il sait que Dieu a créé bien des choses étranges et incompréhensibles et qu'il cherche à atteindre le cœur humain par des chemins peu communs. Pour cette raison il pressent en toute chose la présence cachée de la volonté divine. C'est cette attitude que je désigne par l'expression : *objectivité sans préjugé*. Elle est l'effort moral du médecin qui ne se détourne pas de la faiblesse et de l'abjection. *On ne change rien, sinon ce que l'on a d'abord accepté*... Si le médecin veut aider son patient, il doit pouvoir l'accepter tel qu'il est. Mais il ne parviendra pas à le faire, si d'abord il ne s'est accepté lui-même tel qu'il est[1] ».

### *Collaboration et respect mutuel*

Les exigences que Jung impose au psychothérapeute proviennent d'une longue expérience. Il ne nous appartient pas de décider si elles sont irréalisables pour les pasteurs protestants auxquels Jung s'adressait dans la conférence, intitulée *Die Beziehungen der Psychotherapie zur Seelsorge*, que nous venons de citer. Mais nous pouvons certifier que tout directeur catholique, qui a charge

1. *Die Beziehungen der Psychotherapie zur Seelsorge*, pp. 24-25 (1932). (Souligné par Jung.)

d'âme, se conforme, dans la mesure du possible, à l'idéal que Jung a esquissé. « L'objectivité sans préjugé, qui nous fait accepter l'homme tel qu'il est parce que d'abord nous nous sommes acceptés nous-mêmes tels que nous sommes » est un leit-motiv de toute théologie pastorale. Tout directeur de conscience devra envisager avec compréhension les difficultés de ses dirigés, s'il veut les aider à une vie religieuse personnelle. Pas plus que le psychothérapeute, il ne peut imposer aux autres son attitude personnelle, sachant que les desseins du Seigneur sont impénétrables. Il doit, lui aussi, tâcher de ne pas aller à l'encontre du développement personnel de ses dirigés. Tout comme Jung s'efforce de ne négliger aucune indication inconsciente en vue du développement intégral de la psyché, de même il devra suivre de près l'action de la grâce afin de ne pas entraver le développement spirituel.

Pour autant que tout prêtre est directeur de conscience, son attitude idéale peut fort bien être décrite comme « une objectivité sans préjugé » vis-à-vis de l'homme dans lequel la grâce est à l'œuvre.

Nous retrouvons donc ici, tout comme dans l'aveu de la confession et de l'analyse, un élément de structure qui est commun à la direction spirituelle et à la psychothérapie. Mais il n'en est pas moins doté d'une signification fort différente d'après son insertion dans l'un ou l'autre ensemble. Le psychothérapeute s'efforce de rétablir l'équilibre psychique en recherchant et en analysant « sans préjugé » les dispositions inconscientes, qui compromettent l'attitude consciente à la suite d'un refoulement ou d'une méconnaissance. Le directeur, par contre, s'efforce de promouvoir l'équilibre spirituel, en examinant et en respectant « sans préjugé » l'action de la grâce.

Jusqu'ici nous avons parlé de l'attitude du prêtre pour autant qu'il est chargé de la direction spirituelle de ses protégés. Mais ce n'est pas là sa seule tâche. Le prêtre est aussi le représentant du Christ, officiellement mandaté par l'Église pour prêcher la vérité et garantir la foi contre l'erreur. En cette qualité il devra, comme l'Église, prononcer l'anathème et condamner le péché — ce qui ne signifie nullement qu'il doit repousser ceux qui sont dans l'erreur ou dans le péché. Jung reconnaît que lui aussi « ne saurait accepter toutes les opinions émises par ses patients[1] », mais qu'il se garde bien de les condamner. Le prêtre devra en faire autant. Fréquemment il devra désapprouver des opinions inad-

1. *Die Beziehungen der Psychotherapie zur Seelsorge*, p. 24 (1932).

missibles, tout en se gardant bien de rejeter ceux qui adhérent à l'erreur. Ici même le prêtre jouit d'un avantage incontestable. Son attitude à lui est dictée non par sa conviction d'avoir affaire à un comportement anormal, mais par sa certitude qu'il s'agit d'une entorse à *la* vérité.

Il va de soi que cette double qualité de directeur d'âme et de prédicateur de la vérité complique singulièrement la tâche du prêtre. Il ne peut négliger son premier devoir par un excès de rigueur, ni exclure le second par un sentiment de pitié déplacé. Pour cette raison, le psychologue ne discerne que l' « intransigeance dogmatique » du prêtre, qui tranche sur ses propres préoccupations exclusivement thérapeutiques.

Les considérations précédentes nous permettent de préciser quelle collaboration est possible entre le psychothérapeute et le directeur spirituel. Notons que dès la première partie de ce chapitre nous avons exclu toute collaboration qui équivaudrait à un empiètement de l'un sur le domaine de l'autre. C'est justement parce qu'ils ont tous deux un domaine spécifique, qu'ils doivent discerner quels cas échappent à leur compétence respective.

Le directeur spirituel doit être convaincu qu'il n'a pas seulement à invoquer l'aide du psychothérapeute pour ses seuls dirigés chez qui des troubles psychotiques ou névrotiques éclatent au grand jour. Bien des problèmes, qui se présentent à première vue comme étant d'essence religieuse, proviennent en fait de troubles psychiques. V. von Gebsattel signale deux cas nettement caractérisés de pareilles déficiences psycho-religieuses. Il est assez fréquent « que des pratiques religieuses soient adoptées afin d'échapper à des tendances légitimes qui, pour une raison ou une autre, créent un malaise ». Alors s'installe « une vie religieuse » qui n'est, au sens fort du terme, qu'un masque ou un succédané pour des tendances ou des sentiments inconscients, qu'on ne veut pas admettre. La religion n'est donc plus recherchée pour elle-même. En elle, on saisit avec avidité une occasion de fuir sa véritable responsabilité. D'autre part il arrive aussi, dans certains cas, que des hommes se détournent de la religion, non pas tant pour des motifs religieux que pour des raisons psychologiques, soit qu'il leur est impossible de s'en faire une idée exacte, soit qu'ils ont peur d'avoir à se conformer à des exigences concrètes[1].

Plus d'une névrose procède d'une telle attitude psychique déficiente par rapport à la religion. Tous les efforts du directeur spirituel sont voués à l'échec, tant que le terrain psychique n'a pas

1. Cfr V. von Gebsattel, *Christentum und Humanismus*, pp. 15-17.

été aplani au préalable. La plupart du temps, il ne dispose ni du temps nécessaire ni de la formation adéquate pour mener à bien une entreprise aussi ardue que délicate.

L'indignation du psychothérapeute est pleinement justifiée quand le directeur spirituel refuse de passer à l'analyse ses dirigés, qui souffrent de symptômes névrotiques tels que nous venons de les décrire. Car ce refus est inspiré par un zèle intempestif, entaché d'un amour-propre mal déguisé. Faut-il s'étonner dès lors que tout ce zèle aboutit en fin de compte à un échec total, qui se manifeste tôt ou tard dans un lamentable effondrement psychique et spirituel. Quand le malade est réduit à cette extrémité, il est souvent trop tard pour faire du travail vraiment utile.

D'autre part, le thérapeute ne peut perdre de vue que sa tâche, elle aussi, est limitée. Même s'il s'impose comme règle de passer au directeur spirituel les problèmes religieux des patients qui le désirent et le demandent explicitement, un danger le guette. Il sera tenté d'accaparer et de monopoliser tous ceux qui par faiblesse ou par ignorance n'osent pas se soustraire à son ascendant personnel. Il est bien vrai que le thérapeute ne peut renvoyer au prêtre ses patients incroyants. Que Jung s'efforce, en pareil cas, de les faire accéder à la valeur psychologique de la religion, est fort louable. Malheureusement, il ne semble pas comprendre qu'en pratique il les empêche, de par le fait même, de saisir la valeur objective de la religion. C'est cependant là la véritable raison pour laquelle les croyants, tant protestants que catholiques, ont dénoncé le psychologisme de Jung. Sa revalorisation psychologique de la religion est le plus souvent non pas un premier pas, qui achemine vers la foi, mais bien un obstacle, qui empêche une intelligence approfondie de son véritable sens. Nous accueillons donc avec respect l'impartialité que Jung s'impose quand il soigne des croyants, mais nous ne saurions nous déclarer d'accord avec sa revalorisation exclusivement psychologique.

Le psychothérapeute est absolument indispensable tant qu'il s'agit de rendre à des malades leur santé psychique. Pour autant il n'empiète nullement sur le terrain du prêtre, directeur de conscience et conseiller spirituel. Au contraire, il le libère d'un grand nombre de cas désespérés, dans lesquels son zèle est voué à l'échec parce qu'il ne dispose pas des moyens adéquats. Nous parlons ici en particulier de ces cas, qui traînent dans les parloirs et les confessionnaux — à moins qu'ils ne se détournent définitivement du représentant de Dieu et de son Église — et que le prêtre ne veut pas rejeter par charité, afin de ne pas enlever la dernière lueur d'espoir à des malades psychiques, pour lesquels il ne saurait rien faire. Auprès du thérapeute ils auraient trouvé, sinon une guérison certaine, du moins un traitement approprié.

Pour réussir dans son œuvre, le psychothérapeute devra orienter ceux, qui frappent à sa porte, vers le déploiement total de leurs dispositions psychiques. Cette totalité englobe les valeurs religieuses, Jung en convient sans difficulté. Ces valeurs religieuses ne sont objectivement présentes dans leur plénitude que dans l'Église. Elles ne coïncident cependant pas nécessairement avec elle dans leur expression concrète pour chaque individu. Nous nous trouvons ici devant un mystère, qui constitue un des gros problèmes de la théologie. Mais la tradition, fidèle à l'Évangile, nous redit que, dans le cas individuel, la sincérité subjective l'emporte sur la vérité objective. Il y a un salut pour ceux qui, sans qu'il y ait faute de leur part, croient sincèrement être dans la vérité et s'efforcent d'y conformer leur vie. Pour ces raisons, le psychothérapeute devra respecter sur le plan psychique la personnalité de son malade et en particulier ses convictions religieuses.

Hélas, s'il est vrai que parfois le psychothérapeute profite de son ascendant personnel pour influencer les convictions religieuses de ses patients, le prêtre n'hésite parfois pas à refuser au malade psychique l'aide dont il a besoin. Il se sent blessé par l'effacement apparent qui lui est demandé devant un problème qu'il voudrait accaparer sans que ses moyens sacerdotaux y soient adaptés.

D'autre part, il est tout aussi nécessaire que le psychothérapeute se rende compte de l'expérience inverse que fait le prêtre. Si le psychothérapeute accueille bon nombre de personnes, qui s'adressent à lui parce qu'ils n'ont pas trouvé auprès du directeur spirituel l'aide qu'ils en attendaient, ce dernier ne reçoit pas moins de patients qui s'en reviennent du psychologue parce qu'il n'est pas parvenu à les aider. Bien souvent cet échec est dû au fait que le psychothérapeute n'a pas saisi à leur juste valeur les besoins ou les problèmes religieux de son patient. Or cela peut se faire sans qu'il y ait la moindre faute méthodique de sa part. Ce qui lui manquait c'était la connaissance vécue de la religion, qui ne s'apprend pas plus dans les livres ou les études comparées que la psychothérapie elle-même. Pour cette raison, l'idéal est sans aucun doute que le croyant s'adresse à un psychothérapeute qui n'apprécie pas seulement la religion comme une simple tradition de famille ou un dernier vestige d'une coutume vénérable, mais qui l'applique dans sa vie jusqu'à en faire la substance de son être.

א

La collaboration du directeur spirituel et du psychothérapeute suppose tout d'abord qu'ils reconnaissent de part et d'autre la tâche spécifique qui leur incombe. Puisque leur activité respective s'étend à des domaines différents il est absurde de vouloir exalter l'une aux dépens de l'autre. L'attitude du psychothérapeute a été judicieusement analysée par Jung. Volontiers nous marquons notre accord avec ses vues. Mais l'attitude religieuse, nettement a-dogmatique, préconisée par Jung, récèle un danger pour ceux, qui, grâce à son aide bénévole, se rendent compte de la valeur psychologique de la religion mais sans être à même de la dépasser. Jung demande instamment au prêtre de reconnaître le bien-fondé de ses exigences de thérapeute. Nous avons tâché de le faire et sommes heureux de le suivre pour tout ce qui regarde son attitude psychothérapeutique. Hélas, Jung lui-même ne comprend pas suffisamment les exigences tout aussi justifiées du directeur spirituel. C'est pourquoi nous devons faire d'explicites réserves là où Jung exclut à la légère toute intervention du prêtre pour ceux qui se sont libérés de leurs troubles psychiques.

*CHAPITRE VII*

# LA PSYCHOLOGIE ET LE DOGME

Le psychothérapeute n'a pas le droit de se soustraire aux problèmes avec lesquels ses patients le confrontent. Jung « n'est pas un philosophe, mais un homme de science empirique » ; il est encore moins un théologien ou « un exégète, mais un laïc et un médecin, à qui il a été donné de sonder la vie psychique d'un grand nombre de patients ». Ceux-ci l'ont contraint à étudier quelques problèmes proprement philosophiques et théologiques. Son ardeur à déchiffrer les textes patristiques et son acharnement à saisir l'essentiel des bulles pontificales et des décisions conciliaires, commandent le respect. Mais jamais Jung ne s'est soucié d'édifier un système cohérent à partir de ses études. Toujours il les a entamées fortuitement et pour des raisons d'opportunité psychologique, soit qu'une question fût soulevée par un patient, soit qu'un problème se dégageât de ses recherches symbolico-religieuses. C'est ce qui rend malaisé l'examen de la portée de ses conclusions. Il faut rassembler et ajuster patiemment toutes les données éparpillées, qui se rapportent à la même question.

Un tel examen présente cependant un grand intérêt. Il est fort normal, en effet, que le psychologue compare les données que lui fournissent ses investigations scientifiques avec les énoncés de la métaphysique et de la théologie. Mais il doit se garder de rejeter les uns pour la simple raison qu'ils ne semblent pas coïncider avec les autres. Quand les données psychologiques s'opposent à celles de la foi, il s'agit en tout premier lieu d'examiner si on se comprend bien de part et d'autre. Si l'opposition persiste, il faudra, en second lieu, examiner si les énoncés tant psychologiques que théologiques sont rigoureusement exacts. Les énoncés psychologiques, essentiellement hypothétiques — au sens technique de ce mot — demanderont peut-être une précision ultérieure ou une interprétation plus nuancée. D'autre part, il n'est pas exclu que les énoncés théologiques, grâce aux lumières apportées par la psychologie, seront mieux délimités et débarrassés d'éléments non-objectifs, dus à la seule influence du milieu ou de la conjoncture historique.

Il est certain que la controverse autour de Galilée a contribué à une intelligence plus exacte de l'inspiration biblique. Une conception trop étroite avait égaré bon nombre de théologiens. N'étaient-ils pas enclins à croire que l'inspiration garantissait l'exactitude scientifique des opinions astronomiques, que l'auteur sacré mentionnait? Si, actuellement, personne ne tient plus cette position, cela est dû, non à un changement dans le contenu de la foi, mais à un progrès dans la délimitation exacte de son objet. Ces précisions sont le fruit du dialogue, suscité par les découvertes de la science astronomique. De même, la psychologie pourra, en un autre domaine, nous apporter une aide indirecte pour mieux situer certains problèmes théologiques.

Toutes les recherches de Jung concernant des problèmes métaphysiques et théologiques se rattachent essentiellement à trois thèmes, qui sont résumés dans les questions suivantes : Quelle est la signification psychologique du centre des mandalas? Quelles vues nous offre la psychologie analytique sur le problème du mal? Quel sens psychologique faut-il attribuer au dogme de la Trinité? Dans ce chapitre, nous nous efforcerons de répondre à ces trois questions.

### *Le* Selbst, *centre des mandalas*

Dans son livre, *Psychologie und Religion*, Jung consacre quelques pages à la question qui nous occupera en premier lieu. Il y expose sa thèse sous forme de syllogisme. De tout temps, nous dit-il, le centre des mandalas a été occupé par l'objet principal et essentiel de la foi qu'ils expriment : au moyen âge catholique, c'était le Christ, entouré des évangélistes, ou la Trinité elle-même, accompagnée de la Vierge ; aux Indes c'était Shiva ; en Chine le Tao[1]... Or, dans les mandalas de tous les patients que Jung eut à traiter, ce centre n'est plus occupé que par un symbole (étoile, cercle, fleur, pierre précieuse, etc.) du *Selbst*.[2] Donc le *Selbst* constitue l'objet principal et essentiel de la religion de l'homme moderne[3].

Jung ne nous cache pas son intention : il lui semble que de ses observations ressort avec évidence que les divinités objectivées

1. *Psychologie und Religion*, p. 145 (1937).
2. *Psychologie und Religion*, pp. 146-147.
3. *Psychologie und Religion*, pp. 147-149.

ne sont qu'une expression projetée de la réalité psychique dernière : le *Selbst.* Comme son raisonnement est présenté sous forme de syllogisme, la vérité des prémisses entraîne inéluctablement la vérité de la conclusion si du moins le moyen terme soude vraiment la mineure à la majeure. Examinons donc de plus près ce moyen-terme : les mandalas.

Pendant de longues années, Jung s'est servi de la méthode de l'imagination active. Il avait été frappé par le fait que ses patients produisaient fréquemment des dessins, disposés en rond ou en carré. Ces dessins évoluaient, tant dans leur structure intérieure que dans leur rapport avec le fond, selon un rythme parallèle à celui de la cure psychothérapeutique. Jung était intrigué par ces documents, mais restait dépourvu de tout point de repère ou de référence, lui permettant de les expliquer. C'est pourquoi il garda précieusement cette documentation, tout en s'abstenant d'en parler dans ses publications. Lorsque plus tard, entre 1925 et 1929, son ami, le sinologue Richard Wilhelm, le mit en contact avec le symbolisme asiatique, il a retrouvé dans les cultures religieuses de l'Inde, de la Chine et du Tibet, des dessins qui présentaient une ressemblance frappante avec ceux que lui avaient livrés des patients, ignorant tout de ces cultures. Comme ces dessins portent en Orient le nom de mandala (cercle magique), Jung reprend le terme. Dorénavant il l'applique à toutes les productions de l'imagination spontanée, ayant cette même structure caractéristique : la disposition en cercle ou en carré de quatre éléments ou composantes de base — dans de rares cas, il y en a trois ou cinq — qui sont différenciés de mille façons d'après leurs rapports mutuels, leur dédoublement, leur interaction, etc.[1]

En Orient, les mandalas sont essentiellement des instruments de méditation ou de contemplation. « Le véritable mandala est toujours une image intérieure, qui se constitue lentement par imagination (active), en particulier quand l'équilibre de l'âme a été troublé ou *quand une idée (religieuse) ne peut être trouvée et qu'il faut donc la chercher, parce qu'elle n'est pas contenue dans la doctrine sacrée*[2]. » « Le mandala historique est un symbole destiné à expliciter philosophiquement la nature de la divinité, ou à représenter celle-ci sous une forme visible afin de l'adorer[3]. » Ces mandalas sont toujours inspirés par la dogmatique religieuse qui leur fournit leur contenu. Leur construction intérieure elle-même suit des règles strictement établies.

1. Cfr *Psychologie und Alchemie*, pp. 146-148 (1944) et *Gestaltungen des Unbewussten*, pp. 190-193 (1950).
2. *Psychologie und Alchemie*, p. 142. (Souligné par Jung.)
3. *Psychologie und Religion*, p. 143 (1937).

En psychologie analytique par contre, ces mandalas sont des productions inconscientes. Ils ne sont pas inspirés par des idées ou des représentations connues et ils ne suivent pas des règles préétablies, dont le dessinateur a conscience. Chez les patients, il s'agit d'un affleurement inattendu de l'inconscient, qui peut se manifester dans tout état où l'emprise de la conscience se relâche, par exemple dans un rêve ou une impression visuelle, dans une vision ou un dessin spontané. Grâce à ses observations patientes, Jung a pu constater que ces mandalas révèlent dans leur structure intérieure l'état psychique du dessinateur. « Les mandalas se manifestent de préférence à l'occasion de troubles, d'angoisses ou d'états psychiques chaotiques. Ils ont alors pour but de refaire de l'ordre dans ce chaos, sans que le patient se rende compte de cette finalité. Partout et toujours, ils expriment l'ordre, l'équilibre et la totalité. Souvent les patients soulignent les effets bienfaisants d'un tel symbole. La plupart du temps les mandalas expriment des idées ou des représentations religieuses, c'est-à-dire numineuses, ou bien des idées philosophiques. Généralement ces idées présentent un caractère intuitif et irrationnel. Par leur valeur symbolique, elles réactivent l'inconscient. Pour toutes ces raisons, les mandalas ont une signification et un effet « magiques » (au sens figuré de ce mot)[1]. »

Le rapprochement des mandalas orientaux et médiévaux avec ceux produits dans une cure ne semble donc pas arbitraire ni dépourvu de sens. Aussi est-il fort tentant de conclure que, dans les deux cas, les mandalas procèdent d'un même état psychique. Mais nous ne pouvons guère oublier que les premiers appartiennent au domaine religieux objectif, et les seconds, au domaine religieux psychique. Or cela tire à conséquence. En effet, dans les mandalas orientaux et médiévaux, la dogmatique organise et domine l'interprétation symbolique, alors que dans les mandalas des patients tout le symbolisme est interprété en fonction des réalités psychiques qui s'y manifestent par hypothèse. Il nous semble donc que dans le syllogisme de Jung le moyen terme est employé dans deux sens différents. Il ne serait identique qu'au cas où la dogmatique ne serait qu'une projection de réalités psychiques, ou, en d'autres mots, l'expression « objectivante » d'une réalité purement subjective. Nous avons montré au chapitre cinquième, que c'était bien là la pensée de Jung jusque vers les années 1935-1940. Mais jamais il n'avait avancé une preuve concluante de cette identité, qu'il veut démontrer à l'aide de son

1. *Gestaltungen des Unbewussten*, p. 198 (1950). Cfr *Psychologie und Alchemie*, pp. 145 et 252-255 (1944).

syllogisme. Tel qu'il se trouve énoncé dans *Psychologie und Religion* nous récusons donc ce syllogisme, parce qu'il récèle dans l'ambiguïté de son moyen terme une pétition de principe flagrante[1].

La critique que nous venons de faire vaut pour le texte de *Psychologie und Religion*. Elle doit cependant être atténuée à partir du moment où Jung a modifié sa conception du *Selbst* dans *Psychologie und Alchemie*. Il est vrai, dira-t-il dans ce livre, que le centre des mandalas est occupé par un symbole du *Selbst*. Mais qu'est-ce le *Selbst* à vrai dire? Est-ce une réalité dernière d'ordre ontologique? Nullement. Le *Selbst* est le dernier élément que la psychologie peut atteindre et ce, non pas comme une réalité directement appréhendée, mais comme une réalité psychique dont nous postulons l'existence. Nous devons donc, ajoute-t-il, considérer le Selbst comme un « *lediglich negativer Grenzbegriff* » : un concept-limite, sur la nature duquel nous ne pouvons rien dire de positif en psychologie. Ce que le *Selbst* peut signifier en métaphysique ou en théologie, ne doit pas être recherché par le psychologue pour la simple raison qu'il n'est pas qualifié en ces domaines.

Cette dernière thèse, défendue par Jung, n'entre pas en conflit avec la philosophie ou la théologie. Au contraire, Jung rejoint par un détour, assez laborieux d'ailleurs, la thèse métaphysique selon laquelle Dieu comme tel ne saurait être prouvé par un raisonnement scientifique. Tout ce que la psychologie peut dire du *Selbst*, cette valeur dernière et suprême de l'homme, c'est qu'on doit le postuler comme condition *sine qua non* de toutes les autres réalités psychiques. Comme tel, il exige une soumission inconditionnée et offre la possibilité d'un plein épanouissement dans cette soumission même. Le *Selbst* est donc présent dans la psyché, tout en étant distinct du moi et en restant inaccessible dans son être propre. Il est donc à la fois immanent et transcendant, — bien entendu, d'une immanence et transcendance psychiques. Le *Selbst* ne saurait donc être identifié à Dieu, en vue de prouver son existence, ni lui être opposé, en vue de la faire rejeter.

C'est pourquoi nous nous déclarons pleinement d'accord avec la position que Jung adopte dans *Aion*. A l'occasion de ses recherches concernant le symbolisme du *Selbst*, il se demande : « Le

1. Le syllogisme incriminé pèche encore par une extension indue de sa conclusion. Au lieu d'assurer que pour l'homme moderne le *Selbst* est l'objet de sa religiosité, il faudrait dire pour les patients que Jung a soignés. D'après son propre aveu, « la plupart des centaines de patients étaient des protestants, moins nombreux étaient les Israélites, et il n'y eût que cinq ou six catholiques en tout ». (*Die Beziehungen der Psychotherapie zur Seelsorge*, p. 16). Nous ne voulons pas dire que cette conclusion est forcément inexacte, mais simplement que Jung ne l'a pas vérifiée pour un nombre appréciable de catholiques. Comme nous sommes convaincus que Jung serait tout de suite d'accord avec cette restriction de sa conclusion, nous n'y insistons pas outre mesure.

*Selbst* est-il un symbole du Christ ou bien le Christ est-il un symbole du *Selbst*? » Et il répond sans tergiverser : « Dans cette étude j'ai opté pour la seconde éventualité[1] ». Comme cette option reflète, non pas une prise de position ontologique, mais une attitude méthodologique, Jung concède explicitement que d'autres peuvent opter pour la première éventualité avec tout autant de raison[2]. Mais alors on s'engage dans le domaine philosophique. On comprend fort bien que Jung a préféré s'abstenir d'une entreprise bien hasardeuse pour lui.

### *Le problème du mal*

Le second problème, que nous devons aborder maintenant, présente une double difficulté. Il s'agit d'abord de bien comprendre les vues de Jung, sans nous laisser détourner de leur véritable sens par des expressions ou des formules qui ne cadrent pas avec la terminologie traditionnelle. La condamnation à partir d'un malentendu n'est que trop facile! Il faut, ensuite, ne pas se laisser aveugler par les affirmations de Jung lui-même qui prétend que la conception du mal comme « privatio boni » est absolument incompatible avec ses observations et ses constatations empiriques.

Voyons donc ce qu'est le mal pour Jung, quelle valeur il prend à ses yeux et quel rôle il joue dans la psychologie analytique. Par après nous examinerons ce que la thèse classique entend par l'adage « malum est privatio boni ». La confrontation des conceptions psychologiques et philosophiques nous livrera la solution d'une antinomie qui peut sembler irréductible à première vue.

Jung est psychologue, mais ses patients l'ont entraîné de vive force à s'occuper du problème du mal. En effet, l'étude attentive du processus de l'intégration psychique lui révéla dès le début l'activité extrêmement puissante d'éléments qui mettent en danger l'unification de la psyché. Le mal, dont Jung nous entretient, est donc éminemment psychique. Mais entendons-nous bien sur ce terme. Le mal psychique englobe tout autant les événements extérieurs, qui sont indépendants du sujet qui en souffre, que les réalités intérieures purement subjectives, qui entravent son développement. Toutes ces forces mauvaises sont psychiques pour Jung, parce qu'elles ne l'intéressent et ne sauraient l'intéresser que pour autant qu'elles se rapportent au développement psy-

1. *Aion*, p. 107 (1951).
2. C'est ce qu'a fait P. Zacharias dans une contribution fort suggestive, intitulée : *Die Bedeutung der Psychologie C. G. Jungs für die christliche Theologie.* Il y examine quelles conclusions découlent de la thèse « que le *Selbst* est un symbole du Christ ».

chique de ses patients en particulier et de tous ceux qui passent par un processus d'individuation en général. Dès notre second chapitre, où nous avons délimité l'objet de la psychologie analytique, nous avons souligné le caractère particulier des réalités psychiques. Ces dernières ne constituent pas des réalités à part des autres réalités du monde objectif et distinctes d'elles comme l'est une table d'une chaise. Elles ne sont qu'un aspect spécifique de la réalité tout entière ou, en d'autres mots, la réalité tout entière pour autant qu'elle se rapporte au *Selbst*. Le mal psychique devra se définir en conséquence comme tout ce qui entrave, empêche, fausse ou dénature l'individuation [1].

Cette définition descriptive nous permet de saisir plus clairement pourquoi Jung conçoit le mal comme une force réelle et positive, alors qu'il affirme en même temps qu'il est subjectif ou, plus exactement encore, relatif. Ce caractère relatif du mal s'exprime dans le fait qu'il est impossible de prédire si une action ou une situation données se révéleront comme une aide ou une entrave, comme un bien ou un mal. La perte d'un enfant chéri peut déclencher un désespoir qui conduira à une crise fatale tant chez la mère que chez son entourage. Mais il se peut aussi que cette mort substitue à un amour trop tendre et assez égoïste une soumission authentique d'un ordre supérieur. Dans le premier cas, cette mort est un mal ; dans le second, par contre, il s'agit d'un grand bien. Tout dépend de la façon dont on accepte l'épreuve.

La relativité du mal n'exclut d'ailleurs pas le caractère réel et positif, que Jung lui reconnaît. Ce dernier ne fait aucun doute à ses yeux. En effet, pour qu'une force puisse aller à l'encontre de la tendance psychique vers le plein déploiement, elle doit être aussi réelle et aussi positive que celle-ci : il n'y a que des réalités d'un même ordre qui soient capables de se tenir en échec ou de s'entre-détruire [2].

Le mal psychique, dont Jung nous parle, est donc tout à la fois positif et relatif : relatif, pour autant qu'il est constitué dans chaque cas par la réaction de celui qu'il affecte ; positif, pour autant qu'il s'oppose victorieusement à la tendance vers le plein développement.

Dans cette perspective Jung conçoit donc tout aussi bien les forces mauvaises que les forces bonnes, qui se manifestent au

1. Jung dénomme le mal psychique bien souvent un mal *moral*. Ce faisant, il donne à la dernière expression un sens qui n'est pas attesté dans la terminologie classique, qui désigne par là le péché. Pour Jung le mal moral est le mal qui s'attaque à la psyché, alors que le mal physique est celui qui s'attaque au corps.

2. *Symbolik des Geistes*, p. 401 (1948).

courant du développement psychique, comme positives. Mais n'est-ce pas se rallier à une thèse dualiste qui renouvelle à sa façon le manichéisme? Cette objection, fréquemment formulée, perd de vue les correctifs importants que Jung ajoute à ses premières constatations. Nous avons vu, en effet, que sa thérapie, surtout là où elle se heurte à une situation pratiquement inextricable, procède avec la conviction inconfusible que la solution jaillira d'elle-même, pourvu qu'on ait le courage de patienter. Seule l'attitude, qui veut ignorer le mal ou s'applique à ne pas le regarder en face, comporte les plus graves dangers. Du moment qu'on parvient à affronter l'adversaire, les yeux dans les yeux, il rend les armes. Cet affrontement ne nous livre pas une solution rationnelle, mais il nous fait accéder à une synthèse supérieure. L'opposition, jusque là irréductible, est dépassée par une attitude nouvelle qui domine le problème. Le voilà résolu, parce qu'il perd son acuité, qui empêchait de l'embrasser du regard et de le situer à sa place dans le développement psychique. Le bien lui-même naît de cet affrontement intrépide du mal.

Pour cette raison, Jung part impitoyablement en guerre contre toute politique défensive, qui minimise le mal ou tente de le dissoudre par un raisonnement spécieux[1]. Du mal, vécu dans toute son intensité, surgira le bienfait d'un développement nouveau. Dès lors le patient découvre que le tunnel par lequel il a dû passer l'a conduit à une lumière d'une clarté insoupçonnée. Cette lumière ne supprime pas le tunnel — pas plus que la joie d'avoir un enfant ne supprime les douleurs de l'enfantement —, mais n'en confère pas moins un sens à l'épreuve. Du mal accepté et intégré sort le bien. Seul est stérile le mal qu'on subit sans vouloir le reconnaître[2].

Nous voyons donc que le mal, qui pour Jung représente une force psychique débilitante, ne procède pas d'une dualité ontologique, puisqu'il est relatif dans son origine et puisqu'à son terme il se résout en un plus grand bien. Le mal naît d'une attitude fausse ou inadéquate et disparaît dès qu'on la corrige. Dans tout épanouissement de l'homme le mal est le passage vers le bien.

Cette conviction de Jung n'a pas été élaborée à partir de données idéologiques, mais à partir de constatations empiriques. Il lui semble que, dans toutes ses observations, ce processus se répète. Aussi s'inquiète-t-il si, au cours d'un traitement analytique, cette confrontation avec le mal tarde à se manifester. Chez ses patients, il s'est cependant heurté souvent à une résistance

1. *Gestaltungen des Unbewussten*, p. 139 (1950).
2. *Die Beziehungen der Psychotherapie zur Seelsorge*, pp. 34-36 (1932).

farouche en ce point précis. Malgré cette résistance — souvent à cause d'elle — les ravages du mal étaient effroyables. En recherchant sur quoi reposait cette méconnaissance d'une réalité qui lui semblait presque tangible, Jung vit qu'elle se basait sur une conviction que des patients, plus au fait du jargon philosophique, ramenaient à la thèse de la « privatio boni ». Selon eux, cet adage signifiait que le mal était un moindre bien ou qu'il n'était qu'un pur non-être, autant dire quelque chose d'inexistant dont on n'avait pas à se soucier! Est-ce étonnant que Jung s'est opposé de toutes ses forces à l'explication déroutante de ses patients[1]?

Jung, convaincu de l'absurdité de cette explication — du moins dans le domaine psychologique — s'attaque à la thèse de la « privatio boni » qui « annihile la réalité du mal[2] », partout où il la rencontre. Il la stigmatise dans la philosophie grecque. Il reproche aux Pères de l'Église de l'avoir reprise. Il incrimine en particulier saint Augustin, qu'il soupçonne de l'avoir empruntée à la philosophie grecque afin de dépasser son propre manichéisme[3]. Il l'abhorre encore plus, dans ses formes modernes, telles la théosophie et l'anthroposophie.

D'autre part, Jung recherche avec zèle toutes les représentations qui mettent l'accent sur la réalité du mal. De préférence, il se réfère aux livres de l'Ancien et du Nouveau Testament, et, plus encore, aux écrits apocryphes, qui opposent le Satan au Christ. Il lui semble que l'opinion la plus ancienne et la plus vraie se trouve dans les écrits qui présentent Satan comme un « fils » de Dieu ou, plus exactement encore, comme le fils aîné, qui exprime une partie de la nature du Père, notamment son « ombre ». Dans cette interprétation, la réalité du mal est mise en évidence et, tout autant, sa complémentarité avec le bien. Jung, en effet, est d'avis qu'en Dieu le bien et le mal doivent être présents. Dans la troisième partie de ce chapitre nous reprendrons cette conception pour la discuter à fond. Disons seulement que, selon Jung, la thèse qui définit Dieu comme le bien suprême découle en droite ligne de la conception du mal comme « privatio boni ». En postulant que le bien et le mal sont réunis en Dieu, Jung pense

1. Dans sa préface au livre de V. WHITE, *God and the unconscious*, Jung nous raconte comment il s'est heurté à la thèse de la « privatio boni » : « I had to treat a patient, a scholarly man, who had become involved in all manner of dubious and morally questionable practices. He turned out to be a fervent adherent of the *privatio boni*, because it fitted in admirably with his scheme : evil in itself is nothing, a mere shadow, a trifling and fleeting diminution of good, like a cloud passing over the sun. This man professed to be a believing protestant and would therefore have had no reason to appeal to a *sententia communis* of the Catholic Church, had it not proved a welcome sedative for his peace of mind » pp. XVIII-XIX.

2. *Aion*, p. 76 (1951).

3. *Aion*, pp. 75-86.

échapper au dualisme qui semble inévitable quand on souligne le caractère réel et positif du mal aussi vigoureusement qu'il l'a fait.

Jusqu'ici nous n'avons fait qu'exposer les conceptions jungiennes. Le lecteur voudra bien suspendre son jugement, car, avant de critiquer ces conceptions, il nous faut étudier de plus près comment le problème du mal est résolu par le philosophe[1].

Le philosophe part, lui aussi, d'une confrontation avec le mal. Son but n'est nullement de le minimiser ou de le supprimer, mais bien de le connaître tel qu'il est. Le philosophe, lui aussi, est convaincu de l'effroyable réalité des camps de concentration et de l'enfer, des dictateurs et du diable. Il est, lui aussi, déconcerté par le mal qui désorganise le monde et pose à son esprit un problème des plus angoissants. Il est, lui aussi, frappé par le fait que dans tout mal se cache un bien, si minime soit-il, et que bien des maux peuvent concourir à un plus grand bien.

Afin de ne pas méconnaître le bien, que recèle tout mal, et de ne pas laisser prédominer le mal sur le bien, le philosophe recherche une définition universellement valable de ces deux réalités. Il distingue d'abord dans tout mal — que ce soit une personne ou un objet, une disposition ou une activité — l'être dans lequel le mal est pour ainsi dire enraciné et ce qui fait que cet être est mauvais. Inutile de dire que l'être comme tel existe réellement. Mais ce qui le rend mauvais c'est le fait qu'il se détourne ou qu'il est détourné du but pour lequel il est créé.

Le mal comme tel n'est donc pas un être, mais bien une déficience ou un défaut dans un être. Il est constitué par la privation de ce dont un être a besoin de par sa nature même. Bien sûr, ce mal peut être conçu comme une réalité positive dans le cas d'une bosse ou d'un cancer, considérés comme des proliférations excessives des tissus. Il peut être caractérisé comme une réalité négative dans le cas de l'ablation d'une jambe, considérée comme perte d'un membre. Mais, positive ou négative, bosse et ablation sont des maux parce qu'elles sont des déformations par rapport à ce qu'un corps normal doit être. C'est là que réside le véritable caractère du mal.

Cela est encore plus frappant quand il s'agit non d'un mal physique et corporel, mais d'un mal moral, au sens classique de

1. Jung présente la thèse de la « privatio boni » comme une « sentence commune de l'Église catholique » (Cfr p. 175). Puisqu'il identifie la philosophie à la foi, nous ne devons pas nous étonner que, dans la théologie elle-même, il ne distingue pas la vérité révélée des thèses philosophiques, qui doivent contribuer à l'intelligence de la révélation. La « privatio boni » n'en est pas moins, de l'aveu de tous les penseurs, une thèse nettement philosophique. C'est comme telle que nous en parlerons.

ce mot. Dans ce cas en effet l'être lui-même ne semble pas atteint. Lucifer reste un ange, même après sa déchéance. Qu'est-ce à dire? Sa nature angélique, bonne et parfaite dans son ordre, ne change pas. Mais il ne l'oriente plus vers le but, pour lequel il a été créé ; notamment la soumission à Dieu. Il se rebelle contre cette soumission par une décision qui est en contradiction avec son être intime. L'art religieux du moyen âge a rendu cette mutilation spirituelle de façon saisissante : il représente le Prince des Ténèbres avec d'énormes ailes de chauve-souris, alors qu'il s'imagine l'ange avec des ailes aux couleurs de l'arc-en-ciel. La déformation saute aux yeux, mais elle ne supprime pas les ailes, qui expriment sous forme imagée la nature angélique.

Dire que le mal est la privation d'un bien n'équivaut donc pas à assurer que le mal est un moindre bien. Le mal est l'absence d'un bien qui devrait être : c'est une privation, au sens strict. Que l'animal « vive comme une bête » ne comporte aucun mal. Au contraire, c'est le bien qui lui convient. Et si l'on dit que c'est un moindre bien par rapport à l'homme, nous ne nous mettons plus à la place de l'animal mais à celle de l'homme, pour qui « vivre comme une bête » serait effectivement un mal, parce que cela va à l'encontre des exigences de sa nature, qui est de vivre en homme. En ce sens, le philosophe, lui aussi, parle du caractère relatif du mal, puisqu'il n'existe que pour autant qu'il y ait déficience par rapport à ce qui devrait être. Mais il est à noter que ce caractère relatif est d'un tout autre ordre que le caractère relatif que Jung attribue au mal psychique. Le philosophe ne prétend donc en aucune façon, que le mal est une simple absence de bien ou un non-être sans plus, mais bien qu'il équivaut à une privation, une déformation, une déficience...

La distinction capitale entre l'être que le mal affecte et la déficience qui constitue le mal lui-même, permet au philosophe d'affirmer que tout être, même l'être mauvais, a été créé par Dieu et que cependant Dieu n'a pas directement voulu le mal. En effet, ce que Dieu crée est cet être, et il est bon pour autant qu'il existe : qu'il se vicie ou qu'un autre le rende mauvais n'est pas voulu par Dieu[1].

Nous voici munis des précisions nécessaires concernant le problème du mal tant du point de vue de la psychologie analytique que de celui de la philosophie. Revenons donc à notre question initiale, qui était de savoir quelles lumières la psychologie analytique nous apportait pour notre problème.

1. Ce n'est que dans cette perspective que l'adage « omne bonum a Deo, omne malum ab homine » que Jung incrimine, prend un sens non seulement acceptable, mais aussi très réel.

Il appert en tout premier lieu que le caractère positif que Jung attribue au mal ne crée aucune difficulté pour le philosophe. Non seulement parce que Jung se borne à des considérations empiriques et ne préjuge donc pas de la métaphysique[1], mais parce que la réalité des choses mauvaises est la donnée première dont part le philosophe. C'est tout justement la réalité indéniable du mal qui a inspiré la théorie de la « privatio boni ». Malheureusement Jung s'est prévalu de l'apparente contradiction entre ses vues à lui et celles qu'il soupçonnait être exprimées par cet adage, pour emboîter le pas à ses malades, qui se méprenaient sur sa signification et l'alléguaient pour étouffer leurs scrupules et justifier leur conduite immorale. Le philosophe ne se propose nullement de supprimer le mal, en le déclarant inexistant, ou de le réduire à n'être qu'un moindre bien[2]. Il est fort regrettable que cette méprise malencontreuse ait mis dans la bouche de Jung des jugements peu amènes et hors de propos sur l' « ineptie de la privatio boni[3] ». Même s'il s'est rétracté en quelque sorte, depuis lors, en limitant sa critique au plan purement psychique et empirique, ses déclarations laissent percer une incompréhension du bien-fondé des positions philosophiques[4].

Cependant nous ne nions pas que cette accentuation de la réalité du mal est opportune. Il n'est que trop vrai que la thèse traditionnelle de la « privatio boni » a donné lieu à des interprétations erronées dans le genre de celles que Jung a signalées. Si de telles interprétations se présentent, comme ce sera fréquemment le cas chez des patients qui sont en analyse, il est nécessaire de leur signaler, voire de leur inculquer, la réalité du mal. Mais gardons-nous bien de tomber dans l'excès contraire en détournant le sens d'une position philosophique bien établie.

1. *Aion*, p. 91 (1951).

2. Nous ne nions pas que certains Pères de l'Église, certains philosophes scolastiques et même certains théologiens modernes aient présenté la « privatio boni » de façon erronée ou simpliste. Ces interprétations prêtent le flanc à la critique et nous nous rallions dans ces cas aux remarques que formule Jung. Mais le psychologue ne peut oublier, quand il s'improvise critique, que les textes des Pères, que Jung incrimine de préférence (*Aion*, pp. 67-97) sont bien plus des exhortations ou des prédications, qui s'adressent à des fidèles souvent peu instruits, que des traités scientifiques à l'usage d'intellectuels ou de savants. On y trouvera pas mal d'exemples concrets et d'explications imagées, qui se prêtaient à l'enseignement, sans emporter pour autant l'assentiment d'une philosophie rigoureuse. Nous craignons qu'il n'y ait dans ce manque de perspective historique une des raisons pour lesquelles la lecture et l'étude vraiment assidue des Pères, que Jung s'est imposée en vue de sa discussion du problème du mal, ne lui a pas permis de situer exactement le problème ni de saisir pleinement les nuances qu'il comporte.

3. *Antwort auf Hiob*, p. 39 note (1952).

4. Dans un de ses tout derniers textes, Jung nous dit entre autre : « *My criticism is only valid within the empirical realm* ; in the metaphysical realm, on the other hand, good can be a substance and evil a μή ὄν. I know of no empirical fact which would come anywhere near such an assertion. Therefore at this point the empiricist must remain silent ». Préface, in V. White, *God and the Unconscious*, p. xx (1952). (Souligné par Jung.)

Le second caractère que Jung reconnaît au mal, notamment sa relativité, se retrouve aussi dans les considérations du philosophe. Le terme cependant ne laisse pas d'être dangereux parce qu'équivoque. Pour Jung le mal est relatif à l'homme qui n'est pas ce qu'il devrait être au plan psychique et ne parvient donc pas à l'intégrer. Pour le philosophe, il est relatif à l'homme qui n'est pas ce qu'il doit être au plan ontologique. Jung nous dit explicitement que ce dernier aspect ne fait pas l'objet de ses recherches. Le philosophe, de son côté, n'analyse pas les données psychologiques comme telles. Ne serait-ce donc pas logique de se séparer sans plus sur cette constatation? Nous pensons cependant qu'il serait regrettable d'interrompre le dialogue amorcé. Car le philosophe est à même de fournir des éclaircissements au sujet des constatations du psychologue.

Le psychologue en effet a constaté que le mal est relatif dans son origine et dans son terme. Cette constatation le sauve d'un dualisme irréductible. Mais comment concevoir qu'une réalité soit à la fois positive et relative? Comment expliquer qu'une force psychique soit à la fois en état d'empêcher le développement de la psyché et susceptible de le promouvoir? En psychologie, il n'y a d'autre réponse que la constatation pure et simple : c'est ainsi! Cette réponse est pertinente, puisque la psychologie ne se propose que de rechercher ce qui est. Mais ici le philosophe peut attirer l'attention du psychologue sur un point précis.

Le mal, au plan empirique, est constitué par le fait qu'une réalité ne parvient pas à être intégrée ; et de la sorte elle provoque une dissociation psychique. Cette réalité, qui fait obstacle, ne supprime pas l'activité psychique, elle n'annihile pas l'énergie. Mais elle trouble ce travail et détourne cette énergie de sa voie normale vers l'épanouissement de l'être, par le barrage qu'elle érige. Ce n'est donc pas cette énergie ou cette activité psychiques comme telles qui sont mauvaises, mais bien leur désorientation et leur dérèglement. L'énergie garde toute sa valeur et toute sa puissance, mais elle est orientée d'une façon qui est contraire à ce qui devrait être, et voilà pourquoi le psychologue la qualifie de mauvaise! Le philosophe, qui lui suggère ces indications, ne va pas à l'encontre des constatations empiriques du psychologue. Jung lui-même a fréquemment souligné que l'objet de la psychothérapie « n'est pas l'entité fictive de la névrose, mais bien la totalité ébranlée de l'homme[1] ». N'est-ce pas déclarer, sans ambages, que le mal psychique est un défaut, voire une privation du bien qui devrait être?...

1. *Medizin und Psychotherapie*, p. 319 (1945).

Si cette interprétation du mal est exacte — et selon nous, cela ne fait aucun doute — nous voyons du coup que l'idée que Jung se fait de la présence du mal en Dieu est intenable. Il transposait en Dieu le bien ainsi que le mal, afin d'expliquer leur présence simultanée dans l'homme, tout en échappant au dualisme. Mais cette démarche est superflue. En effet, si le mal psychique est une rupture de l'équilibre de la psyché, il est une déficience, qui ne sera jamais totalement éliminée parce que l'homme, en tant qu'être créé, ne saurait être parfait. Il est donc normal que le bien et le mal se côtoient en lui, même si leur dosage peut varier à l'infini. Mais il ne s'ensuit pas que le mal doive être retrouvé en Dieu ou qu'on doive le Lui attribuer. Les considérations sur le Satan, comme fils aîné de Dieu et sur l'Antéchrist, comme adversaire du Christ, que Jung a développées à longueur de pages, proviennent du fait qu'il projette en Dieu des propriétés humaines. W. Daim stigmatise, à juste titre, un tel procédé comme un « déraillement » gnostique *(eine gnostische Entgleisung)* [1]. Nous préférons cependant ne pas taxer Jung de gnosticisme, parce qu'il évite le véritable travers de tout gnosticisme. Jamais, en effet, il n'identifie les représentations humaines à des réalités ontologiques.

La confrontation des vues de Jung sur le problème du mal et de la doctrine classique concernant la « privatio boni », montre suffisamment qu'il n'y a pas d'opposition irréductible entre elles. Toutes deux acceptent que le mal existe et que son activité est indéniable. Mais il y a plus. Le caractère relatif du mal, que Jung constate sur le plan empirique, concorde avec l'énoncé même de la thèse ontologique qui décrit le mal comme une privation d'un bien qui devrait être. Il n'y a qu'un seul point où nous devons nettement marquer notre désaccord avec Jung. C'est là où il transpose en Dieu ses constatations empiriques au sujet du mal psychique. Qu'il le fasse sans ménagements ou qu'il le fasse avec circonspection, importe peu, puisqu'il projette en tout cas en Dieu les déficiences humaines et qu'il ravale le Créateur au niveau de la créature.

### *Trinité et quaternité*

Les questions soulevées par le problème du mal ne se résolvaient pas sans une étude attentive et une discussion serrée des points de vue psychologique et philosophique. Une compréhension tout aussi nuancée des positions de la théologie et de la psycho-

1. W. Daim, *Der Grundfehler C. G. Jungs*, p. 58.

logie est nécessaire pour saisir à leur juste valeur les considérations de Jung au sujet de la Trinité et de la quaternité. Ne s'agit-il pas, en effet, de la confrontation du dogme chrétien, qui définit la Trinité en une formule lapidaire : un Dieu en trois personnes, avec les données empiriques de Jung, qui présentent la quaternité comme le symbole par excellence de la totalité ou du *Selbst?*

Pour bien mettre en évidence quelle est la portée exacte de ces données empiriques, nous examinerons en détail ce que Jung entend par quaternité.

Comme nous l'avons signalé en commentant les mandalas, Jung a relevé dans les processus psychiques le rôle privilégié du symbolisme quaternaire. Ce symbolisme peut revêtir les formes les plus variées et les plus inattendues, comme aussi se manifester de façon plus ou moins claire. Il peut s'étaler au grand jour dans les quatre points cardinaux ou les quatre couleurs alchimiques, ou bien encore, il peut se cacher dans une étoile à quatre branches, une voiture à quatre roues ou une table entourée de quatre personnes. Sa signification, déguisée ou non, n'en est pas moins constante. Le symbolisme quaternaire exprime ou préfigure un processus d'intégration, dans lequel les quatre fonctions psychiques se complètent mutuellement grâce à une collaboration harmonieuse. Toute étape, même transitoire, dans le développement simultané des quatre fonctions est conçue par Jung comme un acheminement vers la *Vollständigkeit*, ce plein épanouissement de l'être dans sa totalité.

Le symbolisme ternaire, par contre — moins fréquemment attesté — trahit en général que l'intégration est défectueuse. Une composante capitale, au moins, lui fait défaut. Un élément vital est tombé dans l'oubli par mégarde ou par refoulement. Notons aussitôt que cette défaillance en un point précis n'exclut pas la possibilité d'une très grande différenciation des éléments assumés. Il n'est pas rare qu'à l'intérieur d'une triade la perfection des composantes est poussée à l'extrême. Jung désigne cette perfection ébréchée par le terme *Vollkommenheit*[1].

L'homme intellectualisé à l'excès nous présente un cas typique de cette perfection, limitée à quelques fonctions seulement. « La fonction supérieure, dans ce cas, est la pensée (dans le sens d'intelligence). Une ou deux fonctions de nature irrationnelle sont, elles aussi, différenciées. Ce seront la perception (au sens de « fonction du réel ») et l'intuition (au sens de perception « via »

1. *Vollkommenheit* se traduit aisément en français par perfection. Mais il n'est guère facile de rendre exactement ce que Jung entend par *Vollständigkeit*. Comme il s'agit de deux termes techniques, nous préférons maintenir les mots allemands, dont nous venons de préciser le sens exact.

l'inconscient). La fonction inférieure sera donc le sentiment (la fonction des valeurs)[1] ». Dans cette éventualité, le sentiment, comme toute fonction inférieure qui n'est pas mise au pas, se permet d'étranges écarts et d'incompréhensibles extravagances.

Il ne faut guère être perspicace pour découvrir le point faible chez l'homme « rationnalisé ». Ce dernier se situe invariablement dans l'affectivité. Il s'y manifeste soit par une confiance aveugle ou un impossible amour, soit par un parti-pris déraisonnable ou une aversion brutale. Car cette vie affective échappe totalement à l'emprise de la pensée. Une telle déficience en un point précis ne doit cependant pas nous faire méconnaître l'enrichissement réel qu'apporte une différenciation unilatérale. « La dissociation étrange qui s'observe dans tout développement exclusif ne supprime pas pour autant la différenciation réelle qui signifie déjà une libération de la conscience... » « Par l'abstraction, on s'affranchit de l'emprise des impressions et des émotions, des idées fascinantes et des pressentiments[2]. »

Jung ne dénie donc pas toute valeur à la *Vollkommenheit*. Mais on comprend sans peine qu'il l'apprécie malgré tout comme une forme inférieure à la *Vollständigkeit*. Seule cette dernière correspond à un épanouissement de l'être dans sa totalité, parce qu'elle n'exclut aucune des virtualités latentes du développement personnel.

La *Vollständigkeit*, en effet, doit être soigneusement distinguée de l'indifférenciation qui se retrouve chez l'enfant et chez le primitif. Chez eux, les quatre fonctions s'amalgament en un ensemble chaotique. Faute d'une unification directrice, imposée par la conscience, la psyché est livrée à tous leurs caprices. Ne rencontrons-nous pas chaque jour de ces « primitifs » à la psychologie fruste ? Leurs sentiments incontrôlés tyrannisent leur « pensée » et leurs intuitions erronées faussent leur « perception », à moins que leurs perceptions incohérentes ne volatilisent « l'intuition » et que leurs pensées désordonnées ne détraquent le « sentiment ». La *Vollständigkeit*, par contre, implique la différenciation qui accentue les caractéristiques propres des fonctions et, loin de les réduire à un commun dénominateur, fait clairement ressortir leurs différences spécifiques. Grâce à cette lucidité psychique, à cet état de conscience supérieure, les fonctions culminent dans une interaction enrichissante et une heureuse complémentarité.

Cette *Vollständigkeit* ne se limite d'ailleurs pas aux seules fonctions. Elle englobe l'unification de tous les opposés. L'intégra-

1. *Symbolik des Geistes*, pp. 396-397 (1948).
2. *Symbolik des Geistes*, p. 397.

tion du mal — c'est-à-dire des composantes psychiques méconnues ou refoulées — est tout aussi bien requise que celle du bien ; les qualités masculines doivent fusionner avec les vertus spécifiquement féminines ; les éléments constitutifs de l'attitude consciente, enfin, doivent s'allier aux composantes de l'inconscient. La *Vollständigkeit* n'est jamais nivellement au profit d'un élément ni prééminence au détriment des autres. Elle se réalise uniquement dans une harmonieuse union des différences caractéristiques et des oppositions majeures, que la psychologie analytique a dénombrées.

Il va de soi que cette *Vollständigkeit* est impensable sans la complémentarité des opposés et la compensation de l'inconscient et du conscient. Ces deux mécanismes ne sont possibles que grâce à l'enracinement de tous les éléments psychiques dans le *Selbst* et grâce à leur unification par lui. Il est donc fort normal que tous les symboles, qui présentent une structure essentiellement quaternaire et expriment par là un état de *Vollständigkeit*, se prêtent admirablement à signifier le *Selbst*.

Les vues purement psychologiques, que nous venons d'analyser, nous aident à situer plus exactement le sujet qui nous occupe. Il n'est pas étonnant, en effet, que les réflexions concernant les symboles ternaires et quaternaires aient ravivé en Jung un souvenir d'enfance. Ne nous a-t-il pas confié combien la Trinité l'avait fasciné, alors qu'il feuilletait distraitement son catéchisme pour chasser le morne ennui d'une heure d'instruction religieuse? La remarque de son père — « Nous passerons ce paragraphe, car je n'y comprends rien moi-même » — avait malheureusement trompé son attente. La fascination n'en subsista pas moins. Plus de cinquante ans plus tard, elle se cristallisera en une question précise : comment se fait-il que, d'une part, la quaternité est l'expression symbolique la plus répandue du *Selbst*, c'est-à-dire de l'être parvenu à l'état de *Vollständigkeit*, et que, d'autre part, l'être suprême se présente dans le dogme chrétien sous une forme ternaire?

Jung suppose que le croyant ne se posera pas cette question ou qu'il l'ignorera prudemment afin de ne pas s'exposer à des doutes qui mineraient ses convictions religieuses[1]. Mais quelle réponse donnera-t-il, lui qui n'a pas reçu en partage « le charisme de la foi » et est cependant trop impressionné par le rôle psychologique du dogme pour le rejeter, sans plus, comme illusoire? Jung s'attellera à une double tâche. D'abord, il s'efforcera de

1. *Antwort auf Hiob*, p. 142 (1952).

comprendre en psychologue ce que le dogme de la Trinité peut bien signifier. Ensuite, il recherchera si dans le dogme chrétien il n'y a pas de traces d'une quaternité.

Dans la première partie de son étude, intitulée *Versuch einer psychologischen Deutung des Trinitätsdogmas*, il énumère les triades divines qui se trouvent, bien avant le début de l'ère chrétienne, en Égypte et en Mésopotamie, tout d'abord, et plus tard en Grèce[1]. Une telle récurrence de l'expression symbolique ternaire, qu'il est impossible de ramener à une influence historique, indique clairement, selon Jung, que nous avons affaire à un archétype. Le Nouveau Testament nous fournit une seconde preuve de l'affleurement du même archétype dans la façon dont la Trinité y est révélée. « En effet, c'est le drame trinitaire de la Rédemption qui y est révélé et non pas une expression intellectuelle de la Trinité... A part le *comma joanneum*, qui est une interpolation..., il ne se trouve aucun passage où la Trinité est énoncée de façon théorique et systématique *(intellektuell fassbar)*[2]. » Les efforts conjugués des penseurs chrétiens pendant les quatre premiers siècles seront nécessaires pour élaborer la formule claire, nette et concise : « Une nature en trois personnes ». « Cette élaboration séculaire n'est autre chose que l'épanouissement graduel de l'archétype dans la conscience... Grâce à ce déploiement dans l'histoire, il était possible de comprendre ce qui s'était révélé originairement dans une illumination soudaine et s'était emparé des hommes[3]. » L'évolution des symboles a revêtu les indications trinitaires de l'Écriture Sainte d'une construction d'idées *(ein Ideengerüst)*[4]. »

Il s'agit donc de déchiffrer quel est le sens psychologique de cet archétype.

Jung pense que la Trinité, telle qu'elle se différencie dans la foi par la triple indication : Père, Fils et Saint-Esprit, ne pourrait être mieux comprise que comme une projection dans l'Être lui-même des trois étapes par lesquelles passe tout homme. La personne du Père serait l'expression de l'état d'indifférenciation initiale. Dans ce premier stade, l'être non-différencié s'identifie complètement avec la famille (ou avec le groupe). L'enfant, tout aussi bien que le primitif, pense, vit, sent et juge par elle et en elle, sans qu'il lui soit possible de prendre une attitude objective à son égard. Bientôt cependant l'enfant découvre en lui-même une existence personnelle et indépendante qui le pousse fatalement

1. *Symbolik des Geistes*, pp. 327-350 (1948).
2. *Symbolik des Geistes*, p. 361.
3. *Symbolik des Geistes*, p. 364.
4. *Symbolik des Geistes*, p. 373.

à rejeter cette tutelle familiale. Il se détourne de l'affection maternelle, il s'émancipe de l'autorité paternelle et se lance à la conquête de sa propre personne dans le monde extérieur. Par là, il entre dans un second stade — représenté, selon Jung, par le Fils — où il se libère de son père, de sa mère et de sa famille. Une telle affirmation dans l'opposition est nécessaire pour qui veut trouver sa propre personnalité. Si elle est entravée, soit par une ingérence des parents, soit par une démission de l'adolescent, son monde se figera dans un état infantile, dominé par la figure du père. La seconde période est donc normalement caractérisée par une tendance exclusive vers l'affranchissement et l'affirmation de soi. Cette orientation exclusive doit être dépassée à son tour. L'homme, dans une troisième période, doit unir les deux étapes précédentes, en constatant que son indépendance n'est pas plus absolue que les autres valeurs de la vie. Son indépendance n'a de sens que s'il accepte de se soumettre librement à la réalité qui le dépasse. Il retournera donc à la totalité dont il s'était éloigné, non pas par une abdication infantile mais par une soumission d'adulte.

Tout comme la première étape est dominée par le Père et la seconde par le Fils, de même la troisième, qui unit les deux précédentes, est dominée par l'Esprit, ce lien qui unit le Père et le Fils.

Concluons donc. D'après Jung, l'archétype qui est à la base de la Trinité n'est autre chose que la réalité psychique des trois étapes que l'homme parcourt pour atteindre son déploiement intégral. De ce point de vue, la Trinité est la transposition d'une réalité subjective à un niveau « métaphysique », c'est-à-dire « situé en dehors du sujet ».

Jung ne sait que trop bien qu'en considérant de la sorte « les énoncés de l'Écriture Sainte comme des expressions de la psyché, il s'expose au danger d'être accusé de psychologisme[1] ». Aussi s'empresse-t-il d'ajouter quelques correctifs à la fin de son exposé. Son interprétation « n'est pas une explication exhaustive, mais seulement une analogie[2] » à l'intention de ceux qui, comme lui, « ne sauraient croire ce qu'ils n'ont pas compris ». Saint Augustin de Cantorbéry ne faisait-il pas de même quand il expliquait la Trinité aux Anglo-Saxons ? Il la comparait à la feuille de trèfle qui est, elle aussi, trine et une : trois feuilles similaires, qui n'en faisaient cependant qu'une seule !

Si Jung se contentait de chercher un exemple qui soit aisément accessible à la mentalité actuelle, nous ne serions pas en droit

1. *Antwort auf Hiob*, p. 9 (1952).
2. *Symbolik des Geistes*, p. 427 (1948).

d'incriminer son procédé. Mais, à l'encontre de saint Augustin, qui se sert d'un exemple — combien inadéquat d'ailleurs — pour faire accepter la Trinité, Jung dissout par son explication même la réalité du dogme en question. La théologie ne retire aucun profit des recherches comparées de Jung. Au contraire, le danger est grand qu'on ne perde pas seulement de vue la transcendance absolue du mystère, mais plus encore qu'on se flatte d'avoir acquis une compréhension et une intelligence du dogme, qui rendent superflue la foi elle-même.

Les recherches de Jung ne manquent pas d'amasser des matériaux surabondants. Il nous les présente munis d'un appareil critique fort imposant. Mais tout ce zèle est stérile. Ni les croyants ni les incroyants ne seront aidés par là à mieux saisir le dogme. A la fin de son étude Jung est plus éloigné que jamais du dogme de la Trinité, malgré le fait qu'il avait pris comme point de départ les symboles conciliaires eux-mêmes[1].

Les efforts que Jung a faits pour rendre acceptable le dogme de la Trinité, sont viciés à leur base. Mais n'aurait-il pas eu plus de succès dans ses recherches concernant la quaternité dans le christianisme ?

D'après les observations de Jung, les symboles ternaires expriment en règle générale un état de *Vollkommenheit* ou de perfection unilatérale. Cette constatation ne laisse pas de l'étonner. Et Jung se demande si l'homme occidental n'aurait pas omis un élément capital dans la représentation qu'il se fait de la divinité. A cette question il pense devoir répondre par l'affirmative. En effet, Jung a été vivement impressionné par le rôle effectif que joue le mal dans le processus de l'individuation. Aussi est-il étonné que tout mal est banni de la représentation de Dieu, qui est toujours conçu comme le Bien Suprême. Il lui semble que cette suppression du mal doit provenir d'un refoulement généralisé. Les patients qu'il eut à soigner confirment ses soupçons. La plupart du temps, ils font preuve d'une insouciance devant le mal, qui le déconcerte. N'est-ce pas pour cette raison, que tout traitement doit commencer par la confrontation du patient avec son « ombre », qu'il a reniée jusque là parce qu'il ne veut pas admettre ou envisager le mal qu'il porte en lui ?

Aiguillonné par ces observations, Jung se mit à l'étude comparée des littératures religieuses et, en particulier, des livres bibliques. Frappé par le rôle prépondérant qu'y joue l'esprit du mal ou Satan, il constate que, dans les plus anciens livres, cet esprit est

1. Dans sa remarquable étude historico-critique, W. Leibbrand nous en fournit une démonstration éclatante du point de vue de l'histoire des dogmes.

présenté comme un « fils » ou « serviteur » de Jahwé. Dans les livres plus récents de l'Ancien Testament, ce fils de Jahwé devient un ange rebelle, on dirait presque un despote malfaisant, auquel Dieu laisse la main libre. Les premiers siècles chrétiens font encore un pas en avant et lui attribuent une puissance de plus en plus grande.

D'après Jung, l'accentuation de la bonté souveraine de Dieu, dont la Paternité nous fut révélée par le Fils, entraîna inévitablement la théologie chrétienne à soustraire la puissance du Prince des Ténèbres au contrôle divin immédiat. Les penseurs chrétiens se contentaient d'affirmer qu'à la fin des temps la toute-puissance divine se manifesterait dans une victoire éclatante, qui confronterait Lucifer et ses adeptes avec l'inanité de leurs efforts. Jung craint qu'en dissociant ainsi le bien du mal, ils aient créé un dualisme irréductible, d'autant plus dangereux qu'il reste inconscient. Selon lui, le divorce du mal et du bien au plan objectif de la divinité, est symptomatique d'une dissociation psychique dans l'homme lui-même, qui ne veut plus reconnaître comme sienne la partie inférieure de son être. Le refoulement de l'ombre, qui englobe le mal, expliquerait aux yeux de Jung les deux attitudes opposées que prend l'homme moderne en face du mal. Devant ce mal en effet, les hommes d'aujourd'hui affectent une insouciance coupable ou affichent une révolte insensée. Dans le premier cas, ils déclarent le mal inexistant dans le monde, parce qu'ils le croient inopérant en eux-mêmes. Dans le second cas, ils sont exaspérés par sa réalité dans le monde, parce qu'ils ne voient pas qu'ils le portent en eux-mêmes.

Jung ne voit qu'un seul remède à ses deux attitudes également fausses et stériles. Tant les révoltés que les insouciants doivent prendre conscience du rôle réel et positif du mal dans la condition humaine. Ils devront tout d'abord reconnaître qu'ils portent ce mal en eux-mêmes. Ensuite ils devront s'efforcer d'intégrer cette réalité psychique du mal qu'ils ont rejeté hors de leur propre sphère personnelle. Dès lors ils pourront retrouver un état de *Vollständigkeit.*

Nous avons tâché de mettre en évidence quelles observations avaient incité Jung à confronter la Trinité chrétienne avec ses conceptions de la *Vollkommenheit* et de la *Vollständigkeit.* Résumons brièvement son raisonnement. Jung croit que tout symbole ternaire indique qu'une composante psychique est refoulée par l'homme qui produit ce symbole. D'autre part il constate que la représentation que l'homme occidental se fait de la divinité est essentiellement ternaire. Ne s'ensuit-il pas que cette représentation de l'idéal humain néglige une composante essentielle? Puisque le Dieu chrétien est conçu comme le bien suprême, Jung se demande si cet élément méconnu ne serait pas le mal. En ce cas la *Vollständigkeit* exige que l'esprit du mal soit adjoint à la Trinité pour constituer une quaternité. Par là Jung espère supprimer tout dualisme, puisque le mal est ramené à Dieu, voire en Dieu, et constituer une quaternité qui correspondrait à l'idéal qui doit présider au déploiement pleinement humain.

Ce résumé met en évidence le point faible du raisonnement proposé par Jung. Il postule, en effet, à son point de départ, que Dieu doit être identifié avec l'image idéale que l'homme se forme et doit se former de lui-même et qu'il projette dans l'ordre supra-humain ou métaphysique. Dès lors, Jung est à mille lieues du dogme lui-même. Car le dogme ne parle jamais de la représentation que l'homme a de Dieu, mais bien de l'être de Dieu, tel qu'il s'est révélé. Les considérations qui se rapportent à celle-là, ne sauraient nous renseigner sur celui-ci.

Nous concédons volontiers que Jung a démontré que, dans un grand nombre de cas, — mais non pas toujours, comme il se plaît à le dire par une généralisation indue —, le symbolisme ternaire des productions inconscientes trahit un état psychique, caractérisé par la méconnaissance systématique d'une composante essentielle. Il est fort compréhensible qu'un tel état psychique se reflète dans les représentations qu'on se fait de la divinité. Ces représentations nous en disent long sur les dispositions de leurs auteurs, mais ne nous apprennent rien sur l'être même de la Trinité, telle qu'elle s'est révélée dans l'histoire et est conçue par l'Église.

Jung ne manquera pas de rétorquer que toutes ses considérations visent uniquement et exclusivement les représentations de Dieu et non pas son être intime ou sa nature. Non sans impatience il répétera que, de par le fait même, ses idées ne sauraient être en contradiction avec le dogme. S'il cite les symboles de Nicée, de Constantinople et du Latran ou les textes inspirés de l'Écriture Sainte, il le fait uniquement, nous dit-il, « parce que ce sont des énoncés de la psyché ». En tant que tels, ils ressortissent à la compétence du psychologue.

Le malheur veut que cette restriction, que Jung s'impose, ne l'aide guère à sortir de l'impasse où son raisonnement le conduit inexorablement. En effet, si Jung veut maintenir sa position, il doit, au moins implicitement, réduire le dogme à n'être qu' « un énoncé de la psyché ». Mais le dogme comme tel — peu importe que ce soit celui de la Trinité ou un autre — ne coïncide pas plus avec l' « énoncé psychique » qu'avec la représentation spatiale ou l'image haute en couleurs, dont le revêt l'artiste. Ni les visions poétiques de Dante ni les représentations célestes de Fra Angélico ne peuvent être identifiées avec les vérités dogmatiques qu'ils enrobent de formes littéraires ou plastiques.

Jung ne s'est pas contenté d'une seule hypothèse en vue de retrouver le symbolisme quaternaire dans le dogme catholique. Dans son dernier livre, *Antwort auf Hiob*, il élabore une nouvelle théorie.

Déjà dans *Psychologie und Religion* il avait mentionné les mandalas médiévaux qui unissent la Vierge à la Trinité. Le connaisseur les trouve fréquemment dans des dessins et des tableaux, dans des descriptions littéraires et des poèmes, qui reproduisent ou relatent des visions de la vie céleste. Dans *Antwort auf Hiob*, paru six ans après la volumineuse étude consacrée à la Trinité, Jung souligne que la Trinité est presque exclusivement conçue comme masculine, puisqu'on parle toujours du Père et du Fils. Où reste dans ce cas l'élément féminin, qui doit compléter les caractéristiques masculines ?

L'Église elle-même, nous dit Jung, s'est rendu compte de cette déficience. Non sans enthousiasme, il s'écrie que la proclamation du dogme de l'Assomption est « l'événement religieux le plus important depuis la réforme[1] ». Ce dogme était présent, à l'état latent, dans la foi de l'Église primitive. Peu à peu, il a été mis au premier plan dans la vie liturgique et la pensée théologique. La définition pontificale, enfin, l'a définitivement consacré. Une telle évolution progressive du dogme répond parfaitement à l'affleurement d'un archétype à la conscience, comme Jung l'avait déjà décrit pour le dogme de la Trinité. Et il insiste sur le fait que le pape s'est basé sur la tradition officiellement attestée et sur la foi vivant au sein des masses chrétiennes, pour définir solennellement ce dogme. Et Jung conclut : à l'intérieur même de l'Église et en pleine orthodoxie, une quaternité a été élaborée, sous la pression indéniable des composantes archétypiques. Il est vrai que la Vierge reste inférieure en nature et en dignité aux trois personnes trinitaires. Sa place exceptionnelle ne la déifie pas. Elle n'en surpasse pas moins toute créature en sa qualité d'Épouse céleste et de Mère du Fils lui-même.

Jung est d'avis que cette position singulière est nécessaire. La quaternité, en effet, comme union des opposés, ne pose pas d'identité absolue. Sinon elle aboutirait à l'identification pure et simple et donc à la suppression des éléments constitutifs. Dans

1. *Antwort auf Hiob*, p. 160 (1952).

le cas de l'Assomption, la Vierge est, d'une part, unie de façon singulièrement intime à la vie de la Trinité, mais, d'autre part, elle reste une créature infiniment distante du Créateur. Sa féminité cependant permet aux fidèles de retrouver, dans les plus hautes sphères célestes, toutes les caractéristiques féminines et maternelles, qu'une représentation uniquement masculine de la divinité n'explicitait pas assez. Et Jung reproche vivement aux Protestants de ne pas voir que le nouveau dogme « signifie bien plus que de l'arbitraire papal[1] » et de ne vouloir accepter « qu'une religion masculine, qui ne reconnaît pas de représentation métaphysique de la femme[2] ».

Les lecteurs catholiques, qui ne sont guère familiarisés avec le point de vue psychologique, seront probablement déconcertés, sinon scandalisés, par les considérations de Jung qui se veulent pourtant catholiques. A la réflexion cependant, ils se rendront compte que Jung met en évidence, de façon inattendue, il est vrai, des idées qui ne leur sont pas étrangères. Dès leur plus tendre jeunesse, ils ont vénéré dans la Vierge Marie la Mère de Dieu. En fidèles fervents, ils ont invoqué son aide, en croyant à sa toute-puissante intercession maternelle auprès de son Fils. Dans leurs détresses, ils ont peut-être préféré s'adresser à elle en vue d'obtenir sa médiation, plutôt que d'aller directement au Père ou au Fils. En y réfléchissant ils se diront que Jung ne leur apprend rien de neuf, quand il parle du rôle maternel de la Vierge, rien, si ce n'est le terme de quaternité. Ce dernier les irrite parce qu'il semble heurter de front leurs convictions dogmatiques les plus chères. Nous comprenons cependant que Jung, frappé par une conception assez unilatérale du Père céleste — conception qu'il nomme lui-même protestante — sent son cœur se dilater de joie en découvrant qu'à côté de ce Père tout-puissant, trône une Mère aimante. Sa joie sera sans partage parce qu'il pense avoir pour ce faire des raisons tirées de ses propres observations psychologiques.

Les croyants cependant ne trouveront aucune aide dans les considérations de Jung, qui font explicitement abstraction de la vérité des énoncés dogmatiques. Et les incroyants, eux aussi, ne seront pas plus avancés par ces considérations. Même au cas où elles les convaincraient du bien-fondé d'un « énoncé psychique », quaternaire ou ternaire, elles ne leur confèrent aucune connaissance du dogme des trois personnes divines ou de la Vierge élevée au ciel.

1. *Antwort auf Hiob*, p. 162 (1952).
2. *Antwort auf Hiob*, pp. 160-161.

א

Comment formulons-nous donc, en définitive, nos conclusions? Jung répète à satiété qu'il se garde bien de parler de l'aspect ontologique des réalités révélées. Nous prenons acte de cette déclaration de principe. Il n'en reste pas moins fort regrettable que l'ambiguïté d'importants textes et l'imprécision d'une terminologie trop indifférenciée, engendrent tant de confusions et de malentendus, dont Jung s'indigne après coup. Cependant nous sommes d'accord avec lui quand il prétend qu'aucune interprétation psychologique est à même de prouver le dogme ou de le réfuter. Bien plus, nous acceptons le bien-fondé d'une étude psychologique « tant de l'homme religieux que des représentations religieuses[1] ». Comme telle, cette étude ne nous apporte aucun enrichissement direct pour l'intelligence théologique du dogme ou pour la pratique spirituelle de l'idéal religieux. Pourtant, elle peut nous aider indirectement à mieux comprendre ce qu'il y a d'inauthentique dans certaines attitudes religieuses et à saisir les répercussions des dispositions psychiques dans les représentations imagées de vérités révélées.

D'autre part, Jung se laisse entraîner sans cesse à outrepasser ses droits et sa compétence. Soit qu'il discute la signification du centre des mandalas, soit qu'il examine le problème du mal, soit qu'il s'évertue à déchiffrer la signification des symboles ternaires et quaternaires, il oppose ses données et ses explications psychologiques aux vérités dogmatiques, dont il célèbre néanmoins l'efficacité psychologique exceptionnelle. Il est indiscutable qu'en procédant de la sorte, il quitte le terrain de la psychologie. C'est pourquoi nous sommes contraints de dénier à ces considérations, que nous venons de passer au crible, toute valeur réelle pour l'étude du dogme comme tel[2].

1. *Antwort auf Hiob*, p. 159.
2. Nous venons de dénoncer résolument la contradiction qui existe entre les dénégations explicites de Jung et sa prise de position implicite. Nous refusons cependant d'attribuer cette contradiction à un parti-pris délibéré. Nous sommes convaincus que Jung cherche sincèrement la vérité. Mais ses préoccupations scientifiques ont tellement prévalu dans sa pensée, qu'il lui est presque impossible de saisir la portée exacte d'un point de vue qui ne soit pas uniquement psychologique.

*CHAPITRE VIII*

# RELIGION ET PSYCHOLOGIE ANALYTIQUE

Nous avons examiné successivement la méthode empirique de Jung, ses conceptions fondamentales et ses essais de synthèse. Puis nous sommes passés à l'étude de ses conceptions de la religion, que nous avons confrontées, à sa suite, avec la pratique de la direction spirituelle et avec les données de la théologie dogmatique.

Bien souvent il nous a été possible de marquer notre accord. Souvent aussi, nous avons été contraints de faire d'expresses réserves. Parfois même, nous avons dû rejeter résolument les idées avancées par Jung. Au terme de notre étude il ne nous reste plus qu'à synthétiser nos conclusions autour de notre thème central.

La psychologie analytique de Jung se base, comme toute science empirique, sur quelques hypothèses, dont chacune exprime un aspect de l'intuition fondamentale et de l'attitude caractéristique qui ont donné le jour à la science en question. Fort souvent le savant ne se rend pas explicitement compte de la nature exacte de cette intuition et de cette attitude. Il lui semble que son intuition fait partie intégrante de la réalité et coïncide avec l'objet de ses recherches. En fait, il n'a pas complètement tort. Cette intuition correspond sans aucun doute à un aspect essentiel de l'objet. Sinon elle serait restée stérile. Il est donc très vrai que cette intuition première détermine et délimite l'objet spécifique de la science. Le savant ne peut cependant pas perdre de vue que cet objet spécifique détermine et délimite tout autant son intuition. S'il néglige ce conditionnement réciproque, il sera fatalement amené à « réifier » son intuition, de façon à en faire une réalité objective, à moins qu'il ne vide l'objet de toute réalité jusqu'à le réduire à une projection pure et simple.

L'hypothèse la plus fondamentale de Jung est sans contredit celle de la libido ou de l'énergie psychique. En tant que force non différenciée, qui se manifeste dans chaque processus psychique, elle est à la base de tous les développements ultérieurs de sa pensée. L'influence indéniable, qu'a exercée la conception freudienne de la libido sexuelle, n'entre plus en ligne de compte quand il s'agit de délimiter la portée exacte du concept de l'énergie. Mais il n'est pas sans importance de se rappeler que, malgré les détours d'une recherche parfois laborieuse mais toujours inlassable, Jung a constamment élargi son hypothèse initiale. Tout d'abord, dans l'étude des différentes possibilités de structuration psychique, auxquelles il a donné le nom d'archétypes. Par après, dans l'examen de la totalité qui unifie tous ces éléments de structuration, procédant d'elle et retournant à elle, et à laquelle il a donné le nom de *Selbst*.

Le changement notable dans la terminologie de Jung — au début il parlait exclusivement de la libido, plus tard presque tout aussi exclusivement du *Selbst* — est un symptôme significatif de l'approfondissement progressif de sa pensée. La libido ou l'énergie psychique n'est en effet que l'activité ou la manifestation dynamique du *Selbst*, et le *Selbst* n'est que la totalité même des possibilités de structuration de cette énergie. En tant qu'intuition première, l'hypothèse de l'énergie psychique, dont Jung ne comprit les nombreuses implications et les conséquences variées qu'après de longues années de patientes recherches, délimite l'objet exact de la psychologie analytique. Cet objet est l'homme en tant qu'être psychique. Une telle délimitation n'implique nullement que certaines valeurs humaines lui échappent. Elle indique seulement que ces valeurs sont étudiées et jugées de son point de vue. Jung a donc raison quand il souligne que la science, la métaphysique et la théologie tombent sous la coupe de la psychologie tout aussi bien que les phénomènes névrotiques et pathologiques, parce que « ce sont là des manifestations de la psyché ». Par souci d'exactitude nous ajoutons aussitôt : non seulement *parce que*, mais aussi *pour autant que* ce sont là des manifestations de la psyché.

Les mots que nous venons d'ajouter sont d'importance capitale. Car ils fournissent des précisions que nul ne peut perdre de vue quand on parle de l'homme en tant qu'être psychique. Il est possible, sans doute, de parler des forces psychiques qui sont à l'œuvre dans l'homme (la libido), des possibilités de structuration dans lesquelles ces forces se manifestent (les archétypes), et de la totalité psychique, qui englobe ses structures (le *Selbst*). Mais, d'autre part, on ne saurait rien dire, de par l'hypothèse même, des objets « réels » vers lesquels ces forces psychiques sont orientées, des causes non-psychiques qui peuvent influencer de telles structurations, et des réalités supra-psychiques qui peuvent dominer une pareille totalité.

On ne pourrait pas inférer de là que l'hypothèse de Jung soit fausse, ou même incomplète et insuffisante. Mais elle est restrictive comme le sont toutes les délimitations méthodiques qui constituent l'objet spécifique d'une science. Le caractère restrictif de son objet confère à la science psychologique sa valeur et sa raison d'être. En le supprimant, on supprimerait du même coup la psychologie analytique en tant que discipline distincte dans le cadre même de la psychologie, qui elle, à son tour, fait partie de la pensée scientifique comme telle. Privées de leur objet spécifique, les sciences ne se distingueraient plus les unes des autres et, à force de vouloir embrasser tous les objets, elles n'en étreindraient plus aucun.

L'objet spécifique de la psychologie analytique est justifié, en pratique, par le fait qu'il permet d'obtenir d'incontestables résultats. Il l'est aussi en théorie par le caractère propre de l'expérience scientifique de Jung. Il serait donc absurde de reprocher à Jung qu'il ne considère pas l'homme du point de vue philosophique ou ontologique, tout comme il serait insensé de reprocher au philosophe qu'il s'abstient d'analyser l'homme par des méthodes empiriques. L'anatomie, elle aussi, étudie l'homme tout entier. Cependant elle se garde bien de parler de l'âme et de l'au-delà. En soulignant que Freud parle uniquement de l'*homo natura*, Binswanger délimite avec précision quel est le véritable objet des recherches scientifiques du maître de Vienne. Quand nous indiquons que l'objet de la psychologie analytique est l'*homo psychicus*, nous n'adressons aucun reproche à Jung. Nous exprimons seulement, en un seul mot, quel est le véritable objet de ses investigations.

Sans hésiter, nous accordons à Jung que la psychologie des profondeurs est en état de nous apprendre des choses fort intéressantes au sujet de la philosophie et de la théologie. Ces deux disciplines sont « *aussi* des productions de la psyché ». Ce qui équivaut à dire qu'elles présentent un aspect psychique. Pour cette raison, Jung a pu retrouver les caractéristiques de l'introversion dans l'idéalisme et celles de l'extraversion dans le réalisme. Pour la même raison, il a pu analyser les répercussions psychologiques qui se manifestent dans l'expression symbolique de certains dogmes, tout comme il a pu distinguer, parmi les attitudes religieuses, celles qui étaient authentiques de celles qui ne l'étaient pas. Bien volontiers nous entérinons ces conclusions qui ont le mérite d'expliquer ou de mettre en évidence des phénomènes qu'on avait peut-être considérés, à tort, comme exclusivement métaphysiques, théologiques ou religieux.

La contribution que Jung apporte à la philosophie, à la théologie et à la religion n'en reste pas moins indirecte. Nous avons reconnu le bon droit de ses interventions, qu'il a lui-même revendiqué bien hautement. Mais, à son tour, il doit reconnaître et accepter les limitations que lui impose sa science. Il doit savoir qu'il parle de l'*homo psychicus* ou de la psyché en tant que telle. Cette psyché, que Jung étudie dans sa totalité, s'étend à toute la réalité humaine, bien sûr; mais elle ne l'épuise pas. Aussi la psychologie ne saurait-elle rien nous apprendre sur la métaphysique ou la théologie comme telles, ni nous renseigner sur l'objet spécifique de ces disciplines.

Du caractère restrictif de l'objet même de la psychologie analytique procèdent toutes les difficultés et tous les malentendus contre lesquels Jung a dû se débattre constamment. D'une part, il accepte de bonne grâce les limitations de sa science, tant qu'il se borne à exposer son point de vue. Bien que ses dires ne soient pas toujours exempts d'ambiguïté, il répète avec insistance que sa science ne s'occupe que de l'aspcct psychique de l'homme et qu'elle est dans l'impossibilité de se prononcer pour ou contre la valeur absolue de la religion, pour ou contre l'existence objective de Dieu. Mais, d'autre part, Jung néglige les restrictions qu'il s'est imposées en théorie toutes les fois qu'il passe la religion, le dogme, l'existence de Dieu, etc. au crible de sa critique psychologique.

L'avant-dernier livre, publié par Jung, sous le titre significatif de *Antwort auf Hiob*, fait clairement ressortir comment le psychothérapeute zurichois procède. Ce livre, un des plus courts que Jung ait jamais publiés, nous offre le résumé de toutes ses conceptions religieuses. Elles sont réunies autour du thème central qui oppose Job à Jahwé, l'homme à Dieu. Comme tel, ce livre reprend de façon synthétique toutes les données que nous avons étudiées dans nos chapitres précédents. L'analyse de son contenu est donc parfaitement à sa place dans notre chapitre final.

La représentation de Jahwé[1], qui est à la base de livre de Job,

1. Une fois de plus Jung ne se soucie pas de faciliter la tâche à son lecteur. Dans sa préface il souligne, à son habitude, qu'il ne parlera pas de Dieu mais uniquement des représentations que se font les hommes de Dieu, de Jahwé, du Christ, etc. Mais tout son exposé durant, il se sert des mots Dieu, Jahwé, le Christ, sans spécification ultérieure. Par là, il oblige son lecteur à une transposition continuelle du texte qu'il a sous les yeux. Quand nous nous heurtons à des textes comme ceux-ci : « Jahwé est moins conscient que l'homme » ou encore « Dieu ne se rend pas compte de son caractère unilatéral », nous devons entendre : « L'homme se représente

constitue le point de départ de l'exposé. Comme Jung ne se propose pas de présenter une « exégèse pondérée et prosaïque » mais bien de proclamer sa « réaction subjective[1] » (p. 14), il nous décrit avec passion l'image de Jahwé. Le Seigneur est un despote oriental qui s'enorgueillit de sa toute-puissance et ferme les yeux sur les injustices dont il accable le juste. Car Jahwé tolère à sa cour la présence de Satan, il écoute ses insinuations et lui permet d'éprouver et de tourmenter le juste, dont la fidélité ne fait d'ailleurs aucun doute à ses yeux. Job, par contre, est le sage, qui sait qu'en Dieu la toute-puissance doit aller de pair avec la sagesse, l'omniscience et la justice. Fort de sa certitude, il tient tête à ses amis et maintient que Jahwé lui donnera raison. Enfin le Seigneur entre en scène. Mais loin de faire droit à la requête de Job, il le noie sous le flot de descriptions éblouissantes de sa toute-puissance, qui n'a d'autre norme que son bon plaisir (p. 21). Job, encore une fois, fait montre de sagesse. Devant le déchaînement de cette violence, il s'incline et se tait. L'homme fait preuve d'une conscience bien supérieure à celle de Jahwé. Mais cette altercation a éveillé une inquiétude dans le cœur de Jahwé. Dorénavant, il ne lui est plus possible de cacher à ses propres yeux le caractère unilatéral de sa toute-puissance despotique (c'est-à-dire : dorénavant il n'est plus possible à l'homme de cacher que sa représentation d'un Dieu despotique était unilatérale).

En décrivant de la sorte la querelle de Jahwé et de Job, Jung a laissé libre cours à la passion. Car il considère le livre de Job « comme un exemple de la façon dont l'homme conçoit Dieu, conception qui a une signification particulière pour les temps que nous vivons ». (p. 14) Jung, en effet, parle au nom de l'homme moderne qui, en ces jours où la bombe atomique fait peser sur le monde la menace d'une destruction universelle, ne voit plus que la toute-puissance arbitraire de Dieu et cherche en vain un signe de sa sagesse. Jung cependant ne veut pas désespérer. Dans l'Écriture Sainte et dans les œuvres religieuses qui datent de la même époque, il cherche une réponse au défi intimé à Jahwé, dans l'espoir que la réponse à Job puisse s'adresser aussi à l'homme moderne.

Job a attiré l'attention de Jahwé sur le caractère unilatéral de son comportement (c'est-à-dire : Job s'est rendu compte que sa

Jahwé comme une personne qui est moins consciente qu'il ne l'est lui-même » ou « l'homme se rend compte du caractère unilatéral de sa représentation de Dieu ». Cette « traduction », qui doit être maintenue du début jusqu'à la fin, fait de la lecture de ce petit livre un véritable exercice de haute voltige intellectuelle, même pour le lecteur qui est formé aux disciplines psychologiques.

1. Tous les renvois entre parenthèses se rapportent au livre *Antwort auf Hiob*.

représentation du comportement de Jahwé était unilatérale). Jung pense trouver dans les livres saints des indications, qui trahissent deux tendances. L'une, à l'intégration des autres composantes, qui sont la sagesse, l'omniscience et la justice. L'autre, à la réparation du tort que Jahwé a fait à Job. La tendance vers l'intégration se discerne en particulier dans le livre de la Sagesse et, plus encore, dans le livre apocryphe de la Sagesse de Salomon. Ces deux œuvres célèbrent la Sagesse, qui existait en Dieu alors qu'il établissait les fondements de la terre (pp. 56-57). La réparation du tort fait à Job se manifeste plus particulièrement dans les visions d'Ézéchiel, de Daniel et d'Hénoch. Le « Fils de l'homme » y apparaît élevé au plus haut des cieux. N'est-ce pas la preuve que Dieu devient plus « humain »? (c'est-à-dire : que la représentation de Jahwé comprend en plus de son bon plaisir tout-puissant, toutes les autres composantes, que nous avons énumérées plus haut).

Lors de l'incarnation[1] les deux éléments, intégration et réparation, s'unissent. La sagesse de Dieu éclate dans les mesures de précaution qui ont soustrait l'incarnation à l'influence de Satan. Le Christ naît d'une Vierge, conçue sans péché, en qui se réalise l'image de la « sophia » (p. 122). Le Christ, Fils de Dieu, assume le sort de Job et subit, comme le juste, l'épreuve de la souffrance innocente, quand sur la croix il s'écrie : « Mon Dieu, mon Dieu, pourquoi m'avez-vous abandonné? » Et Jung conclut : « A la suite de la querelle avec Job, Jahwé a décidé de devenir homme. La vie et la mort du Christ en sont la réalisation » (p. 78).

La réponse à Job n'est cependant pas encore complète. Les mesures de précaution qu'inspira la sagesse divine afin que l'incarnation puisse réussir, ont eu un double résultat.

Tout d'abord, « le Christ n'était pas un homme empirique, à cause de sa parthénogenèse et de son exemption du péché » (p. 86) Il restait Dieu et de par le fait même il restait « au-dessus et. en dehors de l'humanité réelle » (p. 86). C'est pourquoi le Christ promit à ses apôtres d'envoyer son esprit qui « viendrait parfaire l'incarnation » (p. 149). L'Esprit-Saint, opérant dans les hommes et leur conférant la vie de Dieu, réaliserait en eux le plein déploiement « humain » de Dieu.

Ensuite, la révélation de Dieu par le Christ, son « bon » fils, a eu comme conséquence que Dieu a été conçu comme le bien suprême. Satan qui, dans l'épisode de Job, faisait encore partie

1. Le mot allemand *Menschwerdung* (devenir-homme) revêt une signification particulière dans l'exposé de Jung, que le mot « incarnation » ne saurait rendre en français.

de la cour céleste, comme le mauvais fils de Jahwé, avait été éloigné en vue des préparatifs de l'incarnation. Et le Christ vit, selon le témoignage des évangiles, que Satan tombait du ciel. Le Prince des Ténèbres n'eut plus comme royaume que ce monde terrestre. Du moment qu'on ne considérait plus que la bonté de Dieu, il était inévitable que Satan, qui représentait son ombre malfaisante, tombe dans l'oubli. Un tel élément psychique, refoulé dans l'inconscient, reste cependant actif, même quand on ignore son existence. Jung pense retrouver dans le cas de Jean, l'apôtre bien-aimé, un exemple frappant d'une telle dualité inconsciente. L'apôtre Jean est, en effet, l'auteur des épîtres qui répètent à satiété que Dieu n'est qu'amour et que tout mal provient de l'homme. Mais en même temps, il est le narrateur des visions apocalyptiques, qui décrivent comment la colère de Dieu s'acharne contre ses ennemis. Sans hésiter, Jung établit son diagnostic : il s'agit d'une énantiodromie. L'amour, qui est tellement souligné par l'attitude consciente, fait surgir de l'inconscient les représentations de vengeance. Mais malgré tout, les terribles scènes de destruction sont couronnées par une vision pleine d'espoir. Cette vision promet un royaume de mille ans, pendant lequel le Christ dominera le mal. Puis elle prédit une reviviscence du mal sous le règne de l'Antéchrist. Enfin, elle se termine par l'apparition dans le ciel d'une femme « amicta sole, et luna sub pedibus eius », qui donne le jour à un fils sans se soucier des menaces du dragon.

Jung est d'avis que cette vision se rapporte aux temps que nous vivons. Les deux mille ans de l'éon se sont écoulés. Le monde est en proie à une fureur destructive jamais égalée, qui pousse les hommes à expérimenter chaque jour de nouvelles armes atomiques. En ces jours de détresse, la définition solennelle du dogme de l'Assomption a élevé « la femme » au ciel. Cet « événement religieux le plus important depuis la Réforme » (p. 160) fait de Marie « la Reine céleste et l'Épouse de la cour des cieux » (p. 156). Avec la Trinité, à côté de laquelle elle trône, elle est le symbole de l'unification de tous les opposés en Dieu. En lui, toutes les composantes ont affleuré à la conscience. Les qualités masculines tout aussi bien que les féminines ; les divines tout aussi bien que les humaines ; celles qui étaient conscientes tout aussi bien que celles qui ne l'étaient pas. De la sorte a été réalisée au ciel la plénitude de l'épanouissement humain ou de la *Vollständigkeit*. Enfin la question de Job a reçu une réponse adéquate dans l'histoire.

Le processus, que Jung a décrit jusqu'ici à l'aide des données qu'il tirait de la Bible et de l'histoire comparée des religions, se passait dans l'inconscient. Car l'homme n'était pas conscient du développement de sa représentation de Dieu. C'était une croissance spontanée sous la pression d'une nécessité intérieure. Pour cette raison, Jung croit voir à l'œuvre un archétype, qui tend vers son développement intégral. Le processus historique serait donc une préfiguration de l'évolution par laquelle passe tout homme qui réfléchit. Pour l'homme moderne — et pour Jung en particulier — le point de départ ne diffère pas de celui de Job. C'est la confrontation avec un Dieu qui ne manifeste que sa toute-puissance despotique et capricieuse. Mais l'homme n'est vraiment adulte que s'il parvient à unir à cette toute-puissance de sa représentation la sagesse, l'omniscience et la justice. Il doit permettre à Dieu de devenir pleinement humain en lui, de telle façon que l'incarnation se réalise dans des « hommes empiriques ». Jung se propose dans sa pratique de thérapeute d'aider les hommes à réaliser cette tâche. C'est la réponse à Job pour notre temps.

L'analyse de l'*Antwort auf Hiob* nous montre clairement comment Jung passe de ses données psychologiques à la pratique de la religion, malgré les dénégations formelles de sa préface.

Comment pouvons-nous expliquer l'opposition — on dirait, sans exagérer, la contradiction — entre l'attitude théorique de Jung et ses applications pratiques ? Il n'est que trop facile de se contenter de reproches à l'adresse du pseudo-philosophe nébuleux que serait Jung, même s'il est vrai qu'il n'a jamais joui d'une formation philosophique et a toujours refusé de systématiser ses vues. La véritable cause de cette opposition se trouve dans le double caractère de son travail scientifique. Il n'est pas seulement un homme de science, qui établit une théorie psychologique, mais tout autant un psychothérapeute qui veut venir en aide à ses patients. D'après les circonstances, il a mis en évidence l'un ou l'autre de ces points de vue.

Le malheur veut que ces deux points de vue déterminent deux attitudes nettement différentes. Tant qu'on s'adonne à la recherche scientifique et à l'élaboration des hypothèses correspondantes, il est relativement aisé de rester fidèle aux restrictions théoriques qu'impose l'objet spécifique de la psychologie analytique. Mais dès qu'on s'occupe de traitements psychothérapeutiques, on n'entre pas seulement en contact avec la totalité de la psyché, mais inévitablement aussi avec l'homme tout entier. Comment faire abstraction, dès lors, des liens qui l'unissent à ce qui se trouve en dehors et au-dessus de la psyché ? Jung est le premier à reconnaître que toutes ses recherches au sujet de la religion et de Dieu, au sujet du mal et de la Trinité, lui ont été imposées par ses patients qui le confrontaient avec des attitudes concrètes plus encore qu'avec des problèmes théoriques.

L'interaction de la pratique psychothérapeutique et de la théorie psychologique est d'un tout autre genre que le conditionnement réciproque de l'hypothèse fondamentale et de l'objet spécifique. Ceux-ci peuvent être rigoureusement délimités, de telle sorte qu'ils respectent les limites que la science s'impose. Ceux-là, par contre, se situent à deux niveaux différents. La théorie psychologique, en effet, peut aisément se cantonner dans son domaine à elle, mais la pratique psychothérapeutique doit entrer en contact avec tous les aspects de la condition humaine, sous peine de mutiler son objet « expérimental ». Est-il étonnant qu'elle se laisse facilement entraîner à faire des généralisations et des extrapolations, qui semblent aller de soi, mais n'en sont pas moins arbitraires ?

Une telle interférence de la pratique et de la théorie, qui méconnaît les limites bien établies du psychique, nous donne la clef des attitudes contradictoires de Jung. Sans cesse, il a répété, en toute sincérité, qu'il ne veut, en aucun cas, empiéter sur le terrain de la foi religieuse, qu'il s'abstient de toute incursion dans le domaine de la philosophie et de la théologie, que nulle part il n'a révoqué en doute l'existence de Dieu. Ses contradicteurs, cependant, et même plusieurs de ses amis, lui ont reproché son agnosticisme, son psychologisme et son gnosticisme. En fait, Jung a défendu avec chaleur son point de vue théorique, alors que ses critiques ont attaqué ses applications pratiques.

Quiconque veut juger en toute équité une théorie et, plus encore, ses applications, doit tenir compte, à la fois, de l'attitude explicite et de thèses implicites. N'est-il pas frappant de voir que Jung, dont la formation est dominée par l'esprit matérialiste et rationaliste de la fin du XIX$^{e}$ siècle, est attiré, dès sa première publication en 1902, par le spirituel et l'irrationnel ? Il se sentit appelé à faire le procès de l'attitude matérialiste et rationaliste, dont il constata les ravages chez ses patients. Ceux-ci étaient pour la plupart des incroyants ou, plus exactement, des gens qui avaient perdu tout contact avec une communauté religieuse. Plus Jung s'intéressait à leurs problèmes, plus il était frappé par le fait que leurs besoins religieux influençaient, à un degré rare, leur santé psychique. Loin de rejeter ces observations, qui ne cadraient que fort peu avec ses propres convictions, il mit le religieux au centre de son intérêt psychologique. Comme sa revalorisation de la religion réagissait contre les excès du rationalisme, Jung n'attacha de l'importance qu'à l'expérience directe et personnelle et à la fonction religieuse. Mais comme il ne parvenait pas à éliminer le dogme, qui a fait preuve de son efficacité et ne laisse pas de se montrer efficace, il le considèra comme un succédané utile, voire indispensable, pour ceux qui ne sont pas à même d'affronter l'expérience directe du numineux. Dès lors, Jung fut pris dans des problèmes spécifiquement philosophiques et théologiques qu'il avait tâché d'éviter jusque là. Malgré son désir sincère de ne blesser aucune conviction religieuse et malgré ses contacts réitérés avec des prêtres et des laïcs, qui étaient au fait du point de vue religieux du croyant, il n'est pas parvenu à maintenir, sans défaillance, sa position théorique qui était irréprochable.

Celui qui juge Jung d'après son attitude théorique, marquera son accord. Celui qui s'attache aux applications pratiques et aux conclusions explicites ou implicites, se désolidarisera de lui ou le critiquera avec véhémence. Ces différentes perspectives nous expliquent que tant de jugements discordants ont été prononcés en l'occurrence — jugements qui étaient tous basés sur les textes du maître ou inspirés par sa pratique de psychothérapeute. Mais si nous embrassons du regard toute son œuvre et que nous tâchons de dégager de cette vue d'ensemble nos conclusions, nous devons tout aussi bien relever les enrichissements que les déficiences.

Parmi les enrichissements, il nous faut d'abord noter que Jung a reconnu, grâce à ses observations impartiales, le caractère spécifique de la fonction religieuse. Jamais il ne l'a ramenée à un instinct, quel qu'il soit. Pour Jung le religieux comme tel est irréductible. De plus, il nous enrichit d'une étude approfondie des représentations les plus variées dans lesquelles cette fonction se manifeste. Pareille étude ne laisse pas d'être intéressante. Elle démontre, sur le plan empirique, combien toutes ces formes se ressemblent et elle parvient à reconnaître l'influence des facteurs psychiques dans de multiples aberrations. Enfin, Jung réussit à synthétiser tous ces éléments épars dans un édifice psychique imposant, dont la clé de voûte n'est autre que la fonction religieuse. Il se rend compte de la portée limitée de ses vues, qui, d'après ses propres dires, ignorent nécessairement tout de l'objet même de cette fonction. Tous ces enrichissements ne dépassent donc pas le niveau de la fonction religieuse, c'est-à-dire, du sentiment religieux pour autant qu'il est ancré dans l'homme et exprimé par son comportement. Fidèles jusqu'au bout au caractère restrictif de la méthode empirique de Jung, nous restons à l'intérieur même du domaine des représentations humaines.

Mais dès qu'on se risque à élever les conclusions obtenues au rang de critères des vérités révélées, qui ne procèdent plus de l'homme et, moins encore, de la psyché, on se rend coupable d'une impardonnable infraction à la méthode établie. Dès lors toutes les conclusions ultérieures sont viciées à leur origine. De plus on met en danger les véritables acquisitions, à cause d'une généralisation indue et arbitraire des principes qui étaient valables en eux-mêmes. Car nous venons de quitter le domaine de la fonction religieuse, pour nous hasarder dans le domaine de la religion. Celle-ci ne tire pas son origine des dispositions humaines et peut même élever ces dispositions à des hauteurs qu'elles ne sauraient atteindre par leur propre force. La fonction religieuse est enracinée dans l'homme, les vérités révélées sont ancrées en Dieu. Là même où ces deux réalités se rencontrent, toute confusion est fatale.

Dans un article, qui omet de considérer les acquisitions scientifiques de la psychanalyse, Jung a décrit Freud comme le représentant typique de l'ère post-victorienne. Freud, qui était un citoyen honnête et bien-pensant, a rompu avec le formalisme éthique. Il s'est chargé d'une tâche ingrate en démasquant les vices secrets et le moralisme hypocrite de ses contemporains. Jung — et nous voudrions émousser dans notre appréciation la pointe de méchanceté qui perce dans le jugement sur Freud — est le porte-parole de l'attitude qui a prévalu pendant le dernier demi-siècle. Lentement mais sûrement, il a redécouvert le religieux et le sacré et éliminé un rationalisme outrancier. Par contre-coup, le sentiment religieux et son aspect irrationnel l'ont fasciné à tel point, qu'il en a banni toute composante intellectuelle. Malgré ses essais de synthèse, Jung n'a su aboutir qu'à un compromis, bien insuffisant, entre le dogme et la fonction religieuse.

א

Nous avons formulé clairement nos critiques, qui n'enlèvent rien à notre adhésion là où elle est possible. Dans cette étude nous avons tâché d'éliminer tout enthousiasme délirant et toute aversion systématique. Nous nous sommes uniquement soucié de rechercher la vérité que comportaient les données empiriques, les postulats et les hypothèses de Jung.

A dessein nous nous sommes abstenu de toute « analyse » de l'attitude religieuse de Jung. En tant qu'argument « ad hominem », elle peut être une arme facile contre le psychologue-analyste.

Mais elle se borne fatalement à l'étude d'un « cas » individuel. En procédant de la sorte on se consacre tout entier à l'analyse d'une structure psychique, qui ne nous renseigne plus sur les valeurs objectives qu'elle renferme[1].

Du début jusqu'à la fin de notre étude, nous nous sommes efforcé de comprendre « sine ira nec studio » la pensée de Jung, afin de chercher avec lui la vérité et, si possible, de la trouver. Un contact prolongé d'abord avec son œuvre, puis avec Jung lui-même nous a convaincu de son profond amour de la vérité et de son amitié spontanée et fidèle. Mais même alors nous nous sommes toujours souvenu du principe que Jung a proclamé alors qu'il était encore un fervent admirateur de Freud : « Faire droit à Freud ne signifie pas qu'on se soumette à un dogme ». Nous avons tâché de dominer notre admiration et notre sympathie. Puissions-nous avoir reconnu avec perspicacité les acquisitions que Jung a apportées à la psychologie des profondeurs, sans avoir été entraînés par un enthousiasme naïf qui minimise les déficiences et passe sous silence les affirmations erronées.

1. W. Daim n'a pas résisté à la tentation « de chercher l'origine de l'interprétation fautive de Jung dans sa personne même, comme Freud nous a l'appris ». Nul doute que l'esquisse de Daim ne soit reprise et approfondie par la suite. Une telle étude, établie avec le soin et la compétence voulus, ne manquera pas d'être intéressante. Mais en assurant ou en démontrant que l'attitude de Jung vis-à-vis de Dieu et de la religion procède d' « une attitude ambivalente vis-à-vis de son père, que Jung projette dans les rapports de l'homme à Dieu, comme cela se voit fréquemment », nous n'apprenons rien au sujet de la valeur réelle et objective de son attitude. Cfr W. Daim, *Der Grundfehler C. G. Jungs*, p. 66.

# BIBLIOGRAPHIE

## PUBLICATIONS PERSONNELLES DE C. G. JUNG[1]


1. *Zur Psychologie und Pathologie sogenannter occulter Phänomene.* Leipzig, Mutze, 1902, 122 pp. A 3,1 ; F 8,1.

2. *Ein Fall von hysterischem Stupor bei einer Untersuchungsgefangenen.* In : Journal für Psychologie und Neurologie, I, 1903, pp. 110-122.
3. *Ueber manische Verstimmung.* In : Zeitschrift für Psychiatrie, LXI, 1903, pp. 15-39.
4. *Ueber Simulation von Geistesstörung.* In : Journal für Psychologie und Neurologie, II, 1903, pp. 181-201.

5. *Aerztliches Gutachten über einen Fall von simulierter geistiger Störung.* In : Schweizerische Zeitschrift für Strafrecht, XVII, 1904, pp. 55-75.
6. *Experimentelle Untersuchungen über die Assoziationen Gesunder.* In : Journal für Psychologie und Neurologie, III, 1904, pp. 55-83 ; 145-164 ; 193-215 ; 283-308 ; & IV, 1904, pp. 24-67. = 20,1 ; A 5,1.


1. Le *Jung-Festschrift* de 1935, intitulé *Die kulturelle Bedeutung der Komplexen Psychologie*, a publié la première bibliographie détaillée des œuvres de Jung. Elle a été reprise et tenue à jour par J. Jacobi dans les éditions successives de son livre *Die Psychologie von C. G. Jung.* Mais cette bibliographie n'est pas complète et un certain nombre de références sont inexactes. C'est pourquoi nous nous sommes donné la peine de la revoir en entier. Les œuvres, dont le titre est précédé d'un astéristique, n'ont pu être contrôlées par nous.

Pour les livres nous mentionnons après le titre : le lieu de l'édition, le nom de l'éditeur, l'année de la parution, le nombre de pages. S'il y a eu plusieurs éditions, nous les indiquons en chiffres romains, suivis de l'année de leur parution, et, s'il y a des changements, du lieu de l'édition, du nom de l'éditeur et du nombre de pages.

Pour les articles nous mentionnons le titre complet de la revue, le volume (en chiffres romains), l'année et les pages dans le volume.

Comme Jung a repris un grand nombre d'articles et même de livres dans ses publications ultérieures, nous avons renvoyé par les chiffres, qui suivent la référence complète, aux œuvres correspondantes ainsi qu'aux traductions françaises et anglaises. Nous nous servons des sigles suivants :

= : le texte n'a pas été changé.
± : le texte a été remanié et amplifié dans la publication suivante.
A : renvoie au numéro de la traduction anglaise correspondante.
F : renvoie au numéro de la traduction française correspondante.

7. *Ueber hysterisches Verlesen.* In : Archiv für die gesamte Psychologie, III, 1904, pp. 347-356.

8. *Analyse der Assoziationen eines Epyleptikers.* In : Journal für Psychologie und Neurologie, V, 1905, pp. 73-90. = 20,2 ; A 5,2.

9. *Experimentelle Beobachtungen über das Erinnerungsvermögen.* In : Zentralblatt für Nervenheilkunde und Psychiatrie, XXVIII, 1905, pp. 653-666.

10. *Kryptomnesie.* In : Die Zukunft, L, 1905, pp. 325-334.

11. *Ueber das Verhalten der Reaktionszeit beim Assoziationsexperiment.* In : Journal für Psychologie und Neurologie, VI, 1905, pp. 1-36. = 20,3 ; A 5,3.

12. *Zur psychologischen Tatbestandsdiagnostik.* In : Zentralblatt für Nervenheilkunde und Psychiatrie, XXVIII, 1905, pp. 813-815.

13. *Die Hysterielehre Freuds.* In : Münchener Medizinische Wochenschrift, 1906, pp. 2301-2303.

14. *Die psychologische Diagnose des Tatbestandes.* In : Juristisch-psychiatrische Grenzfragen, IV, 1906, Heft 2, pp. 1-47.
Sonderdruck : Halle, Marhold, 1906, 47 pp. ; II, Zürich, Rascher, 1941, 47 pp.

15. *Die psychopathologische Bedeutung des Assoziationsexperiments.* In : Archiv für Kriminalanthropologie und Kriminalistik, XXII, 1906, pp. 145-162.

16. *Obergutachten über zwei widersprechende psychiatrische Gutachten.* In : Monatschrift für Kriminalpsychologie und Strafrechtreform, II, 1905-1906, pp. 691-698.

*17. *On psychophysical relations of the associationsexperiment.* In : Journal of abnormal psychology, I, 1906.

18. *Psychoanalyse und Assoziationsexperiment.* In : Journal für Psychologie und Neurologie, VII, 1906, pp. 1-24. = 20,4 ; A 5,4.

*19. *Statistisches von der Rekrutenaushebung.* In : Korresp. Blatt für Schweizer Aerzte, XXXVI, 1906.

20. *Diagnostische Assoziationsstudien.* Band I, Leipzig, Barth, 1906, 281 pp. ; II, 1911 ; III, 1915. A 5.
   1. Experimentelle Untersuchungen über die Assoziationen Gesunder. = 6.
   2. Analyse der Assoziationen eines Epyleptikers. = 8.
   3. Ueber das Verhalten der Reaktionszeit beim Assoziationsexperiment. = 11.
   4. Psychoanalyse und Assoziationsexperiment. = 18.

21. *Associations d'idées familiales.* In : Archives de psychologie, VII, 1907, pp. 160-168. A 3,2.

22. Petersen F. & Jung C. G., *Psychophysical investigations with the galvanometer and the pneumograph in normal and insane individuals.* In : Brain, CXVIII, 1907, pp. 153-218.

*23. Riksher & Jung C. G., *Further investigations on the galvanic phenomenon and respiration in normal and insane individuals.* In : Journal of abnormal psychology, II, 1907.

24. *Ueber die Reproduktionsstörungen beim Assoziationsexperiment.* In : Journal für Psychologie und Neurologie, IX, 1907, pp. 188-197. = 36,2 ; A 5,6.

25. *Ueber die Psychologie der Dementia Praecox.* Halle, Marhold, 1907, 139 pp. A 1.

26. *Die Freudsche Hysterietheorie.* In : Monatschrift für Psychologie und Neurologie, XXIII, 1908, pp. 310-322.
27. BLEULER E. & JUNG C. G., *Komplexe und Krankheitsursachen bei Dementia Praecox.* In : Zentralblatt für Nervenheilkunde und Psychiatrie, XXXI, 1908, pp. 220-227.
28. *Le nuove vedute della psicologia criminale.* In : Rivista di psicologia, IV, 1908, 20 pp.
29. *Der Inhalt der Psychose.* Wien, Deuticke, 1908, 26 pp. ; II, 1914, 44 pp. A 3,13.

30. *Die Bedeutung des Vaters für das Schicksal des Einzelnen.* In : Jahrbuch für psychoanalytische und psychopathologische Forschungen, I, 1909, pp. 154-173.
Sonderdruck : Wien, Deuticke, 1909, 21 pp. ; II, 1927 ; III, Zürich, Rascher, 1949, 38 pp. A 3,3 ; F 6,3.
31. *L'analyse des rêves.* In : Année psychologique, XV, 1909, pp. 160-167.

32. *Randbemerkungen zu dem Buch von Wittels „Die sexuelle Not".* In : Jahrbuch für psychoanalytische und psychopathologische Forschungen, II, 1910, pp. 312-315.
33. *Referate über psychologische Arbeiten Schweizerischer Autoren.* In : Jahrbuch für psychoanalytische und psychopathologische Forschungen, II, 1910, pp. 356-388.
34. *Ueber Konflikte der kindlichen Seele.* In : Jahrbuch für psychoanalytische und psychopathologische Forschungen, II, 1910, pp. 33-58.
Sonderdruck : Wien, Deuticke, 1910, 26 pp. ; II, 1916 ; III, Zürich, Rascher, 1939. = 182,2 ; A 3,2 & 23,1 ; F 6,1.
35. *Zur Kritik über Psychoanalyse.* In : Jahrbuch für psychoanalytische und psychopathologische Forschungen, II, 1910, pp. 743-746.
36. *Diagnostische Assoziationsstudien.* Band II, Leipzig, Barth, 1910, 222 pp. ; II, 1911 ; III, 1915.
1. Assoziation, Traum und hysterisches Symptom.
2. Ueber die Reproduktionsstörungen beim Assoziationsexperiment. = 24.
37. *Buchanzeige von E. Hitchmann's „Freuds Neurosenlehre".* In : Jahrbuch für psychoanalytische und psychopathologische Forschungen, III, 1911, p. 481.
38. *Ein Beitrag zur Kenntnis des Zahlentraumes.* In : Zentralblatt für Psychoanalyse, I, 1910-1911, pp. 567-572. A 3,5.
39. *Ein Beitrag zur Psychologie des Gerüchtes.* In : Zentralblatt für Psychoanalyse, I, 1910-1911, pp. 81-90. A 3,4 ; F 6,2.
40. *Kritik über E. Bleuler „Zur Theorie des schizophrenen Negativismus".* In : Jahrbuch für psychoanalytische und psychopathologische Forschungen, III, 1911, pp. 469-474. A 3,6.
41. *Morton Prince's „Mechanism and interpretation of dreams".* In : Jahrbuch für psychoanalytische und psychopathologische Forschungen, III, 1911, pp. 309-328.
42. *Wandlungen und Symbole der Libido.* In : Jahrbuch für psycho-

analytische und psychopathologische Forschungen, III, 1911, pp. 120-227 & IV, 1912, pp. 162-464.
Sonderdruck : Wien, Deuticke, 1912, 413 pp. ; II, 1925 ; III, 1938. ± 205 ; A 4 ; F 3.

43. *Neue Bahnen der Psychologie.* In : Raschers Jahrbuch für Schweizer Art und Kunst, III, 1912, pp. 236-272. ± 53 ; A 3,14.
44. *Zur Psychoanalyse.* In : Wissen und Leben, V, 1912, pp. 711-714. A 3,8.

45. *Contribution à l'étude des types psychologiques.* In : Archives de psychologie, XIII, 1913, pp. 289-299. A 3,11.
46. *Psychoanalysis.* In : The Transactions of the psycho-medical Society, IV, 1913, 19 pp. A 3,7.
47. *Versuch einer Darstellung der psychoanalytischen Theorie.* In : Jahrbuch für psychoanalytische und psychopathologische Forschungen, V, 1913, pp. 307-441.
Sonderdruck : Wien, Deuticke, 1913, 135 pp. A 2 ; F 4.

48. *On the importance of the unconscious in psychopathology.* In : The British medical journal, 1914 (5 déc.), pp. 964-966. A 3,10.
49. LOY R. & JUNG C. G., *Psychotherapeutische Zeitfragen.* Wien, Deuticke, 1914, 51 pp. A 3,9.
50. *Psychologische Abhandlungen I.* Wien, Deuticke, 1914, 211 pp.

51. *On psychological understanding.* In : The Journal of abnormal psychology, 1915, pp. 385-399.

52. *La structure de l'inconscient.* In : Archives de psychologie, XVI, 1916, pp. 152-179. ± 72 ; A 3,15.

53. *Die Psychologie der unbewussten Prozesse.* Zürich, Rascher, 1917, 135 pp. ; II, 1918, 149 pp. ± 43 ; A 3,14.

54. *Ueber das Unbewusste.* In : Schweizerland, IV, 1918, pp. 540-558.

55. *Instinct and the unconscious.* In : The British journal of psychology, X, 1919-1920, pp. 15-23. = 73,3 & 189,5 ; A 6,10.
56. *On the problem of psychogenesis in mental diseases.* In : Proceedings of the Royal Society of Medicine, XII, 1919, Section of psychiatry, pp. 63-76.
57. *The psychological foundations of the belief in spirits.* In : Proceedings of the British Society for psychical Research, LXXIX, 1919, pp. 75-93. = 73,4 & 189,6 ; A 6,9 ; F 8,3.

58. *Psychologische Typen.* Zürich, Rascher, 1921, 704 pp. (+ index). II, 1925 ; III, 1930 ; IV, 1937 ; V, 1942 ; VI, 1946 ; VII, 1949 ; VIII, 1950 (pagination changée), 718 pp. A 7 ; F 12.
58[a]. *The therapeutic value of abreaction.* In : British journal of psychology, Medical section, II, 1931, pp. 13-22. A 6,11 & 22,10.
59. *Ueber die Beziehungen der analytischen Psychologie zum dichterischen Kunstwerk.* In : Wissen und Leben, XIV, 1921-1922, pp. 914-925 & 964-975. = 97,2 ; A 6,8 ; F 2,4.

60. *Psychologische Typen.* In : Zeitschrift für Menschenkunde, I, 1925, pp. 45-65. A 6,12.
61. *Die Ehe als psychologische Beziehung.* In : Das Ehebuch, herausgegeben von H. Keyserling. Celle, Kampmann, 1925, pp. 294-307. = 97,10 ; A 6,6 & 23,8 ; F 2,5.

*62. *Geist und Leben.* In : Form und Sinn, 1926. = 97,13 ; A 6,2.
63. *Analytische Psychologie und Erziehung.* Heidelberg, Kampmann, 1926, 95 pp. ; II, Zürich, Rascher, 1936. = 182,1 ; A 6,13 & 23,4.
64. *Das Unbewusste im normalen und kranken Seelenleben.* Zürich, Rascher, 1926, 166 pp. ; II, 1936. ± 53 & 170 ; A 8,1 & 21,1 ; F 1.

65. *Die Erdbedingheit der Psyche.* In : H. Keyserling, Mensch und Erde. Darmstadt, Reichl, 1927, pp. 83-137. = 97,6 ; A 6,3 ; F 2,3.
66. *Die Frau in Europa.* In : Europäische Revue, III, 1927, pp. 481-499. Sonderdruck : Zürich, Europäische Revue, 1929, 45 pp. ; II, 1932 ; III, Zürich, Rascher, 1948. A 6,5 ; F 2,6.
*67. *Geisteskrankheit und Seele.* In : Berliner Tageblatt, 1927.

68. *Das Seelenproblem des modernen Menschen.* In : Europäische Revue, IV, 1928, pp. 700-715. = 97,14 ; A 11 & 13,10 ; F 2,2.
69. *Die Bedeutung der Schweizerischen Linie im Spektrum Europas.* In : Neue Schweizer Rundschau, XXI, 1928, pp. 469-479. F 10,3.
70. *Die Struktur der Seele.* In : Europäische Revue, IV, 1928, pp. 27-37 & 125-135. ± 97,5.
*71. *Psychoanalyse und Seelsorge.* In : Ethik, V, 1928.
72. *Die Beziehungen zwischen dem Ich und dem Unbewussten.* Darmstadt, Reichl, 1928, 208 pp. ; II, Zürich, Rascher, 1935 ; III, 1938 ; IV 1945. ± 52 ; A 8,2 & 21,2 ; F 7.
73. *Ueber die Energetik der Seele* (Psych. Abhandlungen Bd II). Zürich, Rascher, 1928, 224 pp.
    1. Ueber die Energetik der Seele. = 189,1 ; A 6,1.
    2. Allgemeine Gesichtspunkte zur Psychologie des Traumes. = 189,3 ; F 9,5.
    3. Instinkt und Unbewusstes. = 55 & 189,5 ; A 6,10.
    4. Die psychologischen Grundlagen des Geisterglaubens. = 57 & 189,6 ; A 6,9 ; F 8,3.

*74. *Der Gegensatz Freud und Jung.* In : Kölnische Zeitung, avril 1929. ± 97,3.
75. *Die Bedeutung von Konstitution und Vererbung für die Psychologie.* In : Die Medizinische Welt, 1929, 7 pp.
76. *Die Kunst das mensliche Leben zu verlängern.* In : Europäische Revue, V, 1929, pp. 530-542. ± 81.
77. *Die Probleme der modernen Psychotherapie.* In : Schweizerisches medizinisches Jahrbuch, 1929, pp. 74-86. = 97,1 ; A 13,2 & 22,5 ; F 13.
78. *Paracelsus.* In : Der Lesezirkel, XVI, 1929, 9 pp. = 120,4.
*79. *The complications of American pyschology.* In : Forum, 1929.
80. *Ziele der Psychotherapie.* In : Bericht über den IV allgemeinen ärztlichen Kongress für Psychotherapie in Bad-Nauheim, 1929, pp. 1-14. = 97,4 ; A 13,3 & 22,4.




*

81. JUNG C. G. und WILHELM R., *Das Geheimnis der goldenen Blüte.* München, Dorn-Verlag, 1929, 161 pp. ; II, Zürich, Rascher, 1938 ; III, 1944, XVIII pp. + 150 pp. ± 76 ; A 10.

82. *Der Aufgang einer neuen Welt.* Besprechung von H. Keyserling, „America set free". In : Neue Zürcher Zeitung, 7 déc. 1930.
83. *Die Lebenswende.* In : Neue Zürcher Zeitung, 14 & 16 mars 1930. ± 97,9.
84. *Einführung.* In : W. M. Kranefeldt, Die Psychoanalyse. Berlin, W. de Gruyter, 1930, pp. 5-16 ; II, Therapeutische Psychologie. Berlin, W. de Gruyter, 1950, pp. 5-17.
85. *Introduction.* In : F. Wicke, The inner world of childhood. New York, London, Appleton, 1930, pp. XIII-XIV. ± 95[a].
86. *Nachruf für R. Wilhelm.* In : Neue Zürcher Zeitung, 6 mars 1930.
87. *Psychologie und Dichtung.* In : E. Ermatinger, Philosophie der Literaturwissenschaft. Berlin, Junker und Dünnhaupt, 1930, pp. 315-330. = 198,1 ; A 9 & 13,8.
88. *Some aspects of modern psychotherapy.* In : Journal of state medicine, XXXVIII, 1930, pp. 348-354. A 22,3.
*89. *Your negroïd and indian behaviour.* In : Forum, LXXXIII, 1930.
90. *Dream-analysis.* Seminar-reports, Zürich, 1928-1930 (hors commerce).

91. *Der archaische Mensch.* In : Europäische Revue, VII, 1931, pp. 182-203. ± 97,8.
92. *Die Entschleierung der Seele.* In : Europäische Revue, VII, 1931, pp. 504-522. = 120,1 ; A 13,9 ; F 9,1.
93. *Die praktische Verwendbarkeit der Traumanalyse in der Psychotherapie.* In : Bericht des allgemeinen ärztlichen Kongresses für Psychotherapie, VI, 1931, pp. 136-142. ± 120,3 ; F 9,6.
94. *Foreword.* In : Ch. R. Aldrich, The primitive mind and modern civilisation. London, Kegan — New-York, Harcourt Brace, 1931, pp. XV-XVII.
*95. *Vorwort.* In : H. Schmid-Guisan, Tag und Nacht. Zürich, Rhein-Verlag, 1931.
*95[a]. *Vorwort.* In : F. Wicke, Analyse der Kinderseele. Stuttgart, Hoffmann, 1931. ± 85 ; A 23,2.
96. *Interpretation of visions,* Seminar-reports, Zürich, 1930-1931 (hors commerce).
97. *Seelenprobleme der Gegenwart* (Psych. Abhandlungen Bd III). Zürich, Rascher, 1931, 435 pp. ; II, 1933 ; III, 1939 ; IV, 1946 ; V, 1950 (pagination changée), 388 pp.
    1. Probleme der modernen Psychotherapie. = 77.
    2. Ueber die Beziehungen der analytischen Psychologie zum dichterischen Kunstwerk. = 59.
    3. Der Gegensatz Jung-Freud. ± 74 ; A 13,6.
    4. Ziele der Psychotherapie. = 80.
    5. Die Struktur der Seele. ± 70.
    6. Seele und Erde. = 65.
    7. Psychologische Typologie. A 13,4.
    8. Der archaische Mensch ± 91 ; A 13,7.
    9. Die Lebenswende. ± 83 ; A 13,5 ; F 2,1.
    10. Die Ehe als psychologische Beziehung. = 61.

11. Analytische Psychologie und Weltanschauung. A 6,4.
12. Komplex und Mythos (W. M. Kranefeldt).
13. Geist und Leben. = 62.
14. Das Seelenproblem des modernen Menschen. = 68.
98. *Zur Psychologie der Individuation.* Seminarberichte, Zürich, 1930-1931 (hors commerce).

99. *Die Hypothese des kollektiven Unbewussten.* In : Vierteljahrschrift der Naturforschenden Gesellschaft in Zürich, LXXII, 1932, pp. IV-V.
100. *Picasso.* In : Neue Zürcher Zeitung, 13 novembre 1932. = 120,7.
101. *Psychological Types.* In : Problems of personality. — Studies presented to Dr Morton Prince. New-York, Harcourt Brace — London, Kegan, 1932, pp. 287-302.
102. *Sigmund Freud als kulturhistorische Erscheinung.* In : Charakter, I, 1932, pp. 65-50. = 120,5 ; A 12.
103. *Ulysses.* In : Europäische Revue, VIII, 1932, pp. 547-568. = 120,6.
*104. *Vorwort.* In : O. A. Schmitz, Märchen aus den Unbewussten. München, Hanser Verlag, 1932.
*105. *Wirklichkeit und Ueberwirklichkeit.* In : Querschnitt, XII, 1932.
106. *Die Beziehungen der Psychotherapie zur Seelsorge.* Zürich, Rascher, 1932, 30 pp. ; II, 1948, 39 pp. A 13,11.

107. *Besprechung von G. R. Heyer, Der Organismus der Seele.* In : Europäische Revue, IX, 1933, p. 639.
108. *Bruder Klaus.* In : Neue Schweizer Rundschau, Neue Folge, I, 1933, pp. 223-229.
109. *Introduction.* In : M. E. Harding, The way of all women. New-York, London, 1933, pp. IX-XIII.
110. *Ueber Psychologie.* In : Neue Schweizer Rundschau, I, 1933, pp. 21-28 & 98-106. ± 120,2 ; F 5.

111. *Allgemeines zur Komplex-theorie.* In : Kultur- und Staats-wissenschaftlichen Schriften der E. T. H., 1934, 20 pp. = 189,2 ; F 9,4.
112. *Besprechung von H. Keyserling, La révolution mondiale.* In : Basler Nachrichten, 13 mai 1934.
113. *Einleitung.* In : G. Adler, Entdeckung der Seele. Zürich, Rascher, 1934, pp. VII-VIII.
114. *Geleitwort.* In : C. L. Schleich, Die Wunder der Seele. Berlin, Fischer, 1934, pp. 3-11.
115. *Seele und Tod.* In : Europäische Revue, X, 1934, pp. 229-238. = 120,9 ; F 8,2.
116. *Ueber Träume.* Bericht über das Berliner Seminar, 1934 (hors commerce).
117. *Zeitgenössisches.* Entgegnung auf Dr Bally's Deutschstämmige Psychotherapie. In : Neue Zürcher Zeitung, 27 février 1934.
118. *Zur Empire des Individuationsprozesses.* In : Eranos-Jahrbuch 1933. Zürich, Rhein-Verlag, 1934, pp. 201-214. ± 198,3 ; A 15,2.
119. *Zur gegenwärtigen Lage der Psychotherapie.* In : Zentralblatt für Psychotherapie und ihre Grenzgebiete, VII, 1934, pp. 1-16.
120. *Wirklichkeit der Seele* (Psych. Abhandlungen Bd IV). Zürich, Rascher, 1934, 409 pp. ; II, 1939.
1. Das Grundproblem der gegenwärtigen Psychologie. = 92.
2. Die Bedeutung der Psychologie für die Gegenwart. ± 110 ; F 9,2.

3. Die praktische Verwendbarkeit der Traumanalyse.
± 93 ; A 13,1 & 22,11.
4. Paracelsus. = 78.
5. Sigmund Freud als kulturhistorische Erscheinung. = 102.
6. Ulysses. = 103.
7. Picasso. = 100.
8. Vom Werden der Persönlichkeit. A 15,6 & 23,7.
9. Seele und Tod. = 115.
10. Der Gegensatz von Sinn und Rhythmus im Seelischen Geschehen (W. M. Kranefeldt).
11. Ein Beitrag zum Problem des Animus (Emma Jung).
12. Ewige Analyse (W. M. Kranefeldt).
13. Der Typengegensatz in der jüdischen Religionsgeschichte (H. Rosenthal).

121. *Geleitwort.* In : Zentralblatt für Psychotherapie und ihre Grenzgebiete, VIII, 1935, pp. 1-5.
122. *Geleitwort und psychologischer Kommentar.* In : W. Y. Evants-Wentz, Das Tibetanische Totenbuch : der Bardo-Thodol. Zürich, Rascher, 1935, pp. 15-35 ; II, 1936 ; III, 1937 ; IV, 1947 ; V, 1948.
123. *Grundsätzliches zur praktischen Psychotherapie.* In : Zentralblatt für Psychotherapie und ihre Grenzgebiete, VIII, 1935, pp. 66-82.
A 22,1.
124. *Ueber die Archetypen des kollektiven Unbewussten.* In : Eranos-Jahrbuch 1934. Zürich, Rhein-Verlag, 1935, pp. 179-229.
± 208,1 ; A. 15,3.
*125. *Vorwort.* In : R. Mehlich, J. H. Fichtes Seelenlehre. Zürich, Rascher, 1935.
126. *Vorwort.* In : O. von Koenig-Fachsenfeld, Wandlungen des Traumproblems von der Romantik bis zur Gegenwart. Stuttgart, Enke Verlag, 1935, pp. III-IV.
127. *Was ist Psychotherapie?* In : Schweizerische Aerztezeitung, XVI, 1935, pp. 335-339. A 22,2.
128. *Fundamental psychological conceptions.* Report on the seminar in the Institute of medical psychology, London, 1935 (hors commerce).
129. *Psychologischer Kommentar zu Hauer's Seminar über den Tantra-Yoga.* Seminar-Bericht, Zürich, 1935 (hors commerce).
130. *Psychological analysis of Nietzsche's Zarathustra.* Seminar-reports, Zürich, 1934-1935 (hors commerce).

131. *Besprechung von G. R. Heyer „Praktische Seelenheilkunde".* In : Zentralblatt für Psychotherapie und ihre Grenzgebiete, IX, 1936, pp. 184-186.
132. *Psychological factors determining human behaviour.* In : Factors determining human behaviour, Cambridge (U. S. A.), Harvard University Press, 1936, 15 pp.
Reprint : *Ibid. Id.*, 1936, 15 pp.
133. *Psychologische Typologie.* In : Süddeutsche Monatshefte, XXXIII, 1936, pp. 264-272.
*134. *The concept of the collective unconscious.* In : S. Bartholomew's Hospital Journal, 1936.
135. *Traumsymbole des Individuationsprozesses.* In : Eranos-Jahrbuch 1935. Zürich, Rhein-Verlag, 1936, pp. 13-133. ± 172,2 ; A 15,4.

136. *Ueber den Archetypus mit besonderer Berücksichtigung des Anima-Begriffes*. In : Zentralblatt für Psychotherapie und ihre Grenzgebiete, IX, 1936, pp. 259-274. ± 208,2.
137. *Yoga and the West*. In : Brabuddha Bharata, India, 1936, 7 pp. F 11.
138. *Wotan*. In : Neue Schweizer Rundschau, 1936, pp. 657-669. = 179,1 ; A 14 & 17,2 ; F 10,2.

139. *Die Erlösungsvorstellungen in der Alchemie*. In : Eranos-Jahrbuch 1936. Zürich, Rhein-Verlag, 1937, pp. 13-111. ± 172,3 ; A 15,5.
140. *Kinderträume und ältere Literatur über Traum-Interpretation*. Seminar-Bericht, Zürich, 1936-1937 (hors commerce).
141. *Ueber die Archetypen*. Seminar-Bericht, Berlin, 1937 (hors commerce).

142. *Einige Bemerkungen zu den Visionen Zosimos*. In : Eranos-Jahrbuch 1937. Zürich, Rhein-Verlag, 1938, pp. 15-54. ± 208,4.
143. *Psychology and Religion*. New Haven, Yale University Press, 1938. 131 pp. = 156.

144. *Bewusstsein, Unbewusstes und Individuation*. In : Zentralblatt für Psychotherapie, XI, 1939, pp. 257-270.
145. *Die psychologische Aspekten des Mutterarchetypus*. In : Eranos-Jahrbuch 1938. Zürich, Rhein-Verlag, 1939, pp. 403-443. ± 208,3.
146. *Geleitwort*. In : D. T. Suzuki, Die grosse Befreiung. — Einführung in den Zen-Buddhismus. Leipzig, Weller, 1939, pp. 9-37.
147. *On the psychogenesis of schizophrenia*. In : Journal of mental science, LXXXV, 1939, pp. 999-1011.
148. *Sigmund Freud. Ein Nachruf*. In : Basler Nachrichten, 1 oct. 1939.
149. *The dreamlike world of India*. In : Asia, XXXIX, 1939, pp. 5-8.
150. *What India can teach us*. In : Asia, XXXIX, 1939, pp. 97-98.
151. *Kinderträume*. Seminar-Bericht, Zürich, 1938-1939 (hors commerce).

152. *Die verschiedene Aspekten der Wiedergeburt*. In : Eranos-Jahrbuch 1939. Zürich, Rhein-Verlag, 1940, pp. 399-447. = 198,2.
153. *Geleitwort*. In : J. Jacobi, Die Psychologie von C. G. Jung. Zürich, Rascher, 1940, pp. 17-18.
154. *Exercitia spiritualia of S. Ignatius of Loyola*. Seminar-report, Zürich, 1940 (hors commerce).
155. *Das göttliche Kind*. Leipzig, Pantheon-Verlag, (1940), 124 pp. = 161 ; A 19 ; F 15.
156. *Psychologie und Religion*. Zürich, Rascher, 1940, 190 pp. = 143.

157. *Paracelsus als Arzt*. In : Schweizerische Medizinische Wochenschrift, LXXI, 1941 (7 sept.), pp. 1153-1158. = 165,1.
158. *Rükkehr zum einfachen Leben*. In : Du, II, 1941, pp. 6-7.
159. *Alchemy*. Seminar-report, Zürich, 1940-1941 (hors commerce).
160. *Das Göttliche Mädchen*. Amsterdam-Leipzig, Pantheon-Verlag, (1941), 109 pp. = 161 ; A 19 ; F 15.
161. *Einführung in das Wesen der Mythologie*. Amsterdam-Leipzig, Pantheon-Verlag, (1941), 251 pp. = 155 + 160 ; A 19 ; F 15.

162. *Das Wandlungssymbol in der Messe*. In : Eranos-Jahrbuch 1940-1941. Zürich, Rhein-Verlag, 1942, pp. 67-155. ± 208,5.

163. *Human Behaviour.* In : Science and Man. New-York, Harcourt Brace, 1942, pp. 423-435.
164. *Zur Psychologie der Trinitäts-Idee.* In : Eranos-Jahrbuch 1940-1941. Zürich, Rhein-Verlag, 1942, pp. 31-64. ± 188,4.
165. *Paracelsica.* Zürich, Rascher, 1942, 188 pp.
1. Paracelsus als Arzt. = 157.
2. Paracelsus als geistige Erscheiunng.

166. *Der Begabte.* In : Schweizer Erziehungs-Rundschau, XVI, 1943, pp. 3-8. = 182,3 ; A 23,5.
167. *Der Geist Mercurius.* In : Eranos-Jahrbuch 1942. Zürich, Rhein-Verlag, 1943, pp. 179-236. ± 188,2.
168. *Psychotherapie und Weltanschauung.* In : Schweizerische Zeitschrift für Psychologie und ihre Anwendungen, I, 1943, pp. 157-164. = 180,3 ; A 17,4 & 22,6.
169. *Zur Psychologie östlicher Meditation.* In : Mitteilungen der Schweizerischen Gesellschaft der Freunde Ostasiatischer Kultur, V, 1943, pp. 33-53. ± 188,5 ; A 18.
170. *Ueber die Psychologie des Unbewussten.* Zürich, Rascher, 1943, 213 pp. ± 64 ; F 14.

171. *Ueber den Indischen Heiligen.* In : H. Zimmer, Der Weg zum Selbst. Zürich, Rascher, 1944, pp. 11-24.
172. *Psychologie und Alchemie.* (Psych. Abhandlungen Bd V). Zürich, Rascher, 1944, 696 pp. A 20.
1. Einleitung in der Religionspsychologischen Problematik der Alchemie.
2. Traumsymbole des Individuationsprozesses. ± 135.
3. Die Erlösungsvorstellungen in der Alchemie. ± 139.

173. *Das Rätsel von Bologna.* Beitrag zur Festschrift A. Oeri. Basel, 1945, 15 pp. A 16.
174. *Der philosophische Baum.* In : Verhandlungen der Naturforschenden Gesellschaft in Basel, LVI, 1945, pp. 411-423. ± 208,6.
175. *Die Psychotherapie in der Gegenwart.* In : Schweizerische Zeitschrift für Psychologie und ihre Anwendungen, IV, 1945, pp. 3-18. = 180,4 ; A 17,3 & 22,8.
176. *Medizin und Psychotherapie.* In : Bulletin der Schweizerischen Akademie der medizinischen Wissenschaften, I, 1944-1946, pp. 315-328. A 22,7.
177. *Nach der Katastrophe.* In : Neue Schweizer Rundschau, Neue Folge, XIII, 1945, pp. 67-88. = 180,4 ; A 17,5 ; F 10,4.
178. *Vom Wesen der Träume.* In : Ciba-Zeitschrift, IX, 1945, pp. 3546-3557. = 189,4.

179. *Zur Psychologie des Geistes.* In : Eranos-Jahrbuch 1945. Zürich, Rhein-Verlag, 1946, pp. 385-448. ± 188,1.
180. *Aufsätze zur Zeitgeschichte.* Zürich, Rascher, 1946, 147 pp.
1. Wotan. = 138.
2. Die Psychotherapie in der Gegenwart. = 175.
3. Psychotherapie und Weltanschauung. = 168.
4. Nach der Katastrophe. = 177.

181. *Die Psychologie der Uebertragung*. Zürich, Rascher, 1946, 283 pp. A 22,12.

182. *Psychologie und Erziehung*. Zürich, Rascher, 1946, 203 pp.
1. Analytische Psychologie und Erziehung. = 63.
2. Ueber Konflikte der kindlichen Seele. = 34.
3. Der Begabte. = 166.

183. *Der Geist der Psychologie*. In : Eranos-Jahrbuch 1946. Zürich, Rhein-Verlag, 1947, pp. 385-480. ± 208,7.

184. *Individual and mass psychology*. In : Chimaera, V, 1947. A 17,1.

185. *Psychologie und Spiritismus*. In : Neue Schweizer Rundschau, Neue Folge XVI, 1948, pp. 430-435.
= Vorwort. In : St. White, Uneingeschränktes Weltall, Zürich, Origo-Verlag, 1948.

186. *Schatten, Animus, Anima*. In : Wiener Zeitschrift für Nervenheilkunde und deren Grenzgebiete, I, 1948, pp. 295-307. ± 200.

*187. *Vorwort*. In : M. E. Harding, Das Geheimnis der Seele. Zürich, Rhein-Verlag, 1948.

188. *Symbolik des Geistes* (Psych. Abhandlungen Bd VI). Zürich, Rascher, 1948, 500 pp.
1. Zur Phänomenologie des Geistes im Märchen. ± 179.
2. Der Geist Mercurius. ± 167.
3. Die Gestalt des Satans im Alten Testament (R. Schärf).
4. Versuch einer psychologischen Deutung des Trinitätsdogmas. ± 164.
5. Zur Psychologie östlicher Meditation. = 169.

189. *Ueber psychische Energetik und das Wesen der Träume*. Zürich, Rascher, 1948, 311 pp.
1. Ueber die Energetik der Seele. = 73,1.
2. Allgemeines zur Komplex-theorie. = 112.
3. Allgemeine Gesichtspunkte zur Psychologie des Traumes. = 73,2.
4. Vom Wesen des Traumes. = 178.
5. Instinkt und Unbewusstes. = 55 & 73,3.
6. Die psychologischen Grundlagen des Geistesglaubens. = 57 & 73,4.

190. *Geleitwort zum ersten Band der „Studien aus dem Jung-Institut"*. In : C. A. Meier, Antike Inkubation und moderne Psychotherapie. Zürich, Rascher, 1949, 2 pp.

191. *Geleitwort*. In : M. E. Harding, Frauen-Mysterien einst und jetzt. Zürich, Rascher, 1949, pp. VIII-XII.

192. *Ueber das Selbst*. In : Eranos-Jahrbuch 1948. Zürich, Rhein-Verlag. 1949, pp. 285-315. ± 200,

193. *Vorwort*. In : E. Neumann, Ursprunggeschichte des Bewusstseins, Zürich, Rascher, 1949, pp. 1-2.

194. *Vorwort*. In : L. Abegg, Ostasien denkt anders. Zürich, Atlantis-Verlag, 1949, pp. 3-4.

195. *De Sulphure*, pp. 27-40.

196. *Foreword.* In : H. G. Baynes, Analytical psychology and the English mind. Londen, Methuen, 1950, p. V.
197. *Vorwort.* In : F. Moser, Spuk. Baden-Zürich, Gyr-Verlag, 1950, pp. 9-12.
198. *Gestaltungen des Unbewussten* (Psych. Abhandlungen Bd VII). Zürich, Rascher, 1950, 616 pp.
1. Psychologie und Dichtung. = 87.
2. Ueber Wiedergeburt. = 152.
3. Zur Empirie des Individuationsprozesses. ± 118.
4. Ueber Mandala-Symbolik.
5. Bilder und Symbole aus E. T. A. Hoffmans Märchen „Der Goldne Topf" (A. Jaffé).

199. *Grundfragen der Psychotherapie.* In : Dialectica, V, 1951, pp. 8-24. A 22,9.
200. *Aion. Untersuchungen zur Symbolgeschichte.* (Psych. Abhandlungen Bd VIII). Zürich, Rascher, 1951, 561 pp.
pp. 22-43 = 186 ; pp. 44-110 = 192.

201. *Religion und Psychologie.* In : Merkur, VI, 1952, pp. 467-473.
202. *Ueber Synchronizität.* In : Eranos-Jahrbuch 1951. Zürich, Rhein-Verlag, 1952, pp. 271-284. ± 204,1.
203. *Antwort auf Hiob.* Zürich, Rascher, 1952, 169 pp.
204. *Naturerklärung und Psyche.* Zürich, Rascher, 1952, 194 pp.
1. Synchronizität als ein Prinzip akausaler Zusammenhang. ± 202.
2. Der Einfluss archetypischer Vorstellungen auf die Bildung naturwissenschaftlicher Theorien bei Kepler (W. Pauli).
205. *Symbole der Wandlung.* Zürich, Rascher, 1952, 821 pp. ± 42 ; F 16.

206. *Foreword.* In : F. Fordham, An introduction to Jung's Psychology. London, Penguin, 1953, p. 10.
207. *Foreword.* In : V. White, God and the unconscious. London, Harvill Press, 1953, pp. XIII-XXV.

208. *Von den Wurzeln des Bewusstseins*[1]. (Psych. Abhandlungen Bd IX). Zürich, Rascher, 1954, 681 pp.
1. Ueber die Archetypen des kollektiven Unbewussten. ± 124.
2. Ueber den Archetypus mit besonderer Berücksichtigung des Animabegriffes. ± 136.
3. Die psychologischen Aspekten des Mutter-Archetypus. ± 145.
4. Die Visionen des Zosimos. ± 142.
5. Das Wandlungssymbol in der Messe. ± 162.
6. Der philosophische Baum. ± 174.
7. Theoretische Ueberlegungen zum Wesen des Psychischen. ± 183.

1. Ce dernier ouvrage de Jung ne nous est parvenu qu'après la rédaction de notre propre exposé. Comme le Professeur Jung a eu l'amabilité de nous communiquer personnellement le contenu de son ouvrage, il nous a été possible d'en tenir compte, bien qu'il ait été impossible de le citer.

## TRADUCTIONS ANGLAISES[1]

1. *The psychology of the dementia praecox.* (Tr. Brill and Peterson). New York, 1909. (= 25)
2. *The theory of psychoanalysis.* New York, Nervous and Mental Diseases publishing Company, 1915. (= 47)
3. *Collected papers on analytical psychology* (Tr. C. E. Long). London, Baillière, Tyndall and Cox, 1916, 392 pp. ; II, 1922, 492 pp. — New York, Moffat, 1917, 492 pp.
   1. On psychology and pathology of so-called occult phenomena. (= 1)
   2. The association method. (= 21 & 34)
   3. The significance of the father in the destiny of the individual. (= 30)
   4. A contribution to the psychology of rumour. (= 39)
   5. On the significance of number dreams. (= 38)
   6. A criticism of Bleuler's Theory of schizophrenic negativism. (= 40)
   7. Psychoanalysis. (= 46)
   8. On psychoanalysis. (= 44)
   9. On some crucial point in psychoanalysis. (= 49)
   10. On the importance of the unconscious in psychopathology. (= 48)
   11. A contribution to the study of psychological types. (= 45)
   12. The psychology of dreams.
   13. The content of the psychoses. (= 29)
   14. (in I.) New paths of psychology. (= 43)
   (in II.) The psychology of the unconscious processes. (= 53)
   15. (in II.) The conception of the unconscious. (= 52)
4. *Psychology of the unconscious* (Tr. B. M. Hinkle). London, Kegan, Trench, Trubner & C°, 1919, 566 pp. — New York, Moffat, 1916, 566 pp. (depuis 1931 : Dodd, Mead and Cie). (= 42)
5. *Studies in Word-Association* (Tr. Dr Eder). London, Heinemann, 1918 ; New York, Moffat, 1919. (= 20 & 36)
   1. The associations of normal subjects. (= 6)
   2. Analysis of the associations of an epileptic. (= 8)
   3. Reaction-time in association-experiments. (= 11)
   4. Psychoanalysis and association-experiments. (= 18)
   5. Association, dreams and hysterical symptoms. (= 36,1)
   6. On disturbances in reproduction in association-experiments. (= 24)
6. *Contributions to analytic psychology* (Tr. C. F. Baynes). London, Kegan, 1928, 410 pp. ; New York, Harcourt Brace, 1928.
   1. On psychical energy. (= 73,1)
   2. Spirit and life. (= 62)
   3. Mind and the earth. (= 65)
   4. Analytic psychology and Weltanschauung. (97,11)
   5. Woman in Europe. (= 66)
   6. Marriage as a psychological relationship. (= 61)
   7. On the love problem of the student.

1. Pour les traductions nous ne signalons que la première édition. Entre parenthèses se trouve le numéro qui renvoie au texte original de Jung.

8. On the relation of analytic psychology to poetic art. (= 59)
9. The psychological foundations of the belief in spirits. (= 57)
10. Instinct and the unconscious. (= 55)
11. The question of the therapeutic value of abreaction.
12. Psychological types. (= 60)
13. Analytic psychology and education. (= 63)
14. The significance of the unconscious in individual education. (= A 23,6)

7. *Psychological Types* (Tr. H. G. Baynes). London, Kegan, 1923, 654 pp. ; New York, Harcourt Brace, 1923, 654 pp. (= 58)
8. *Two essays on analytical psychology* (Tr. H. G. Baynes). London, Baillière, 1928, 280 pp. ; New York, Dodd Mead, 1928, 280 pp.
   1. The unconscious in the normal and the pathological mind. (= 64)
   2. The relation of the ego to the unconscious. (= 72)
9. *Psychology and Poetry* (Tr. E. Jolas). In : Transition, 1930. (= 87)
10. *The secret of the golden flower*. London, Kegan — New York, Harcourt Brace, 1931. (= 81)
11. *The spiritual problem of modern man*. In : Brabuddha Bharata, 1931, 15 pp. (= 68)
12. *Sigmund Freud in his historical setting* (Tr. C. F. Baynes). In : Character and Personality, I, 1932, pp. 48-55. (= 102)
13. *Modern man in search of a soul* (Tr. W. S. Dell and C. F. Baynes). London, Kegan — New York, Harcourt Brace, 1933, 282 pp.
   1. Dream-analysis and his practical application. (= 93)
   2. Problems of modern psychotherapy. (= 77)
   3. Aims of modern psychotherapy. (= 80)
   4. A psychological theory of types. (= 97,7)
   5. The stages of life. (= 97,9)
   6. Freud and Jung, Contrasts. (= 97,3)
   7. Archaic man. (= 97,8)
   8. Psychology and literature. (= 87)
   9. The basic postulates of analytic psychology. (= 92)
   10. The spiritual problem of modern man. (= 68)
   11. Psychotherapists or the clergy. A dilemma. (= 106)
14. *Wotan*. In : Saturday review of Literature, 1937. (= 138)
15. *The integration of personality* (Tr. S. Dell). New York, Farrar and Rinehart, 1939, 305 pp. ; London, Kegan, 1940, 305 pp. (+ index)
   1. The meaning of individuation.
   2. A study in the process of individuation. (= 118)
   3. Archetypes of the collective unconscious. (= 124)
   4. Dreamsymbols of the process of individuation. (= 135)
   5. The idea of redemption in alchemy. (= 139)
   6. The development of the personality. ( =120,8)
16. *The Bologna Enigma*. In : Ambix, 1946. (= 173)
17. *Essays on contemporary events* (Tr. E. Welsh, B. Hannah, M. Briner). London, Kegan, 1947, 90 pp.
   1. Introduction : individual and mass psychology. (= 184)
   2. Wotan. (= 138)
   3. Psychotherapy to-day. (= 175)
   4. Psychotherapy and a philosophy of life. (= 168)
   5. After the catastrophe. (= 177)
   6. Epilogue.

18. *On the psychology of eastern meditation* (Tr. C. Baumann). In : Art and Thought, a volume in honor of the late Dr Ananda K. Coomaraswami. London, Lussac, 1948. (= 169)
19. *Essays on a science of mythology*. New York, Pantheon Books, 1949, 289 pp. (= 161)
20. *Psychology and Alchemy* (Tr. R. F. C. Hull). London, Routledge & Kegan — New York, Bollingen Series, 1953, 563 pp. (= 172)
21. *Two essays on analytical psychology* (Tr. R. F. C. Hull). London, Routledge & Kegan — New York, Bollingen Series, 1953, 392 pp.
    1. The unconscious in the normal and the pathological mind (= 64)
    2. The relation of the ego to the unconscious. (= 72)
22. *The practice of psychotherapy*. (Tr. R. F. C. Hull). London, Routledge & Kegan — New York, Bollingen series, 1954, 369 pp.
    1. Principles of practical psychotherapy. (= 123)
    2. What is psychotherapy? (= 127)
    3. Some aspects of modern psychotherapy. (= 88)
    4. The aims of psychotherapy. (= 80)
    5. Problems of modern psychotherapy. (= 77)
    6. Psychotherapy and a philosophy of life. (= 168)
    7. Medicine and psychotherapy. (= 176)
    8. Psychotherapy to-day. (= 175)
    9. Fundamental questions of psychotherapy. (= 199)
    10. The therapeutic value of abreaction. (= 58[a])
    11. The practical use of dream-analysis. (= 120,3)
    12. Psychology of the transference. (= 181)
23. *The development of personality*. (Tr. R. F. C. Hull). London, Routledge & Kegan — New York, Bollingen Series, 1954, 225 pp.
    1. Psychic conflicts in a child. (= 34)
    2. Introduction to Wicke's Analyse der Kinderseele (= 95[a])
    3. Child development and education. (A 6,13)
    4. Analytical psychology and education. (= 63)
    5. The gifted child. (= 166)
    6. The significance of the unconscious in individual education. (A 6,14)
    7. The development of personality. (= 120,8)
    8. Marriage as a psychological relationship. (= 61)

## TRADUCTIONS FRANÇAISES

1. *L'inconscient dans la vie psychique normale et anormale* (Tr. Dr Grandjean-Bayard). Paris, Payot, 1928, 190 pp. (= 64)
2. *Essais de psychologie analytique* (Tr. Y. le Lay). Paris, Delamain, 1931, 199 pp.
    1. Les problèmes psychiques des différents âges de l'homme. (= 97,9)
    2. Le problème psychique de l'homme moderne. (= 68)
    3. La condition terrestre de l'âme. (= 65)
    4. La psychologie analytique dans ses rapports avec l'œuvre poétique. (= 59)
    5. Le mariage relation psychologique. (= 61)
    6. La femme en Europe. (= 66)
3. *Métamorphoses et symboles de la libido* (Tr. L. de Vos). Paris, Montaigne, (1931), 487 pp. (= 42)
4. *La théorie psychanalityque* (Tr. Mme M. Schmid-Guisan). Paris, Montaigne, 1932, 125 pp. (= 47)

5. *Sur la psychologie* (Tr. Decourdemanche). In : Revue d'Allemagne, VII, 1933, pp. 690-709. (= 110)
6. *Conflits de l'âme enfantine* (Tr. L. de Vos et O. Raevsky). Paris, Montaigne, (1935), 77 pp.
   1. Conflits de l'âme enfantine. (= 34)
   2. La rumeur. (= 39)
   3. L'influence du père. ( =30)
7. *Le moi et l'inconscient* (Tr. A. Adamov). Paris, Gallimard, (1938), 254 pp. (= 72)
8. *Phénomènes occultes* (Tr. E. Godet et Y. le Lay). Paris, Montaigne, (1939), 123 pp.
   1. Phénomènes occultes. (= 1)
   2. Ame et mort. (= 115)
   3. Croyance aux esprits. (= 57)
9. *L'homme à la découverte de son âme* (Tr. R. Cahen-Salabelle). Genève, Ed. du Mont-Blanc, 1944, 422 pp.
   1. Le problème fondamental de la psychologie contemporaine. (= 92)
   2. La psychologie et les temps présents. (= 120,2)
   3. Introduction à la psychologie analytique.
   4. Considérations générales sur la théorie des complexes. (= 111)
   5. La psychologie du rêve. (= 73,2)
   6. L'utilisation pratique de l'analyse onirique. (= 93)
10. *Aspects du drame contemporain* (Tr. R. Cahen-Salabelle). Genève, Georg, 1948, 234 pp.
   1. L'analyste dans la tourmente des esprits (R. Cahen-Salabelle).
   2. Wotan (= 138)
   3. Signification de la ligne suisse dans l'analyse spectrale de l'Europe. (= 69)
   4. Après la catastrophe. (= 177)
   5. Epilogue.
11. *Le Yoga et l'Occident*. In : Approches de l'Inde : tradition et incidences — Les Cahiers du Sud, 1949, pp. 320-329. (= 137)
12. *Types psychologiques* (Tr. Y. le Lay). Genève, Georg, 1950, 530 pp. (= 58)
13. *Les problèmes de la psychothérapie moderne* (Tr. Dr R. Cahen). In : La semaine des hôpitaux de Paris, XVIII, 1952 (26 mai). (= 77)
14. *Psychologie de l'inconscient* (Tr. Dr R. Cahen). Genève, Georg, 1952, 236 pp. (= 170)
15. *Introduction à l'essence de la mythologie* (Tr. H. E. del Medico). Paris, Payot, 1953, 221 pp. (= 161)
16. *Métamorphoses de l'âme et ses symboles*. (Tr. Y. le Lay). Genève, Georg, 1953, 771 pp. (= 205)

## LITTÉRATURE [1]

BACHELARD G., *L'air et les songes*. Essai sur l'imagination du mouvement. Paris, José Corti, 1943, 307 pp.
   *La psychanalyse du feu*. Paris, Gallimard, 1949 [9], 219 pp.
*BAUDOUIN Ch., *De l'instinct à l'esprit*. Paris, Desclée de Brouwer, (1950), 308 pp.

1. Les livres marqués d'un astérisque sont consacrés en tout ou en partie à Jung.

*Beirnaert L., *Jung et Freud au regard de la foi chrétienne*. In : Dieu vivant, n. 26, 1954, pp. 95-100.

Binswanger L., *Ausgewählte Vorträge und Aufsätze*. Bern, Francke, 1947, 217 pp.

*Grundformen und Erkenntnis menschlichen Daseins*. Zürich, Niehaus, 1942, 726 pp.

*Boss M., *Der Traum und seine Auslegung*. Bern, Stuttgart, Huber, 1953, 239 pp.

* *Ueber Herkunft und Wesen des tiefenpsychologischen Archetypus-Begriffes*. In : Psyche (Zeitschrift für Tiefenpsychologie), VI, 1952-1953, pp. 584-597.

*Bruneton J. L., *Jung : l'homme, sa vie, son caractère*. In : Revue d'Allemagne, VII, 1933, pp. 673-689.

*Brunner A., *Theologie oder Tiefenpsychologie?* In : Stimmen der Zeit, LXXVIII, 1952-1953, pp. 401-415.

*Carp E. A., *De analytische behandelingsmethode volgens Jung*. Amsterdam, Meulenhoff, s.d., 173 pp.

*Caruso I., *Das Symbol in der Psychotherapie*. In : Studium Generale, VI, 1953, pp. 296-302.

*Corbin H., *La Sophia éternelle*. In : Revue de Culture Européenne, III, 1953, pp. 11-44.

*Corrie J., *C. G. Jungs Psychologie im Abriss*. Zürich, Rascher, 1929, 99 pp.

*Daim W., *Der Grundfehler C. G. Jungs*. In : Wissenschaft und Weltbild, VI, 1953, pp. 58-66.

*Dessauer Ph., *Bemerkungen zum Verhältnis von Psychotherapie und Seelsorge*. In : Anima, VII, 1952, pp. 112-130.

Eliade M., *Le mythe de l'éternel retour*. Archétypes et répétitions. Paris, Gallimard, 1949, 254 pp.

*Traité de l'histoire des religions*. Morphologie du Sacré. Paris, Payot, 1949, 405 pp.

*Fordham F., *An introduction to Jung's Psychology*. London, Penguin, 1953, 128 pp.

*Frei G., *Die Methode und die Lehre C. G. Jungs*. In : Annalen der philosophischen Gesellschaft Innerschweiz und Ostschweiz, 1948.

Freud S., *Gesammelte Werke*. (18 Bände) London, Imago Publishing Company, 1938-1952.

*Frischknecht M., *Die Religion in der Psychologie C. G. Jungs*. Bern, P. Haupt, 1945, 29 pp.

Frobenius L., *Das Zeitalter des Sonnengottes*. Berlin, Reimer, 1904, 420 pp.

*Gebsattel V. E. von, *Christentum und Humanismus*. Stuttgart, Klett, 1947, 168 pp.

*Glover E., *Freud or Jung*. In : Horizon, XVIII, 1948, pp. 225-258 & 303-318 ; XIX, 1949, pp. 209-228.

* *Freud or Jung*. London, Allen and Unwin, 1950, 207 pp.

* *Freud ou Jung?* (Tr. Lucy Jones) Paris, Presses Universitaires de France, 1954, 159 pp.

*Goldbrunner J., *Die Tiefenpsychologie von C. G. Jung und christliche Lebensgestaltung*. Freiburg im Breisgau, 1940, 66 pp.

* *Individuation*. Krailling vor München, Wewel, (1949), 212 pp.

* *Personale Seelsorge*. Freiburg, Herder, 1954, 135 pp.

*HABERLANDT H., *Diskussion um Hiob.* In : Wissenschaft und Weltbild, VI, 1953, pp. 52-58.
HEIDEGGER M., *Sein und Zeit.* In : Jahrbuch für Philosophie und phänomenologische Forschung, VIII, 1927, pp. 1-438.
*JACOBI J., *Die Psychologie von C G. Jung.* Zürich, Rascher, 1946, 226 pp.
* *La psychologie de C. G. Jung.* Neuchâtel, Paris, Delachaux et Niestlé, 1950, 193 pp.
* *Komplex, Archetypus und Symbol.* In : Schweizerische Zeitschrift für Psychologie und ihre Anwendungen, IV, 1945, pp. 276-313.
KERENYI K., *Antike Religion und Religionspsychologie.* In : Apollon, Studien über antike Religion und Humanität. Wien, Amsterdam, Leipzig, Fr. Leo, 1937, pp. 15-36.
LEEUW G. van der, *La religion dans son essence et ses manifestations.* Paris, Payot, 1948, 692 pp.
*LEIBBRAND W., *C. G. Jungs Versuch einer psychologischen Deutung des Trinitätsdogmas.* In : Zeitschrift für Religions- und Geistesgeschichte, III, 1951, pp. 122-134.
*LÉONARD A., *La psychologie religieuse de Jung.* In : Supplément de la Vie Spirituelle, V, 1951, pp. 325-334.
MARÉCHAL J., *Science empirique et psychologie religieuse.* In : Recherches de science religieuse, III, 1912, pp. 1-61 ; et in : Études sur la psychologie des mystiques. Bruxelles, Paris, 1938, pp. 1-62.
*MICHAËLIS E., *Le livre de Job interprété par C. G. Jung.* In : Revue de Théologie et de Philosophie, III, 1953, pp. 183-195.
*MULLAHY P., *Oedipus : Myth and Complex.* New York, Hermitage Press, 1948, 538 pp.
* *Oedipe, du mythe au complexe* (Tr. S. Fabre). Paris, Payot, 1951, 330 pp.
OTTO R., *Das Heilige.* Gotha, Stuttgart, Perthes, 1925[13], 228 pp.
*Le Sacré.* (Tr. A. Jundt) Paris, Payot, 1949, 238 pp.
*PROGROFF I., *Jung's psychology and its social meaning.* New York, Julian Press, 1953, 299 pp.
RAHNER H., *Griechische Mythen in christlicher Deutung.* Zürich, Rhein-Verlag, 1945, 499 pp.
RORSCHACH H., *Psychodiagnostik.* Bern, Huber, 1946[5], 277 pp.
*RUDIN J., *Antwort auf Hiob.* In : Orientierung, 1953, pp. 41-44.
* *Die Tiefenpsychologie und die Freiheit des Menschen.* In : Orientierung, 1954, pp. 169-173.
*RÜMKE H. C., *Aantekeningen over het instinct, de archetypus, de existentiaal.* In : „Pro Regno, Pro Sanctuario", Feestbundel voor Prof. G. van der Leeuw. Nijkerk, Callenbach, 1950, pp. 451-467.
SARTRE J. P., *L'imaginaire.* Psychologie phénoménologique de l'imagination. Paris, Gallimard, 1948[23], 246 pp.
*L'imagination.* Paris, Presses de France, 1936, 162 pp.
*La structure intentionnelle de l'image.* In : Revue de Métaphysique et de Morale, 1938, pp. 542-609.
*SCHAER H., *C. G. Jung und die Deutung der Geschichte.* In : Schweizerische Theologische Umschau, XXII, 1952, pp. 91-96.
* *Religion und Seele in der Psychologie C. G. Jungs.* Zürich, Rascher, 1946, 273 pp.
SCHOTTE J., *Remarques sur l'exercice de la connaissance d'autrui dans la situation psychothérapeutique et psychiatrique ou psychologique en général.* In : Actes du XI Congrès international de Philosophie. Vol. compl. pp. 189-201.

*SCHULTZ-HENCKE H., *Ueber die Archetypen.* In : Zentralblatt für Psychotherapie, IX, 1936, pp. 335-343.
*SIERKSMA F., *Phaenomenologie der religie en complexe psychologie.* Assen, Van Gorcum, 1950, 256 pp.
SILBERER H., *Probleme der Mystik und ihrer Symbolik.* Wien, Leipzig, Heller, 1914, 283 pp.
SZONDI L., *Schicksalsanalyse.* Basel, Benno Schwabe, 1948, 422 pp.
*Experimentelle Triebdiagnostik.* Text-Band, Bern, Huber, 1947, 308 pp.
*THOMPSON CL., *Psychoanalysis, evolution and development.* London, Allen and Unwin, 1952, 252 pp.
*TRÜB H., *Heilung aus der Begegnung.* Stuttgart, Klett, 1951, 124 pp.
*TUINSTRA C. L., *Het symbool in de psychanalyse.* Amsterdam, Paris, 1933, 231 pp.
*WHITE V., *God and the Unconscious.* London, Harvill Press, 1953, 277 pp.
*The scandal of the Assumption.* In : Life of the Spirit, V, 1950, pp. 199-212.
*WOLFF T., *Exposé d'ensemble de la doctrine.* In : Revue d'Allemagne, VII, 1933, pp. 709-743.
*ZACHARIAS P., *Die Bedeutung der Psychologie C. G. Jungs für die christliche Theologie.* In : Zeitschrift für Religions- und Geistesgeschichte, V, 1953, 13 pp.
*X., *Die kulturelle Bedeutung der Komplexen Psychologie.* Festschrift zum 60 Geburtstag C. G. Jungs. Berlin, Springer, 1935, 625 pp.

# TABLE DES NOMS PROPRES

# TABLE ANALYTIQUE

# TABLE DES MATIÈRES

CHAPITRE VI



CHAPITRE VII



## CONCLUSION

CHAPITRE VIII



## BIBLIOGRAPHIE



## TABLES

**Collection Psychanalyse et Civilisations**
Série Trouvailles et Retrouvailles
*dirigée par Jacques Chazaud*

Renouer avec les grandes œuvres, les grands thèmes, les grands moments, les grands débats de la Psychopathologie, de la Psychologie, de la Psychanalyse, telle est la finalité de cette série qui entend maintenir l'exigence de préserver, dans ces provinces de la Culture et des Sciences Humaines, la trace des origines. Mais place sera également donnée à des Essais montrant, dans leur perspective historique, l'impact d'ouverture et le potentiel de développement des grandes doctrines qui, pour faire date, continuent de nous faire signe et nous donnent la ressource nécessaire pour affronter les problèmes présents et à venir.

**Dernières parutions**

*Cryptes et fantômes en psychanalyse*, P. HACHET, 2000.
*Vie mentale et organisation cérébrale*, C. J. BLANC, 2000.
*Psychothérapies de psychotiques,* C. FORZY, 2000.
*Une psychiatrie philosophique* : *l'organo-dynamisme*, P. PRATS, 2001.
*Les délires de personnalité*, Gilbert BALLET, 2001.
*Psychanalyse et rêve éveillé,* J. et M. NATANSON, 2001.
*Les processus d'auto-punition,* A. HESNARD et R. LAFORGUE, 2001.
*La schizophrénie en débat,* E. BLEULER, H. CLAUDE, 2001.
*La folie érotique*, B. BALL, 2001.
*Vrais et Faux mystiques*, J. L'HERMITTE, 2001.
*Les constitutions psychiques,* R. ALLENDY, 2002.
*La psycho-analyse,* E. REGIS et A. HESNARD, 2002.

681005 - Octobre 2016
Achevé d'imprimer par

1livre.com
du rêve à la réalité !

Made in the USA
Monee, IL
05 November 2026

67808930R00134